F.-P. Bossert, K. Vogedes

Elektrotherapie, Licht- und Strahlentherapie

Frank-Peter Bossert, Klaus Vogedes

Elektrotherapie, Licht- und Strahlentherapie

Grundlagen für Physiotherapeuten und Masseure

4. Auflage

Mit Beiträgen von: Prim. Univ.-Doz. Dr. med. Thomas Bochdansky, Feldkirch/Österreich

Mit einem Geleitwort von: Prof. Dr. med. Thomas Mokrusch, Lingen

ELSEVIER

ELSEVIER
Hackerbrücke 6, 80335 München, Deutschland
Wir freuen uns über Ihr Feedback und Ihre Anregungen an books.cs.muc@elsevier.com

ISBN 978-3-437-55033-1
eISBN 978-3-437-09897-0

4. Auflage 2019

Wichtiger Hinweis für den Benutzer
Ärzte/Praktiker und Forscher müssen sich bei der Bewertung und Anwendung aller hier beschriebenen Informationen, Methoden, Wirkstoffe oder Experimente stets auf ihre eigenen Erfahrungen und Kenntnisse verlassen. Bedingt durch den schnellen Wissenszuwachs insbesondere in den medizinischen Wissenschaften sollte eine unabhängige Überprüfung von Diagnosen und Arzneimitteldosierungen erfolgen. Im größtmöglichen Umfang des Gesetzes wird von Elsevier, den Autoren, Redakteuren oder Beitragenden keinerlei Haftung in Bezug auf jegliche Verletzung und/oder Schäden an Personen oder Eigentum, im Rahmen von Produkthaftung, Fahrlässigkeit oder anderweitig, übernommen. Dies gilt gleichermaßen für jegliche Anwendung oder Bedienung der in diesem Werk aufgeführten Methoden, Produkte, Anweisungen oder Konzepte.

Für die Vollständigkeit und Auswahl der aufgeführten Medikamente übernimmt der Verlag keine Gewähr.
Geschützte Warennamen (Warenzeichen) werden in der Regel besonders kenntlich gemacht (®). Aus dem Fehlen eines solchen Hinweises kann jedoch nicht automatisch geschlossen werden, dass es sich um einen freien Warennamen handelt.

Bibliografische Information der Deutschen Nationalbibliothek
Die Deutsche Nationalbibliothek verzeichnet diese Publikation in der Deutschen Nationalbibliografie; detaillierte bibliografische Daten sind im Internet über http://www.d-nb.de/ abrufbar.

26 27 28 29 6 5 4 3

Um den Textfluss nicht zu stören, wurde bei Patienten und Berufsbezeichnungen die grammatikalisch maskuline Form gewählt. Selbstverständlich sind in diesen Fällen immer Frauen und Männer gemeint.

Planung: Elisa Imbery, München
Projektmanagement: Stefanie Schröder, München
Redaktion: Dr. Nikola Schmidt, Berlin
Satz: abavo GmbH, Buchloe
Druck und Bindung: Rodona Industria Gráfica, S.L., Pamplona-Spanien
Umschlaggestaltung: SpieszDesign, Neu-Ulm
Titelfotografie: Wolfgang Ziefer, Düsseldorf

Aktuelle Informationen finden Sie im Internet unter **www.elsevier.de**

Geleitwort

Die Entwicklung der Elektrotherapie der letzten 30 Jahre war zunächst von einer Renaissance geprägt, die durch die gesundheitspolitischen Entwicklungen in der Bundesrepublik Deutschland mitbestimmt wurde. Nachdem es dann vorübergehend um die Elektrotherapie etwas stiller geworden war, rückten in den letzten Jahren bestimmte Aspekte wieder ins Licht des medizinischen und therapeutischen Interesses. Neuere Erkenntnisse zur Myostimulation, durchaus aber auch zur TENS im Rahmen der Schmerztherapie, haben zunehmend wissenschaftliches Interesse gefunden. Dies zeigt sich in einer steigenden Anzahl von Publikationen inklusive Übersichtsarbeiten, z.B. in Form von Cochrane Reviews. Dieses Interesse zieht sich durch alle Fachgebiete von Orthopädie, Rheumatologie, Innere Medizin, vor allem aber der Neurologie. Hier kamen weitere Forschungsbereiche hinzu, die zum Teil in den operativ-ärztlichen Bereich fallen, wie die tiefe Hirnstimulation bei Parkinson-Erkrankungen oder Depression, aber auch in den therapeutischen Bereich der Krankenhäuser, Rehabilitationskliniken und niedergelassenen Therapiepraxen, beispielsweise die transkranielle Gleichstromstimulation, die im vorliegenden Buch entsprechenden Platz gefunden hat.

Die nunmehr vorliegende überarbeitete Version des bereits bekannten und bewährten Lehrbuchs stellt erneut eine gelungene Kombination von Basiswissen, therapeutischer Bedeutung und vielfach auch praktisch orientierten Anwendungshinweisen für den klinischen Alltag dar. Es zeugt von fundierter Recherche und gelungener Darstellung der praktischen Anwendungen. Möge das vorliegende überarbeitete Lehrbuch wie bereits in der Vergangenheit die große Anzahl von Lesern finden, die es verdient, in Würdigung der klinischen Bedeutung des Faches Elektrotherapie.

Lingen, Frühjahr 2018

Prof. Dr. med. Thomas Mokrusch
Ärztlicher Direktor MediClin Hedon Klinik, Lingen;
1. Vorsitzender der Deutschen Gesellschaft für Neurorehabilitation (DGNR)

Vorwort

Trotz immer noch vorherrschender kritischer Stimmen und gewissermaßen als Entgegnung an alle Zweifler haben wir uns dazu entschieden, das Vorhaben einer 4. Auflage des vorliegenden Lehrbuchs in die Tat umzusetzen. Darin bekräftigt haben uns auch die zahlreichen wissenschaftlichen Studien, die durch ihre Evidenz dazu geführt haben, dass die Elektrostimulation in S2 Leitlinien und Versorgungsleitlinien z. B. bei neurologischen Erkrankungen und Erkrankungen im urogenitalen Bereich aufgenommen wurden.

Damit wird auch den Schülerinnen und Schülern, den Studentinnen und Studenten sowie den Therapeutinnen und Therapeuten aufgezeigt, dass selbst wenn die Effizienz im Sinne einer leistungsgerechten Vergütung in Deutschland noch nicht den Durchbruch gefunden hat, die Effektivität einer nebenwirkungsfreien und kostengünstigen Therapie zum Wohle der uns anvertrauten Patientinnen und Patienten gegeben ist.

Die 4., vollständig überarbeitete Auflage wurde nicht nur, wie bereits bei der 3. Auflage geschehen, an das aktuelle Curriculum für das Fach Elektrotherapie des Deutschen Verbandes für Physiotherapie (ZVK) e. V. angepasst. Zudem sind nun auch Themengebiete aufgenommen, die in den Rahmenempfehlungen nicht vorgesehen sind, aber in den letzten Jahren zunehmend an Relevanz gewonnen haben. Dazu gehören u. a. die Stoßwellentherapie, das Verfahren der Tiefenoszillation, die Hochtontherapie und die Lasertherapie. Des Weiteren wurden die einzelnen Kapitel auf Aktualität der heutigen Anwendung der Elektrotherapie und der Elektrostimulation kritisch „durchforstet" und um wesentliche Literaturhinweise und Weblinks ergänzt. Neben den zahlreichen neu erstellten Foto-Aufnahmen wurden für die bessere Anschaulichkeit und Umsetzbarkeit kurze Videosequenzen gedreht, die u. a. über QR-Codes abrufbar sind (s. Benutzerhinweise).

In diesem Zusammenhang danken wir Frau Andrea Hammer und Frau Jasmin Collier, dass sie sich für die Aufnahmen zur Verfügung gestellt haben sowie dem Fotografen Herrn Wolfgang Ziefer.

Unser aufrichtiger Dank geht an Herrn Univ.-Doz. Dr. med. Thomas Bochdansky, der die Bearbeitung des Kapitels der Elektrodiagnostik übernahm und hier als ehemaliger Mitarbeiter von Prof. Dr. med. Hans Jantsch (†) (dem „Vater" der modernen Reizstromdiagnostik) sowie durch seine langjährige Erfahrung viele positive Impulse setzen konnte. Gleichfalls ergänzte Dr. Bochdansky das Kapitel der Hochfrequenz um seinen Beitrag zur Langwellentherapie. Ebenso danken wir Herrn Prof. Dr. med. Thomas Mokrusch für sein Geleitwort zu dieser Auflage.

Den Mitarbeitern und Mitarbeiterinnen im Elsevier/Urban & Fischer Verlag danken wir für die gewohnt sorgfältige Erstellung auch dieser Auflage, insbesondere Frau Elisa Imbery (Planung), Frau Stefanie Schröder (Pojektmanagement) sowie Frau Dr. Nikola Schmidt für die Redaktion.

Unser aufrichtiger Dank gilt dem Evangelischen Krankenhaus Düsseldorf, das uns mit großem Verständnis die Möglichkeit gegeben hat, unsere klinische Erfahrungen mit der Elektrotherapie und der Elektrostimulation an Patientinnen und Patienten noch weiter zu vertiefen. Ebenso danken wir der Chefärztinnen und den Chefärzten des NeuroCentrums Düsseldorf, die der Elektrostimulation und der Elektrotherapie stets die gebührende Würdigung durch Zuweisung Betroffener zeigten.

Unser geschätzter und besonders herzlicher Dank gilt unseren Familien, die während der Zeit der Erstellung der 4. Auflage häufig auf die gemeinsamen Stunden mit uns verzichten mussten.

Düsseldorf, im Frühjahr 2018

Frank-Peter Bossert, MAS, und Klaus Vogedes

Benutzerhinweise

Dieses Werk versteht sich als Lehrbuch der Elektrotherapie, Licht- und Strahlentherapie. Es richtet sich somit an alle, die auf diesem Fachgebiet Grundlagenwissen erarbeiten, auffrischen oder vertiefen wollen. Um das Verständnis des gelesenen und Gelernten überprüfen zu können, sind am Ende der jeweiligen Abschnitte **Übungsfragen** gestellt, deren korrekte Antworten sich im Anhang finden.

Zahlreiche Abbildungen erhöhen die Anschaulichkeit, erleichtern das Verständnis schwieriger Zusammenhänge und zeigen die Umsetzung in therapeutischer Praxis.

Zudem wurden sechs **Videosequenzen** gedreht, die das elektrotherapeutische Vorgehen in ausgewählten klinischen Situationen noch praxisnäher darstellen. Im Text wird durch ein Videosymbol auf das jeweils zu diesem Abschnitt gehörende Video hingewiesen.

Zugang zu den Videos erhält man

- über den QR-Code oder eine der beiden URLs auf der vorderen Umschlaginnenseite.
- über die Webcodes auf der inneren hinteren Umschlagklappe dieses Buches – die Eingabe der Zahlen/Buchstaben-Kombination im PC ermöglicht das direkte Hochladen des Videos.

Abbildungsnachweis

Der Verweis auf die jeweilige Abbildungsquelle befindet sich bei allen Abbildungen im Werk am Ende des Legendentextes in eckigen Klammern. Alle nicht besonders gekennzeichneten Grafiken und Abbildungen © Elsevier GmbH, München.

G002	Jantsch/Schuhfried: Niederfrequente Ströme zur Diagnostik und Therapie. 2. Auflage, Wilhelm Maudrich Verlag Wien, 1981
K334	Wolfgang Ziefer, Düsseldorf
L138	Martha Kosthorst, Borken
L247	med4you Werbeagentur GmbH, Saarbrücken
M596	Univ.-Doz. Dr. Thomas Bochdansky, Feldkirch, Österreich
M600	Klaus Vogedes, Koblenz

Abkürzungen

A	Ampère
AC	Alternating Current
ACH	Acetylcholin
ADL	Activity of Daily Living
ADP	Adenosindiphosphat
AET	Anelektrotonus
AGET	Arbeitsgemeinschaft Elektrotherapie
Akk.	Akkommodation
Akk-Q	Akkommodationsquotient
AMP	Adenosinmonophosphat
AMS	amplitudenmodulierter Strom
AÖZ	Anodenöffnungszuckung
AP	Aktionspotenzial
Appl.	Applikation
art.	arteriell
ASZ	Anodenschließungszuckung
ATP	Adenosintriphosphat
AVK	arterielle Verschlusskrankheit
BG	Berufsgenossenschaft
BGM	Bindegewebsmassage
BWS	Brustwirbelsäule
C	Coulomb, Kohlenstoff, Kapazität
Ca	Kalzium
cAMP	zyklisches Adenosinmonophosphat
CC	Constant Current
CE	Communauté Européenne
Cl	Chlor
CK	Kreatinkinase
CP	modulé en courtes périodes
CV	Constant Voltage
DBST	Durchblutungsstörung
DC	Direct Current
DF	diphasé fixe
DIC	Dreieckimpulscharakteristik
DRGs	Diagnosis Related Groups
EAP	erweiterte ambulante Physiotherapie
EAR	Entartungsreaktion
EHA	Elektrodenhautabstand
EKG	Elektrokardiografie, -gramm
EMG	Elektromyografie
EMS	Elektromyostimulation
ENMS	elektroneuromuskuläre Stimulation
f	Frequenz
F	Farad
FAM	Frequency Amplitude Modulation
Fe	Ferrum (Eisen)
FES	funktionelle Elektrostimulation
FM	Frequenzmodulation
GESET	Gesellschaft für Elektrostimulation und Elektrotherapie
GS	geprüfte Sicherheit
GVS	Galvisch-vestibuläre Stimulation
H	Wasserstoff (Hydrogenium)
h	Stunde
HCl	Salzsäure
HF	Hochfrequenz
HiToP®	Hochtontherapie
HMK	Heilmittelkatalog
HV	Hochvolt (high voltage)
HVS	Hochvoltstimulation
HWS	Halswirbelsäule
Hz	Hertz
I	Intensität
IF	Interferenzstrom
IG	Impulsgalvanisation
IR	Infrarot
K	Kalium
KET	Katelektrotonus
km	Kilometer
KMP	kritisches Membranpotenzial
KÖZ	Kathodenöffnungszuckung
KSZ	Kathodenschließungszuckung
KW	Kurzwelle
LIB	long impulse bidirectional
LLLT	Low-Level Lasertherapie
LP	modulé en longues périodes
Lsg.	Lösung
LWS	Lendenwirbelsäule
M.	Musculus (Muskel)
MedGV	Medizingeräteverordnung
MENS	Micro Electrical Neuromuscular Stimulation
MF	Mittelfrequenz; monophasé fixe
MFT	Muskelfunktionstest, Magnetfeldtherapie
Min.	Minute
MLD	manuelle Lymphdrainage
MM	monophasé modulé
MPBetreibV	Medizinprodukte-Betreiberverordnung
MPG	Medizinproduktegesetz
MRP	Muskelreizpunkt
MW	Mikrowelle
N	Stickstoff
Na	Natrium
NaCl	Natriumchlorid (Kochsalz)
NaOH	Natriumlauge
neg.	negativ
NF	Niederfrequenz
NLG	Nervenleitgeschwindigkeit
NRP	Nervenreizpunkt
O	Sauerstoff (Oxigenium)
OS	Oberschenkel
P	Leistung, Phosphor

PNF	propriozeptive neuromuskuläre Fazilitation
pos.	positiv
QF	Querfinger
R	Widerstand, Pausendauer
RIC	Rechteckimpulscharakteristik
RP	Ruhepotenzial
RS	rhythme syncopé
s	Sekunde
SG	Substantia gelatinosa
SMS	starke Muskelstimulation
Std.	Stunde
T	Impulsdauer/Impulsbreite
t	Zeit
tDCS	transkranielle Gleichstromstimulation
tDCS	transkranial direct-current stimulation
TEA	totale Entartung
TENS	transkutane elektrische Nervenstimulation
U	Spannung
UHF	Ultra-Hochfrequenz
URS	Ultra-Reiz-Strom
US	Ultraschall
UV	Ultraviolett
V	Volt
VAS	visuelle Analogskala
VDE	Verband Deutscher Elektrotechniker
VDR	Voltage Dermatom Resistent
ven.	Venös
W	Watt
wö.	wöchentlich
Z. n.	Zustand nach
ZNS	zentrales Nervensystem
ZVK	Deutscher Verband für Physiotherapie

Inhaltsverzeichnis

1 Grundlagen der Elektrotherapie

1.1 Geschichte der Elektrotherapie

1.1.1 Antike

Die Bezeichnung **Elektrizität** stammt von dem griechischen Wort *elektron* ab. Dieses bedeutet „das *Strahlende*“ und ist gleichzusetzen mit dem Wort *Bernstein.* Der Begriff wurde von dem Griechen Thales von Milet geprägt. Auch andere Naturforscher bzw. Ärzte, darunter Hippokrates und Galenus, ein römischer Arzt griechischer Herkunft, beschrieben die anziehenden Eigenschaften des Bernsteins.

Der römische Arzt Seribonius Largus beschrieb 46 n. Chr. als erster die elektrotherapeutischen Maßnahmen durch einen Fisch, den **Zitterrochen.** Die lebenden Fische geben Elektroimpulse ab und wurden zur Behandlung von Kopfschmerzen und Gicht herangezogen. Wahrscheinlich wurden solche Behandlungen auch in Südamerika bei den Indianern durchgeführt. In einer Reisebeschreibung aus dem Jahre 1761 wird von einer Lähmungsbehandlung berichtet. Ein gelähmter Indianer wurde zusammen mit einem Fisch in ein Fass gesteckt und konnte sich anschließend wieder bewegen.

Der Strom im Fisch entsteht - vereinfacht dargestellt - folgendermaßen: Der Fischleib ist wie ein Akkumulator. In den Muskeln, deren Plättchen sich tausendfach überlagern, bilden sich Säuren. Sie transportieren Elektronen von Muskel zu Muskel; es entsteht ein Strom, der den Muskel-Akkumulator auflädt. Der Fisch kann nun bei Bewegungen elektrische Impulse abgeben. Für diese Art der elektrischen Energie wurde der Begriff **Bioelektrizität** geprägt.

Mit dem Untergang des Römischen Reiches verliert die gesamte Physikalische Medizin an Bedeutung, so auch die Elektrotherapie.

1.1.2 17. und 18. Jahrhundert: Franklin- und Volta-Ära

Der Magdeburger Bürgermeister und Physiker Otto von Guericke erfand 1663 eine **Elektrisiermaschine.** Der therapeutische Nutzen war noch nicht gegeben und wurde erst wesentlich später erkannt.

Benjamin Franklin (1706–1790), einer der bedeutendsten Naturwissenschaftler des 18. Jahrhunderts, erfand u. a. den Blitzableiter. Daneben machte er erste Erfahrungen mit der Behandlung von Lähmungen mittels elektrischer Energie. In dieser sog. **Franklin-Ära** begann die **apparative Elektrotherapie.** Es gelang, künstlich elektrische Energie zu erzeugen.

Der Arzt Christian Gottlieb Kratzenstein setzte 1744 erstmals die statische Elektrizität, d. h. ruhende Energie, ein und verfasste das erste Buch über die Elektrotherapie.

Der Dekan Ewald Georg von Kleist und Pieter van Musschenbroek aus Leiden in Holland entdeckten 1745 unabhängig voneinander die Möglichkeit, **Strom** in der sog. Leidener Flasche bzw. Kleist-Flasche zu **speichern.** Dieses Verfahren ist bis heute von Bedeutung (Kondensator). Mit der Möglichkeit, Strom zu speichern und zu entladen, wurden auch therapeutische Ziele verfolgt. Es konnten größere Mengen Elektrizität auf den Patienten übergeleitet werden und dadurch wurden sensible und motorische Reaktionen ausgelöst. Das Verfahren nannte man **Franklinisation.** Es wurde später auf den ganzen Körper ausgedehnt und als elektrisches Luftbad bekannt.

Luigi Galvani (1737–1798), ein italienischer Arzt und Naturforscher, stellte eine Beziehung zwischen Elektrizität und Muskelkontraktion durch den bekannten **Froschschenkelversuch** her. Galvani hängte einen Froschschenkel an einen Kupferhaken, den er an einem Eisengitter befestigte. Durch die unterschiedlichen Metalle entstand eine Batterie und der Froschschenkel reagierte auf den Strom mit einer Muskelzuckung. Galvani war allerdings der Meinung, ein neuartiges Naturphänomen entdeckt zu haben, und sprach von der tierischen Elektrizität.

1799 kann der italienische Physiker Alessandro Volta (1745–1827) den Nachweis erbringen, dass es sich bei dem Froschschenkelversuch nicht um die tierische Elektrizität handelte, sondern dass eine neue Art der Stromquelle entdeckt worden war. Er entwickelt im Jahre 1800 die erste elektrochemische Batterie, die sog. **Volta-Säule.** Sie ist die erste konstante Stromquelle. Mit der **Erfindung des Gleichstroms** wurden Verfahren entwickelt, die bis heute nicht an Bedeutung verloren haben, z. B. die stabile Galvanisation.

1.1.3 19. Jahrhundert: Faraday- und d'Arsonval-Ära

Michael **Faraday** (1791–1867), ein britischer Naturforscher und Professor der Chemie, erforschte die Elektrolyse. Von ihm stammen die Bezeichnungen Ionen, Elektroden und Elektrolyte. Auf Grundlage der von ihm entdeckten elektromagnetischen Induktion entwickelt er die **faradischen Wechselströme.** Der Strom wurde mit einem sog. Wagner-Hammer rhythmisch unterbrochen.

Guillaume Benjamin Amand Duchenne de Boulogne (1806–1875), französischer Neurologe, gilt als Vater der Elektrotherapie. 1830 entwickelte er die Methode der Muskelstimulation und beschrieb die motorischen Reizpunkte.

Jean Alban Bergonié (1856–1925) entwickelte den sog. Schwellstrom, der zur Muskelreizung eingesetzt wird.

Robert Remak (1815–1865), Neurologe in Berlin, führte die erste Lähmungsbehandlung durch (Handbehandlung). Er beschrieb 1856 die Muskelreizpunkte.

1866 erfand **Steve** das hydroelektrische Vollbad, das später von dem Ulmer Gerbermeister Johann Stanger erprobt wurde.

1880 entdeckten Pierre und Jacques Curie den piezoelektrischen Effekt bei den Quarzkristallen. Zwei Generationen später führten diese Erkenntnisse zur Einführung der **Ultraschalltherapie.**

Jacques Arséne **d' Arsonval** (1851–1940), Mediziner und Physiologe aus Paris, gilt als Wegbereiter der **Hochfrequenztherapie.** Er stellte in Versuchen fest, dass bei höherer Frequenz keine motorischen Reaktionen erfolgen, sondern thermische Reize auftreten. Er entwickelte Geräte, bei denen mit einer Funkenstrecke gearbeitet wurde und elektromagnetische Wellen über verschiedene Elektroden dem Körper zugeführt wurden (d'Arsonvalisation).

1888 entdeckte Heinrich **Hertz** (1857–1894) die **elektromagnetischen Wellen.**

1.1.4 Erste Hälfte des 20. Jahrhunderts

1900 erprobte Johann Stanger, Gerbermeister aus Ulm, im Eigenversuch das hydroelektrische Vollbad. Sein Sohn Heinrich Stanger sorgte für eine weitere Verbreitung der hydroelektrischen Bäder, die als **Stangerbäder** bezeichnet werden.

Der Dresdener Karl Franz Nagelschmidt (1875–1952) prägte 1907 den Begriff der **Diathermie** für die Langwellentherapie. Die Diathermie, d. h. eine intensive Erwärmung von Gewebe im Körperinneren, entsteht durch die therapeutische Anwendung von hochfrequenten elektromagnetischen Wellen.

Im gleichen Jahr führte Stephane Armad Leduc (1853–1939) einen Versuch mit zwei Kaninchen durch, um zu beweisen, dass Medikamente durch einen Gleichstrom in den Körper gebracht werden können. Auf diese Erkenntnisse baut die **Iontophorese** auf, die heute weit verbreitet ist.

1917 erkannte der Physiker Paul Langevin (1872–1946), dass durch die Umkehrung des piezoelektrischen Effekts feinste mechanische Wellen erzeugt werden können, die sog. **Ultraschallwellen.**

Abraham Esau (1884–1955), Physiker aus Jena, entwickelte 1926 die **Kurzwellentherapie,** die anschließend von dem Gießener Internisten Erwin Schliephake (1894–1995) erprobt wurde.

1926 entwickelte Josef Korwarschik den **Exponentialstrom.**

Johannes Pätzhold (1907–1980) erprobte 1937 in Erlangen die **Dezimeterwellentherapie.**

1939 erfolgte die erste klinische Erprobung des Ultraschallverfahrens in einem Berliner Krankenhaus.

1940 erschienen die ersten **elektronischen Reizstromgeräte,** während Reizstromgeräte mit Röhrentechnik immer mehr an Bedeutung verloren.

1945 wurde in den USA von Randall Haislip und anderen der Hochvolt-Strom als sog. **Dyna-Wave** entwickelt.

1.1.5 Zweite Hälfte des 20. Jahrhunderts: Hightech Ära

Auf Basis der Erkenntnisse des Physiotherapeuten Krusen wurden 1946/47 die ersten Mikrowellengeräte in den USA gebaut und nach Europa gebracht.

Der französische Zahnarzt Pierre D. Bernard entwickelte 1950 die **diadynamischen Ströme** und der Arzt Helmut Träbert (1938–1974) aus Trier 1957 den **Ultra-Reiz-Strom** zur schnellen Schmerzbehandlung.

Der österreichische Physiker Hans Nemec (1907–1981) entwickelte 1960 das **Interferenzstromverfahren.**

Hans-Joachim Hufschmidt (Neurologe) entwickelte 1966 ein **Elektrostimulationsgerät (Spasmotron®),** das eine Verringerung der Spastik erzielt.

Das **EMG-Biofeedback** wurde erstmals von A. A. Marinacci und M. Horande eingesetzt.

Seit 1971 wurde die Hochvolt-Therapie in den USA weiter entwickelt und kam 10 Jahre später nach Deutschland.
TENS, die transkutane elektrische Nervenstimulation, setzte sich in den 70er-Jahren immer mehr durch. Viele Hersteller produzieren kleine batteriebetriebene tragbare Geräte, die überwiegend zur Schmerztherapie verwendet werden.
1979 wurde von Gert van Overeem Hansen die EMG-kontrollierte, funktionelle elektrische Stimulation der Hand beschrieben.
1981 bis 1983 entwickelte der amerikanische Arzt Thomas Wing die Mikroampère-Reizströme **MENS** in den USA.
Um den Stellenwert der Elektrotherapie in Deutschland zu verbessern, wurde 1991 vom Deutschen Verband für Physiotherapie (ZVK e.V.) die **Arbeitsgemeinschaft Elektrotherapie (AGET)** ins Leben gerufen. Deren erste Leiterin war Ursula Thies aus Leipzig. Seit 1993 ist Frank-Peter Bossert aus Düsseldorf Leiter der AGET. Auf dem ersten Kongress der AGET 1996 in Koblenz wurde fachübergreifend die **Gesellschaft für Elektrostimulation und Elektrotherapie e. V. (GESET)** gegründet. Zum Präsident dieser wissenschaftlich orientierten Gesellschaft wurdeThomas Mokrusch, Neurologe aus Lingen/Ems, gewählt.
1998 wurde die elektrokapazitive Transferenz bekannt, ein Verfahren zur Erzeugung einer **lokalen Hyperthermie.**
Im selben Jahr konzipierte Hans-Ulrich May, Neurologe, die **Hochtontherapie** HiToP®.
In den 90er-Jahren wurden erstmals durch die **extrakorporalen Stoßwellen** (ESTW) Kalkschultern und der Fersensporn erfolgreich behandelt.

1.1.6 21. Jahrhundert

2007 beschrieben Michael Nitsche und Walter Paulus die **tDCS** (transcranial Direct Cortical Simulation), die es ermöglicht, das menschliche Gehirn über zwei an der Kopfhaut applizierte Elektroden mit einem schwachen Gleichstrom unterschwellig zu stimulieren.
2009 organisierte die Arbeitsgemeinschaft Elektrotherapie im ZVK auf dem Jubiläumsbundeskongress in Leipzig ein Symposium zur Elektrotherapie. 2010 erlangte die Elektrotherapie in Deutschland einen weiteren Höhepunkt, indem AGET und GESET e. V. **gemeinsam** einen Workshop auf der Jahrestagung der Deutschen Gesellschaft für Neurorehabilitation e. V. leiteten und die AGET somit erstmals bei einer wichtigen neurologischen Gesellschaft auf einer Jahrestagung vertreten war.
2016 fand ein weiterer Kongress der Arbeitsgemeinschaft Elektrotherapie im ZVK in Leipzig statt. Neben Physiotherapeuten und Masseuren waren diesmal auch Ärzte, Ergotherapeuten und Logopäden eingeladen, um die interdisziplinäre Zusammenarbeit zu stärken.
2017 wurde in Berlin Andreas Conrad Neurologe aus Damp zum neuen Präsident der GESET gewählt.

1.2 Elektrophysikalische Grundlagen

Elektrotherapie ist der direkte oder indirekte Einsatz elektrischer Energie in der Medizin zur Heilung, Besserung oder Linderung einer Erkrankung. Von einem **direkten** Einsatz elektrischer Energie spricht man, wenn der menschliche Körper direkt mit elektrischem Strom durchflossen wird. Beim **indirekten** Einsatz wird elektrische Energie umgewandelt, z. B. in Wärme, und dann dem Körper zugeführt. Immer mehr Bedeutung gewinnt die Elektrotherapie bei der Prävention und Rehabilitation.

1.2.1 Energie

Das Wort Energie wird aus der griechischen Sprache abgeleitet (*energeia*) und bedeutet „Kraft, Wirksamkeit". Durch die Energie der Elektrotherapie ist die Möglichkeit gegeben, nachhaltig in einem **Krankheitsgeschehen** eine **Veränderung** zu erreichen.

Merke

Energie ist die wirksame Kraft zu einer Veränderung.

Reizströme bewirken, dass der Körper auf einen elektrischen Reiz hin selbst tätig wird und die **Selbstheilungskräfte aktiviert.** Besonders sei hier die Muskelstimulation erwähnt, die bedeutsam für den Erhalt und Aufbau des Muskels ist.
Eine Reihe von Verfahren wirkt direkt heilend auf den Krankheitsprozess ein, z. B. bei Entzündungen und Wundheilungsstörungen. Wenn die gewünschten Erfolge der Elektrotherapie ausbleiben, liegt dies häufig daran, dass die Behandlung unter

Tab. 1.1 Energieformen

Energieform	Beispiele aus der Physiotherapie
Elektrische Energie	• Galvanischer Strom • Faradischer Strom
Thermische Energie	• Mikrowelle • Fangopackung
Mechanische Energie	• Ultraschall • Massage
Chemische Energie	• Iontophorese • Phonophorese
Licht- und Strahlungsenergie	• UV-Bestrahlung • Blaulichttherapie
Kernenergie	Kein Einsatzgebiet der Physiotherapie
Psychische Energie	

der physiologischen Wirksamkeitsgrenze bleibt. Meist ist die Stromstärke zu schwach oder die Behandlungsdauer zu kurz, um einen therapeutischen Effekt zu erzielen. Ein fundiertes Grundwissen von Seiten des Therapeuten ist deshalb unabdingbar.

Energie kommt in unterschiedlichen **Formen** vor (► Tab. 1.1).

Merke

Energie kann nur von einer Energieform in eine andere umgewandelt werden. Energie geht nicht verloren.

Des Weiteren wird unterschieden zwischen ruhender bzw. **statischer** Energie und der Bewegungsenergie, die auch als **kinetische** oder dynamische Energie bezeichnet wird. Hier setzen viele Verfahren der physikalischen Therapie an, indem statische Energie in kinetische Energie umgewandelt wird.

Chemische Energie kann in andere Energieformen, z. B. Wärme, umgewandelt werden. Dazu sind chemische Reaktionen nötig, die in den meisten Fällen durch eine **Aktivierungsenergie** in Gang gesetzt werden. Beispielsweise wird bei einer Verbrennung die chemische Energie des Brennstoffs in Wärmeenergie umgesetzt – ohne die Aktivierungsenergie der Zündung findet dieser Prozess allerdings nicht statt. Im menschlichen Körper übernehmen Enzyme und Coenzyme diese Aktivierungen. Bei einigen Stromformen werden Enzyme und speziell das Coenzym cAMP aktiviert. Dies ist ein sekundärer Botenstoff, der die Reaktionen der Enzyme beschleunigt.

Träger der Energie ist die **Materie in allen Aggregatzuständen,** d. h., alle festen, flüssigen und gasförmigen Stoffe sind energiehaltig. Dabei ist entscheidend, wie viel Energie aus der Materie gewonnen werden kann. Maschinen gelingt es nur, einen Teil der eingegebenen Energie in nutzbare Energie umzuwandeln. Ein Beispiel mag die Energiespeicherung in der Materie verdeutlichen. Wenn es vollständig gelänge, die Energie aus 1 Gramm Kohle in Strom umzuwandeln, enthielte 1 Gramm Steinkohle 90 Billionen Wattsekunden Energie. Das reichte aus, um eine 100-Watt-Lampe 28.500 Jahre zu betreiben.

Als **Wirkungsgrad** oder Nutzeffekt bezeichnet man den Prozentsatz der Energie, der in die gewünschte Wirkenergie umgewandelt wird. Dies ist sehr unterschiedlich. Eine Dampfmaschine wandelt nur 10–45 % der Energie in Bewegung um, während ein Elektromotor einen Wirkungsgrad von 80–90 % erreicht. Die „Maschine Mensch" erreicht rein physikalisch-energetisch einen eher geringen Wirkungsgrad, weil die beim Arbeiten erzeugte Wärme als Verlustenergie abgegeben wird.

1.2.2 Materie

Materie besteht aus kleinsten Bauteilen, den **Atomen** (griech. *atomos* = unteilbar). Das Atom besteht aus dem Atomkern und der Elektronenhülle (► Abb. 1.1):

- Der **Atomkern** besteht aus den Nukleonen; das sind positiv geladene **Protonen** sowie neutrale **Neutronen.** Die Nukleonen bestehen wiederum aus kleineren Bausteinen, den Quarks, die aber für die Elektrotherapie wenig bedeutsam sind. Neutronen und Protonen machen die Hauptmasse des Atoms aus.
- Die **Elektronenhülle** bzw. -schale enthält die **Elektronen,** die negativ geladen und fast schwerelos sind.

Protonen und Neutronen

Durch die Anzahl der **Protonen** im Atomkern wird der **Stoff** bestimmt, z. B. 8 Protonen = Sauerstoff, 11 Protonen = Natrium, 82 Protonen = Blei. Diese Zahl wird auch als **Ordnungszahl** bezeichnet und gibt die Stelle des Elements im Periodensystem an.

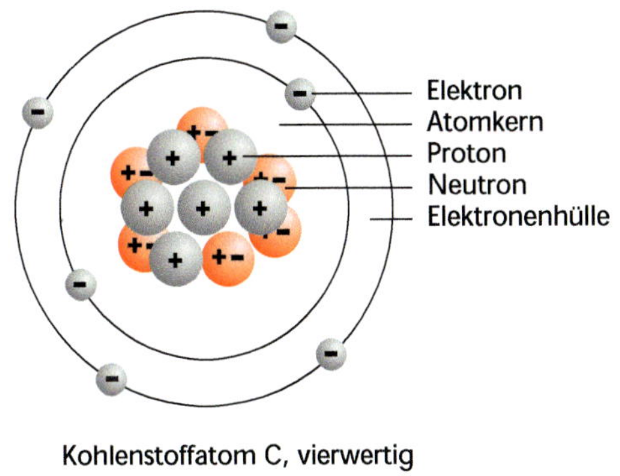

Abb. 1.1 Atommodell mit Kern und Schale [M600, L247]

Diese Zahl ist immer fest an den Stoff gebunden, 11 ist also immer Natrium. Protonen und Neutronen haben ungefähr das gleiche Gewicht, bei leichten Elementen ist die Zahl der Protonen und Neutronen annähernd gleich.
Die Anzahl der **Neutronen und Protonen** bestimmt das **Atomgewicht.** Dieses bezeichnet man auch als **Nukleonenzahl** oder **Massenzahl.** Das Atomgewicht wird nicht in Gramm gemessen, sondern ist eine relative Masse, die auf eine willkürlich festgelegte Einheit aufbaut. Die Masse „1" steht für ein Proton oder Neutron.
Jedes chemische Element wird durch seine Ordnungszahl und Massenzahl charakterisiert. Zur abgekürzten Darstellung schreibt man links oberhalb des betreffenden Elementsymbols (z. B. Na für Natrium) seine Massenzahl und links unten seine Ordnungszahl:

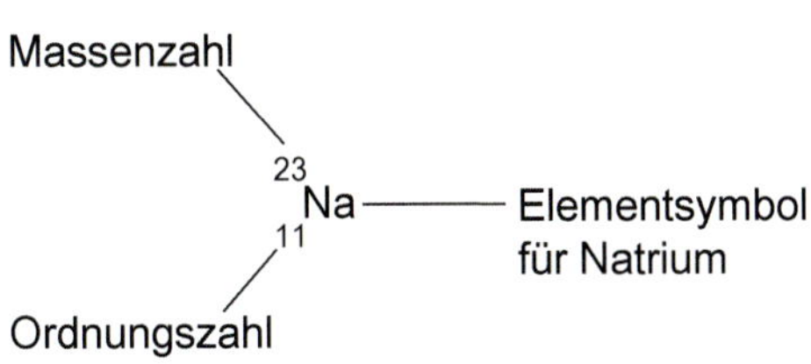

Elektronen

Um den Atomkern kreisen auf verschieden geformten Umlaufbahnen (sogenannten Orbitalen) die negativ geladenen Elektronen mit einer Geschwindigkeit von etwa 2000 km/s. Die Anziehungskraft des Atomkerns und die Fliehkräfte sind im Gleichgewicht, sodass ein gewisser Abstand der Elektronen vom Atomkern immer vorhanden ist. Da die eigentlichen Masseteilchen extrem klein sind, kann man davon ausgehen, dass das Innere des Atoms leer ist. Wäre es möglich, die Kerne aller Atome eines großen Flugzeugträgers so dicht zusammenzupacken, dass keine Zwischenräume mehr vorhanden wären, so erhielte man einen Stecknadelkopf voll Materie.

Ladung

Die Anzahl der Elektronen im Verhältnis zu den Protonen sagt aus, welche Ladung das Atom aufweist. Überwiegen die Protonen, ist das Atom positiv geladen, überwiegen die Elektronen, ist es negativ geladen.

Ionen

Positiv oder negativ geladene Atome oder Moleküle bezeichnet man als Ionen. Das Wort *Ion* bedeutet wörtlich übersetzt „Wanderer". Ionen wandern zu Gegenpolen, um einen Ladungsausgleich herbeizuführen. Die zur Kathode wandernden positiv geladenen Ionen bezeichnet man als Kationen, die zur Anode wandernden negativen Ionen bezeichnet man als Anionen (▸ Abb. 1.2).

Merke

Ionen sind positiv oder negativ geladene Atome oder Moleküle:
- **Kationen** (+) wandern zur Kathode (–).
- **Anionen** (–) wandern zur Anode (+).

Wertigkeit

Die Wertigkeit eines Atoms sagt etwas über die **Bindungsfähigkeit** bzw. **Reaktionsfähigkeit** des Atoms aus. Sie wird durch die Anzahl der freien oder **besetzten Plätze** auf der **äußersten Umlaufbahn** bestimmt. Auf der ersten Umlaufbahn finden

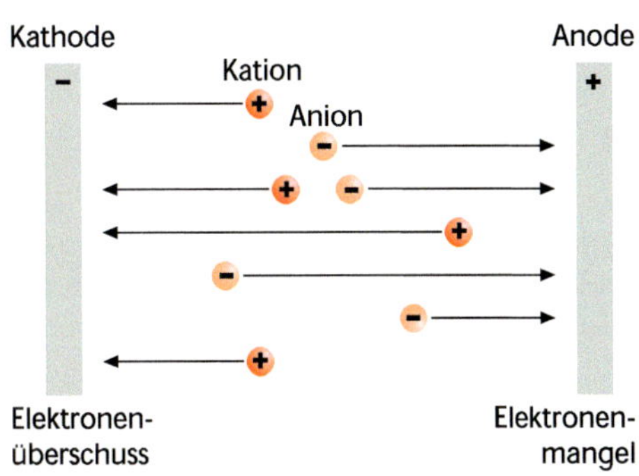

Abb. 1.2 Ionen wandern im Elektrolyt. [M600]

Tab. 1.2 Elektronenschalen und ihre maximale Elektronenzahl

Elektronenschale	Maximale Elektronenzahl
K	2
L	8
M	18
N	32
O	50
P	72
Q	98

maximal 2 Elektronen Platz, auf der zweiten 8 Elektronen. Die weiteren Schalen (M–Q) bieten maximal 18–98 Elektronen Platz (► Tab. 1.2). Nur die ersten vier Schalen werden maximal mit Elektronen besetzt, die anderen Umlaufbahnen bleiben inkomplett.

Ein Sauerstoffatom hat 8 Elektronen; davon befinden sich 2 auf der ersten Umlaufbahn. Auf der zweiten Umlaufbahn sind 6 Elektronen, es bleiben also zwei Plätze frei. Daraus ergibt sich eine Zweiwertigkeit des Sauerstoffs. Die Zweiwertigkeit wird in der Strukturformel durch 2 Striche, die jeweils Elektronenpaare symbolisieren, neben der chemischen Bezeichnung dargestellt.

Sauerstoff – O –   Chlor Cl –

Wasserstoff H –   Phosphor – P – (mit zwei Strichen oben, einem unten)

Kohlenstoff – C – (mit je einem Strich oben und unten)   Stickstoff – N – (mit einem Strich unten)

Edelgase wie Helium, Neon, Argon sind nullwertig und gehen somit in der Natur keine Verbindungen ein.

1.2.3 Chemische Bindungen

Wenn ein oder mehrere Stoffe aufgrund ihrer Wertigkeit miteinander reagieren, spricht man von einer chemischen Bindung. Die meisten chemischen Stoffe kommen in Verbindungen vor. Es werden drei Arten der Bindungen unterschieden (► Abb. 1.3):

- **Metallbindung:** Metallatome gehen untereinander eine Verbindung ein. Nach einer gewissen Gesetzmäßigkeit ordnen sich die Atome zu einem Gitter. Die Außenelektronen können sich in diesem Gitter frei bewegen. Diese Beweglichkeit ist der Grund für die gute elektrische Leitfähigkeit sowie die thermische Leitfähigkeit der Metalle.
- **Ionenbindung:** Von einer Ionenbindung spricht man, wenn Metalle Elektronen an Reaktionspartner (meist Nichtmetalle) abgeben, sodass Ionen entstehen. Die Ionen halten dann aufgrund elektrostatischer Wechselwirkungen zusammen. Diese Verbindungen sind für den menschlichen Körper von großer Wichtigkeit. Werden solche Ionenverbindungen in Wasser gelöst, entsteht ein Elektrolyt (elektrisch leitfähige Lösung).
- **Atombindung:** Diese Art der Bindung wird auch als Elektronenpaar-Bindung bezeichnet, weil sich 2 Atome verbinden, indem sie ihre Außenelektronen gemeinsam benutzen.

Chemisches Gemenge

Neben der chemischen Verbindung unterscheidet man noch das chemische Gemenge. Dabei haben verschiedene Stoffe den gleichen Aufenthaltsraum, ohne aber chemisch miteinander zu reagieren. Die Stoffe behalten ihre chemischen Eigenschaften, weil sie keine Affinität, d. h. kein Bestreben haben, gewisse chemische Reaktionen einzugehen. Dadurch lässt sich ein Gemenge auch leichter wieder in seine ursprünglichen Anteile lösen. Ein typisches Gemenge ist z. B. Beton, der aus Sand, Kies, Zement und Wasser besteht. Auch Blut stellt mit seinen verschiedenen Blutzellen, dem Blutplasma

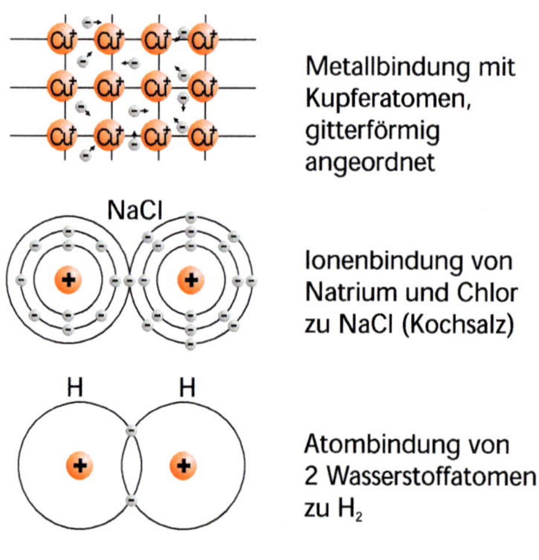

Abb. 1.3 Chemische Bindungsarten [M600, L247]

etc. ein Gemenge dar, das relativ einfach in seine Bestandteile aufgeteilt werden kann.

1.2.4 Elektrolyse

Merke

Elektrolyse ist die Aufspaltung gelöster, dissoziierter Substanzen (Ionen) unter Einsatz von Gleichstrom.
In Wasser gelöste Säuren, Basen und Salze bezeichnet man als **Elektrolyte.** Sie sind elektrisch leitfähig.

Auch der menschliche Körper ist ein Elektrolyt, da er sehr viele gelöste Salze enthält. Solche Salze werden auch bei den verschiedenen elektrotherapeutischen Verfahren aufgespalten, wodurch der **lokale Stoffwechsel angeregt** wird.
Am Beispiel von NaCl in Wasser wird die Elektrolyse beschrieben, so wie sie sich z. B. im Stangerbad abspielt. NaCl-Kristalle zerfallen im Wasser zu Na^+- und Cl^--Ionen. Diese wandern zu den jeweils gegensätzlichen Elektroden, um ihre Ladung wieder auszugleichen (▸ Abb. 1.4).

Reaktionen an der Kathode

Das Na^+-Ion ersetzt an der Kathode das fehlende Elektron und wird zu einem einwertigen hochaktiven Natrium-Atom. Dieses verbindet sich mit dem Wasser zu NaOH (Natriumlauge), während ein frei gewordenes H-Atom sich mit einem weiteren H-Atom bindet und als feines Gasbläschen in der Flüssigkeit aufsteigt.

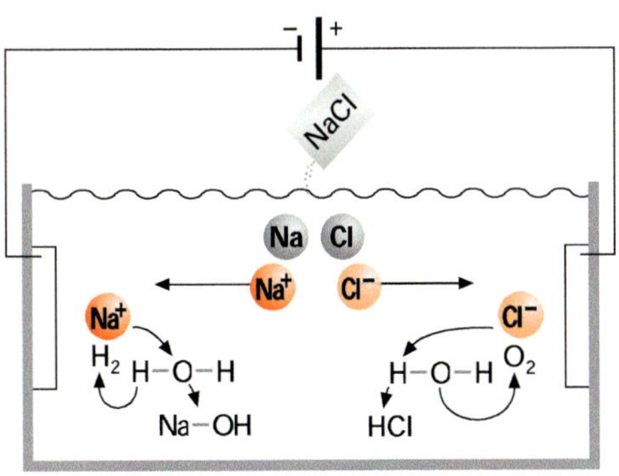

$$2\,Na + 2\,H_2O = 2\,NaOH + H_2\uparrow$$
$$2\,Cl_2 + 2\,H_2O = 4\,HCl + O_2\uparrow$$

Abb. 1.4 Elektrolyse [M600, L247]

Reaktionen an der Anode

Das Cl^--Ion wandert zur Anode und gibt dort das überschüssige Elektron wieder ab. Es wird einwertig und damit wieder aktiv. Es bindet sich mit dem Wasserstoff des Wassers zu HCl (Salzsäure), während das O ebenfalls biatomar als etwas größeres Bläschen an der Elektrode aufsteigt.
Es entsteht also an der Kathode eine Lauge und an der Anode eine Säure. Das ist die Erklärung dafür, dass polare Ströme bei nicht sachgemäßer Behandlung zu einer Verätzung führen können.

Übungsfragen

1. Was sind Ionen?
2. Welche Bauteile eines Atoms ergeben das Atomgewicht?
3. Welche Wertigkeit haben Edelgase?
4. Was unterscheidet eine chemische Verbindung von einem chemischen Gemenge?
5. Was ist die Elektrolyse?
6. Welche Gefahren können sich durch die Elektrolyse bei der Elektrotherapie ergeben?

1.3 Elektrischer Strom, physikalische Größen und Maßeinheiten

1.3.1 Elektrischer Strom

Elektrischer Strom ist das Fließen von Elektronen in einem Leiter bzw. das Fließen von Ionen in einem Elektrolyt. Dabei lassen sich drei verschiedene Stromflussrichtungen unterscheiden (▸ Abb. 1.5):

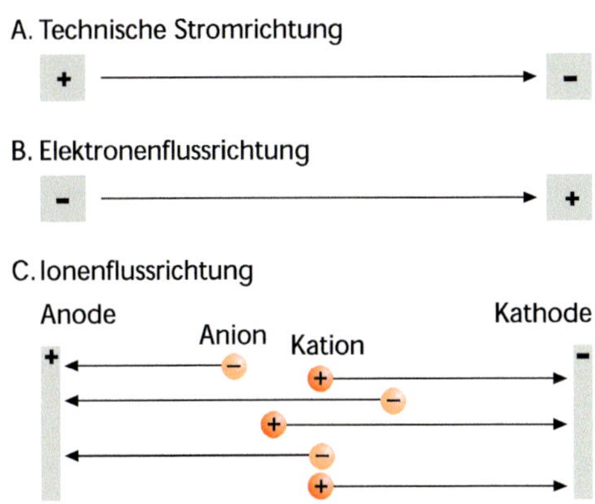

Abb. 1.5 Flussrichtungen [M600]

- Die **technische Stromrichtung** wurde vom Pluspol zum Minuspol festgelegt. Als diese Festlegung erfolgte, war von der Bewegung der freien Elektronen noch nichts bekannt.
- Die **Elektronenflussrichtung** erfolgt vom Minuspol zum Pluspol, also entgegengesetzt der technischen Stromrichtung.
- Die **Ionenflussrichtung** richtet sich nach der Ladung der Ionen; Kationen fließen zur Kathode, Anionen zur Anode.

Elektrischer Strom kann in Form von Gleichstrom, Wechselstrom oder Impulsstrom erzeugt werden.

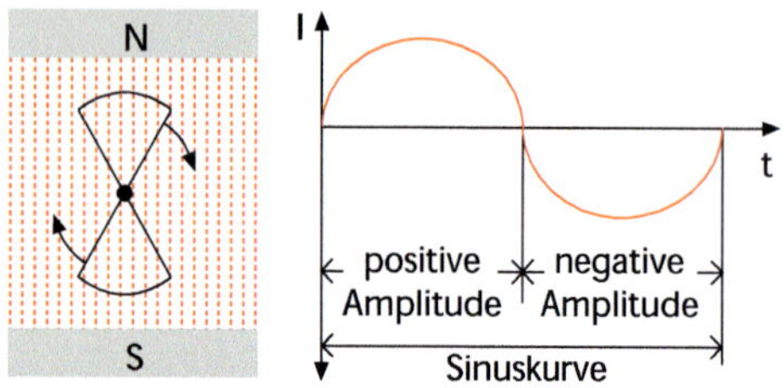

Abb. 1.6 Erzeugung von Wechselstrom. Durch Drehen eines metallischen Leiters in einem Magnetfeld entsteht in dem Leiter ein Strom (positive Amplitude). Auf dem Rückweg fließt der Strom in die Gegenrichtung (negative Amplitude). [M600]

Gleichstrom (Direct Current = DC)

Gleichstrom bedeutet, dass Elektronen oder Ionen **gleich bleibend** in eine **Richtung** fließen. International ist die Bezeichnung „DC" geläufig. Gängige Zeichen sind – oder =.

Zeichnet man die Stromstärke in Abhängigkeit von der Zeit in ein Koordinatenschema, ergibt sich eine Parallele zum Zeitschenkel. Der Strom fließt monophasisch oder monodirektional.

Gleichstrom kann in einer **Batterie** oder einem **Akkumulator** erzeugt werden. Es besteht auch die Möglichkeit, Wechselströme gleichzurichten. In der Elektromedizin gibt es viele Anwendungsgebiete für den Gleichstrom. Es besteht aber hier die Gefahr einer Verätzung.

Wechselstrom (Alternating Current = AC)

Wechselstrom bedeutet, dass die **Ladungsträger** ständig die **Richtung wechseln.** Im Schaubild dargestellt erhält man eine Sinuskurve, bestehend aus positiven und negativen Amplituden oder Halbwellen. Sie stellen jeweils die Stromstärke in Abhängigkeit von der Zeit dar. Die Sinuskurve ~ ist auch das Zeichen für den Wechselstrom.

Der Strom fließt biphasisch oder bidirektional. Wechselstrom wird in **Generatoren** erzeugt. Dabei wird ein elektrischer Leiter in einem Magnetfeld rotierend bewegt (► Abb. 1.6). Auch in unserem **Netzstrom** haben wir Wechselstrom. In der Elektrotherapie hielt der Wechselstrom erst relativ spät Einzug. Ein großes Anwendungsgebiet für Wechselströme ist der Mittelfrequenzbereich.

Von den beiden Stromarten Gleich- und Wechselstrom werden viele zur Therapie nutzbare Ströme abgeleitet (► Abb. 1.7).

Impulsstrom

Viele in der Elektrotherapie genutzte Ströme sind Impulsströme. Auf verschieden geformte Impulse folgen Pausen, in denen kein Strom fließt. Man unterscheidet Rechteck-, Dreieck- und Exponentialimpulse. Beim Hochvoltverfahren werden noch Kirchturmimpulse beschrieben.

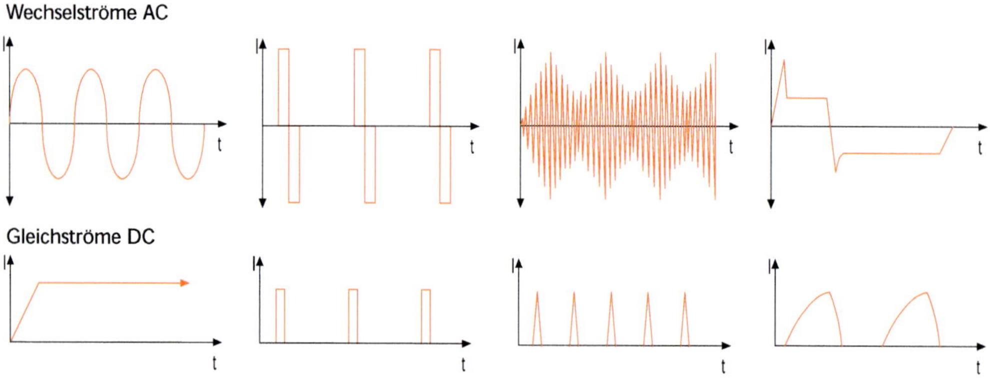

Abb. 1.7 „Familie" der Gleich- und Wechselströme [M600]

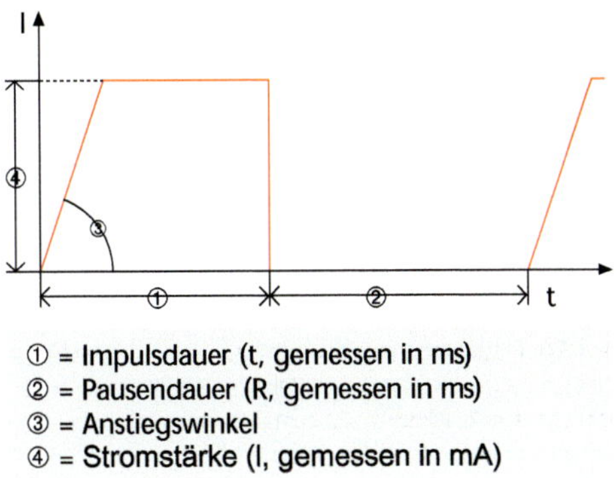

Abb. 1.8 Reizparameter [M600]

Die wesentlichen **Reizparameter** bei Impulsströmen sind (▸ Abb. 1.8):

- Impulsdauer (t), gemessen in Millisekunden (ms)
- Pausendauer (R), gemessen in Millisekunden (ms)
- Anstiegswinkel
- Stromstärke (I), gemessen in Milliampère (mA)

Gute Reizstromgeräte zeichnen sich dadurch aus, dass alle Reizparameter frei variabel einstellbar sind.

Von den Reizparametern ist die **Frequenz** (f) des applizierten Stroms abhängig. Ihre Berechnung erfolgt nach der Formel:

$$f = \frac{1\ (1000\ \text{ms})}{\text{Impulsdauer} + \text{Pausendauer}}$$

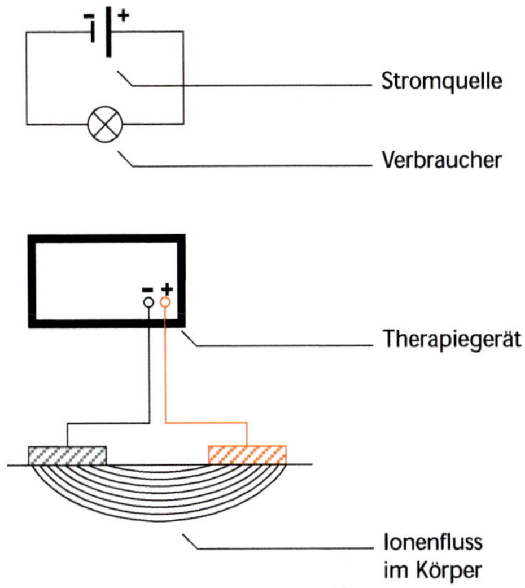

Abb. 1.9 Stromkreise [M600]

Der Stromkreis

Sowohl Gleichstrom als auch Wechselstrom können nur in einem **geschlossenen** Stromkreis fließen. Ein Stromkreis besteht aus einer Stromquelle (Batterie, Generator), einem Verbraucher und einem Hin- und Rückleiter (▸ Abb. 1.9).

1.3.2 Größen und Maßeinheiten

Zur besseren Übersicht sind die elektrischen Größen und Maßeinheiten dem folgenden Kapitel vorangestellt (▸ Tab. 1.3).

Tab. 1.3 Physikalische Größen und Maßeinheiten

Größe	Zeichen	Maßeinheit	Abkürzung
Spannung	U	Volt	V, mV, kV
Stromstärke	I	Ampère	A, mA
Elektrischer Widerstand	R	Ohm	Ω, kΩ
Leistung	P	Watt	W (= VA), kW
Arbeit	W	Wattstunden	Wh, kWh
Frequenz	f	Hertz	Hz, kHz
Elektrische Ladung	Q	Coulomb	C (= As)
Kapazität	C	Farad	F, µF
Zeit	t	• Sekunden • Stunden	• s • h

Elektrische Spannung

Voraussetzung für elektrischen Stromfluss ist das Vorliegen einer Spannung. Die Spannung bewegt die Elektronen im Stromkreis voran. Maßeinheit für die Spannung ist **Volt,** das Zeichen dafür U. Zum Vergleich sind nachfolgend einige Spannungen aufgeführt:

- Nervenzelle 70–80 mV
- Monozelle 1,5 V
- Handy ca. 3,7–5 V
- Autobatterie 12 V
- Reizstromgeräte 24 V
- Telefon 60 V
- Netzspannung 230 V
- Hochvoltgeräte 600 V
- Eisenbahn 15 000 V
- Hochspannung 120 000 V
- Blitz ca. 1 000 000 000 V

Spannungen werden mit einem Voltmeter gemessen. Da unsere Netzspannung 230 V beträgt, in den Reizstromgeräten aber nur 24 V erlaubt sind, muss die **Spannung herabgesetzt** werden. Diese Aufgabe übernimmt ein **Transformator.**

Stromstärke

Wenn ein Stromkreis geschlossen ist, kommt es zum Stromfluss. Die Stromstärke ist umso höher, je mehr freie Elektronen in der Sekunde durch den Querschnitt des Leiters fließen. Maßeinheit für die Stromstärke ist **Ampère** (A), das Zeichen dafür I. In der Elektrotherapie werden häufig tausendstel Ampère, also Milliampère gemessen (mA).

Der menschliche Körper kann 80–100 mA vertragen. Die Stromkreise im Haushalt sind z. B. mit 16 A abgesichert, d. h., es können maximal 16 A in einem solchen Stromkreis fließen.

Zum Messen der Stromstärke verwendet man einen Strommesser, das Ampèremeter. Diese Messgeräte sind präzise abzulesen und ihre Daten in der Dokumentation einer Behandlung festzuhalten. Durch die Digitalisierung der Messgeräte ist das Ablesen vereinfacht worden.

Jeder Reiz kann unterschwellig, schwellig oder überschwellig abgegeben werden. Die mA-Zahl der einzelnen Schwellen ist unterschiedlich und vom jeweiligen Widerstand des Patienten bzw. der Haut abhängig. Für die Therapie sind die folgenden **Reizschwellen** bedeutsam, die mit zunehmender Stromstärke erreicht werden (► Abb. 1.10).

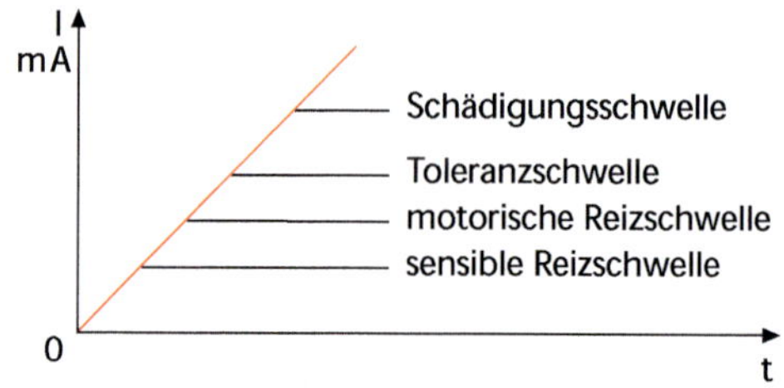

Abb. 1.10 Reizschwellen [M600]

Man unterscheidet:

- Sensible Reizschwelle
- Motorische Reizschwelle
- Toleranzschwelle
- Schädigungsschwelle

Die **sensible** Reizschwelle ist die erste Reizschwelle. Sie wird erreicht, sobald ein Stromgefühl wahrgenommen wird. Es schließt sich die **motorische** Reizschwelle an, bei der es zu einer minimalen Kontraktion kommt, die auch als Minimalzuckung bezeichnet wird und in der Elektrodiagnostik von Bedeutung ist. Auf die motorische Reizschwelle folgt die **Toleranzschwelle.** Dies ist die Stromstärke, die der Patient gerade noch ertragen kann. Als letzte Schwelle kann als Überdosierungserscheinung die **Schädigungsschwelle** genannt werden. Das ist die Stromstärke, bei der z. B. eine Verätzung der Haut auftritt. Wenn Ströme keine motorische Reizwirkung haben, wie z. B. der galvanische Strom (Gleichstrom), folgt auf die sensible Reizschwelle gleich die Toleranzschwelle.

Die Angaben der Reizschwellen sind auch für die Dokumentation von Bedeutung.

Elektrischer Widerstand

Jeder elektrische Leiter setzt dem Strom einen Widerstand entgegen, der durch die Spannung überwunden werden muss (► Abb. 1.11). Die Maßeinheit für den Widerstand ist **Ohm** (Ω), das Zeichen dafür R. Der Widerstand eines Leiters ist abhängig von

- Spezifischem Widerstand (Materialeigenschaft),
- Länge des Leiters,
- Querschnitt des Leiters und
- Temperatur des Leiters.

Die spezifischen Widerstände führen zur Einteilung verschiedener Leiter. Der beste Leiter ist der **Supraleiter,** ein keramikähnliches Material, das seinen Entwicklern den Nobelpreis einbrachte. Dieser sehr gute Leiter ist aber in der Herstellung sehr teuer; in der Medizin findet er Anwendung in den Magnetspulen der Kernspintomografen.

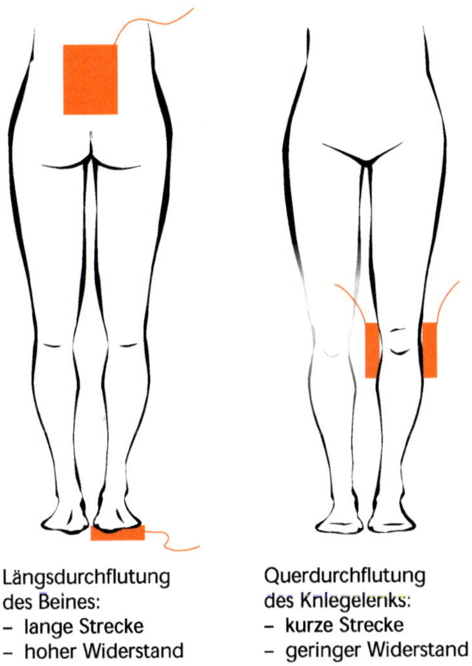

Abb. 1.11 Widerstände [M600, L247]

Man unterscheidet bei den Leitern:

- **Leiter 1. Klasse:** Zu dieser Gruppe gehören Metalle wie Kupfer, Silber oder Aluminium, aber auch Graphit und Kohle leiten gut. In der Elektrotherapie werden meist Metallelektroden verwendet oder Gummielektroden, die mit einer leitenden Substanz, z. B. Graphit, beschichtet sind.
- **Leiter 2. Klasse:** Diese Stoffe leiten den Strom weniger gut, d. h., sie setzen dem Strom einen höheren Widerstand entgegen. Hierzu gehören Flüssigkeiten wie Wasser, Säuren und Laugen. Auch der menschliche Körper ist ein Leiter 2. Klasse. Der Widerstand des Körpers gemessen von Hand zu Hand beträgt etwa 1 000 Ω.
- **Isolatoren:** Als Isolatoren werden Stoffe bezeichnet, die den Strom nicht leiten. Dies sind z. B. Gummi, Porzellan, Plastik. Wird ein Isolator feucht, kann die Feuchtigkeit den Strom leiten. Dies ist eine häufige Ursache für Stromschäden. Deshalb muss beim Umgang mit elektrischen Geräten in Feuchträumen mit erhöhter Vorsicht gearbeitet werden.

Der Widerstand des menschlichen Körpers ist sehr schwankend und hängt von vielen Faktoren ab. Er ist auch gut von außen zu beeinflussen und spielt deshalb für die Therapie eine entscheidende Rolle. So lässt sich der Widerstand z. B. senken, indem man durch vorbereitende Wärmemaßnahmen die Durchblutung anregt.
Der Gesamtwiderstand, der sich dem Stromfluss in der Therapie entgegensetzt, besteht aus dem **Übergangswiderstand** von der Elektrode zum Körper und dem **Innenwiderstand des Körpers.** Ist der Übergangswiderstand zu hoch, kommt kein Stromfluss zustande. Die Geräte melden diese Störung meist als Applikationsfehler. Es müssen dann die Feuchtigkeit der Schwammtaschen, der Elektrodenandruck oder die Leitfähigkeit der Haut überprüft und ggf. verändert werden.

Ohm-Gesetz

Die Zusammenhänge zwischen Spannung, Stromstärke und Widerstand sind im Ohm-Gesetz festgelegt. Die Formel lautet:

$$\text{Spannung} = \text{Stromstärke} \times \text{Widerstand}$$

$$U = I \times R$$

Sie kann leicht umgestellt werden, wenn man sich folgendes Schema einprägt: Wird in dem unten stehenden Dreieck ein Wert abgedeckt, ergeben die beiden übrigen den Rechenweg, also:

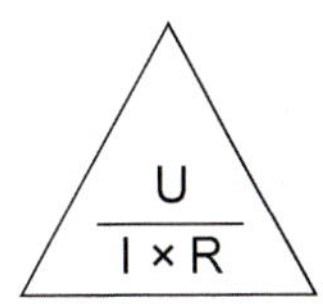

$$U = I \times R$$

$$R = \frac{U}{I}$$

$$I = \frac{U}{R}$$

Wichtig ist dabei, dass die daraus resultierenden Fakten dem Therapeuten immer präsent sind, d. h. die Abhängigkeit der Stromstärke von Spannung und Widerstand:

- Die **Stromstärke** ist von der **Spannung** abhängig:
  - Hohe Spannung bei gleichem Widerstand → hohe Stromstärke
  - Niedrige Spannung bei gleichem Widerstand → geringe Stromstärke

- Die **Stromstärke** ist vom **Widerstand** abhängig:
  - Hoher Widerstand bei gleicher Spannung → geringe Stromstärke
  - Niedriger Widerstand bei gleicher Spannung → hohe Stromstärke

Da die Spannung bei vielen Geräten vorgegeben ist, kann der Stromfluss durch Verändern des Widerstands beeinflusst werden. Dies geschieht einmal am Gerät durch den Stromstärkeregler, kann aber auch durch Beeinflussung des Übergangswiderstands geschehen, z. B. durch stärkeren Andruck der Elektroden.

Constant-Current-Schaltung (CC)

Wird der menschliche Körper von Strom durchflossen, kann sich der Widerstand verändern. Mit zunehmender Dauer einer Durchflutung kommt es zu einer vermehrten Durchblutung und der Widerstand des Gewebes sinkt. Das hätte zur Folge, dass die Stromstärke ansteigen würde und unter Umständen zu einer Verätzung führen könnte. Um dies zu vermeiden, gibt es die Constant Current-Schaltung: Sinkt der Patientenwiderstand ab, steigt der Innenwiderstand des Geräts an, sodass die **Stromstärke konstant** bleibt.

Constant Voltage-Schaltung (CV)

Bei dieser Schaltung wird die **Spannung konstant** gehalten, während sich die Stromstärke verändert, je nachdem wie sich der Hautwiderstand ändert. Darum ist diese Schaltung zur Galvanopalpation einzusetzen (▶ Kap. 3.1.4).
Bei vielen Geräten besteht die Möglichkeit, zwischen der CC- und der CV-Schaltung zu wählen.

Elektrische Leistung und Arbeit

Unter **Leistung** versteht man die **in einer bestimmten Zeit verrichtete Arbeit.** Fließen Elektronen durch einen Leiter, überwinden sie den Widerstand des Leiters und verlieren dabei Energie (Verlustenergie). Diese wird z. B. als Wärme abgestrahlt. Vereinfacht kann man sich vorstellen, dass durch die fließenden Elektronen Reibung entsteht, wodurch sich der Leiter erwärmt. Der Strom (elektrische Energie) wurde also in Wärme (thermische Energie) umgewandelt.
Die Leistung wird in **Watt** (W) gemessen, das Zeichen dafür ist P. Die Watt-Zahl steht auf dem Typenschild eines jeden Geräts. Oft werden Kilowatt angegeben (1 000 Watt = 1 Kilowatt).

Formeln zur Berechnung der Leistung:

Leistung = Arbeit/Zeit (Arbeit pro Zeit)

$$P = W \div t$$

Berechnung der Leistung aus Spannung und Stromstärke:

Leistung = Spannung × Stromstärke

$$P = U \times I$$

Elektrische **Arbeit** ist die **Leistung in einer gewissen Zeit.** Nach der Arbeit wird der Energieverbrauch berechnet. Das heißt, ein Gerät mit 1 000 W Leistung kann 1 Stunde in Betrieb sein, bis 1 kWh verbraucht ist. Die elektrische Arbeit wird in **Wattstunden** (Wh) gemessen. Der Strom wird meist in größeren Einheiten abgerechnet, den kWh, die auf dem Stromzähler abgelesen werden. Die Formel für die Arbeit lautet:

Arbeit = Leistung × Zeit

$$W = P \times t$$

Frequenz

Der Begriff Frequenz wird von dem lateinischen Begriff *frequentia* (= Häufigkeit) abgeleitet. Frequenz ist die Anzahl von Perioden in einer Zeit (s). Die Einheit für die Frequenz ist **Hertz** (Hz). Wechselströme und Impulsströme haben Frequenzen. Der Netzstrom hat in den meisten europäischen Ländern eine Frequenz von 50 Hz.

Elektrische Ladung

Voraussetzung für das Fließen eines elektrischen Stroms ist das Vorhandensein einer Ladung. Als Ladung bezeichnet man eine bestimmte Menge von Ladungsträgern (Elektronen). Die Maßeinheit für die Ladung ist **Coulomb** (C).
Wenn in einer Sekunde 1 C durch einen Leiter fließt, dann beträgt die Stromstärke 1 Ampère, d. h.

1 Coloumb = 1 Ampère × s (As)

Kapazität

Die elektrische Ladung lässt sich in einem **Kondensator speichern.** Ein Kondensator besteht aus zwei Metallplatten oder Folien, die durch eine Isolierschicht getrennt sind. Wird nun eine der Platten geladen, entsteht ein Spannungsverhältnis und zwischen den Platten ein elektrisches Feld (► Kap. 10.3). Wie viel ein Kondensator speichern kann, hängt von verschiedenen Faktoren ab: von der Größe und dem Material der Platten und von der isolierenden Schicht.

Als Kapazität wird das bezeichnet, was ein Kondensator speichern kann. Die Einheit ist **Farad** (F). Gebräuchlich sind meist kleinere Einheiten wie Mikro- (µF) oder Nanofarad (nF).

1.3.3 Elektromagnetismus

Schon über Hippokrates wird berichtet, dass er Magnetsteine zur Therapie einsetzte. Heute finden verschiedene Formen der **Magnetfeldtherapie** Anwendung. Diese ist im Heilmittelkatalog sowie im Curriculum der Ausbildung zum Physiotherapeuten nicht vorgesehen.

Jeder von Strom durchflossene Leiter baut um sich ein Magnetfeld auf. Befindet sich dieser Leiter in einer Spule, verstärkt sich das Magnetfeld (► Abb. 1.12).

Wird eine Spule von Wechselstrom durchflossen, ändern sich die Pole fortwährend und es entsteht ein elektromagnetisches Feld. Dieses wird in der **Hochfrequenztherapie** genutzt. Durch die Ausrichtung der Ionen im Körper wird ihnen kinetische Energie zugeführt, die sich makroskopisch als endogene Wärme zeigt.

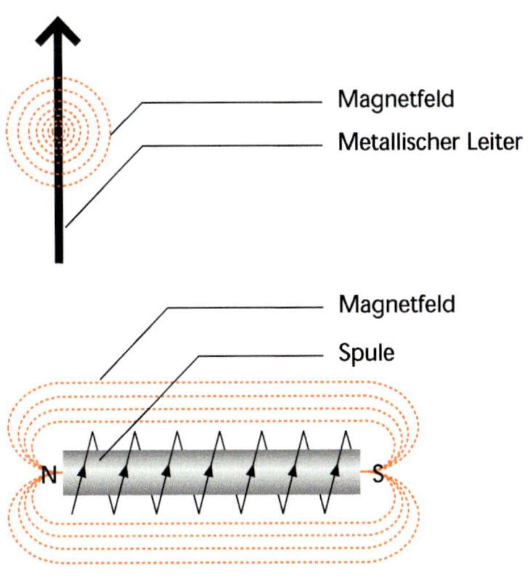

Abb. 1.12 Elektromagnetismus [M600, L247]

Übungsfragen

1. In welchen Maßeinheiten werden a) die Spannung b) die Leistung c) die Stromstärke gemessen?
2. Was bedeuten die Abkürzungen a) AC b) DC?
3. Ist der Widerstand bei einer Längsdurchflutung des Beines oder einer Querdurchflutung des Kniegelenks größer?
4. Wie nennt man die Schwelle, bei der der Patient das erste Mal den Strom wahrnimmt?
5. Was ist der Übergangswiderstand?
6. In welcher Maßeinheit wird die elektrische Arbeit angegeben?
7. In welche Leiterklasse wird der menschliche Körper eingeteilt?
8. Wie hoch ist die Frequenz in der Netzspannung in Deutschland?
9. Welche Aufgabe hat die CC-Schaltung?

1.4 Unfallgefahren durch elektrischen Strom

So nutzbringend der elektrische Strom ist, so gefährlich kann er auch bei unsachgemäßer Handhabung sein. Es werden drei Gruppen von Unfällen unterschieden:

- Unfälle durch direkten Kontakt mit stromführenden Teilen
- Unfälle durch Lichtbögen-Hochspannung
- Sekundärunfälle

1.4.1 Unfälle durch direkten Kontakt mit stromführenden Teilen

Berührt ein Mensch ein stromführendes Teil, kommt es zu Reaktionen an Muskeln, Nerven und Organen, speziell dem Herzen. Wie erheblich die Schäden sind, ist abhängig von der Stromstärke, der Dauer des Kontakts, der Stromart und dem Stromweg durch den Körper:

- **Stromstärke:** Schwache Stromstärken führen zu Muskelkontraktionen. Beim Überschreiten von ca. 15 mA ist ein Loslassen nicht mehr möglich. Therapiegeräte haben meist eine obere Grenze von 80–100 mA, die je nach Stromform gut vertragen werden.
- **Dauer des Kontakts:** Bei einer Berührung unter 0,5 s entsteht kein Herzkammerflimmern. Bei Zeiten über 0,5 s und ca. 50 mA tritt Kammerflimmern auf und damit besteht auch akute Lebensgefahr. Dies gilt für Wechselströme und den Stromweg über das Herz.

- **Stromart:** Generell sind Wechselströme gefährlicher als Gleichströme. Gleichströme können zu Verätzungen führen, Wechselströme mit einer Frequenz von 50 Hz asynchrone Sensationen am Herzmuskel auslösen.
- **Stromweg durch den Körper:** Sehr gefährlich ist es, wenn der Stromweg über das Herz führt und dort die oben genannten Reaktionen auslöst.

Eine schädigende Wirkung des Stroms besteht dann, wenn mehrere der beschriebenen Parameter zeitgleich auftreten.

1.4.2 Unfälle durch Lichtbögen-Hochspannung

Hochspannungsunfälle enden meist tödlich. Es kommt zu Verbrennungen und Verkochungen der Gewebe.

1.4.3 Sekundärunfälle

Hierunter werden Unfälle zusammengefasst, bei denen der Strom zwar die Ursache darstellt, Schäden aber erst in Folgesituationen auftreten. Eine kurze Berührung mit einem stromführenden Teil kann zu reflexartigen Bewegungen Anlass geben, die dann vielleicht einen Sturz von der Leiter provozieren.

Merke

Erste Hilfe bei Stromunfällen:
- Sicherheit für den Helfer! Zuerst den Stromkreis unterbrechen (z. B. Sicherung ausschalten, Stecker ziehen).
- Verunglückten aus dem Gefahrenbereich bergen.
- Vitalfunktionen prüfen.
- Atemspende durchführen.
- Herzdruckmassage durchführen.
- Arzt verständigen.

Übungsfragen

1. Was sind Erste-Hilfe-Maßnahmen nach einem Stromunfall?
2. Von welchen Faktoren ist die Schwere eines Stromschadens abhängig?

1.5 Elektrotherapie als Behandlungs- und Diagnostikverfahren

Betrachtet man die Entwicklung der Elektrotherapie als Behandlungs- und Diagnostikverfahren, lässt sich erkennen, dass auch die Elektrotherapie der wohlwollenden oder ablehnenden Haltung von Seiten der Ärzte und Physiotherapeuten unterworfen war. Oft wurden ihre Wirksamkeit und diagnostische Aussagefähigkeit unterschätzt. Die Elektrotherapie wurde häufig nur als additives oder adjuvantes Heilmittel zur klassischen Physiotherapie beschrieben, das häufig nur den Stellenwert der Symptombeseitigung erfuhr. Dass die Elektrotherapie aber auch als **kausale Behandlung** in der Physiotherapie eingesetzt werden kann, blieb über viele Jahre hinweg unerwähnt.

Spätestens jedoch seit der Deutsche Verband für Physiotherapie (ZVK) e. V. nach der deutschen Wiedervereinigung eine Arbeitsgemeinschaft für Elektrotherapie einsetzte, gelang es den Physiotherapeuten, die Möglichkeiten und Grenzen der Elektrotherapie und -diagnostik aufzuzeigen. Hinzu kam, dass unter dem unermüdlichen Einsatz von Thomas Mokrusch und der Hilfestellung durch den Geschäftsführer des Verbands für Physiotherapie, Heinz-Christian Esser, 1996 im Rahmen des ersten Kongresses der Arbeitsgemeinschaft Elektrotherapie die wissenschaftliche Gesellschaft für Elektrostimulation und Elektrotherapie (GESET) e. V. gegründet werden konnte. Wissenschaftliche Studien von Ärzten wurden im Zusammenhang mit klinischen Erfahrungsberichten von Physiotherapeuten publiziert und auf Kongressen präsentiert. Sonderdrucke und Schwerpunkthefte der Fachzeitschriften für Physiotherapeuten erschienen nun regelmäßig. Im 2004 neu erstellten Heilmittelkatalog und in den folgenden Neufassungen konnte auf die Elektrotherapie als Heilmittel nicht mehr verzichtet werden. So sind die Behandlung von Erkrankungen des Nervensystems mit Elektrostimulation, die Elektrotherapie zur Schmerzbehandlung, hydroelektrische Bäder sowie Ultraschall als Wärmetherapie in diesen Heilmittelrichtlinien verankert.

In der ärztlichen Diagnostik wurde die I/t-Kurve bei Paresen schon lange durch das von Neurologen durchgeführte Nadel- oder Oberflächen-EMG ersetzt. Dennoch wird das elektrodiagnostische Verfahren der **I/t-Kurve** als obligate Maßnahme **vor der Erstbehandlung peripherer Paresen** empfohlen.

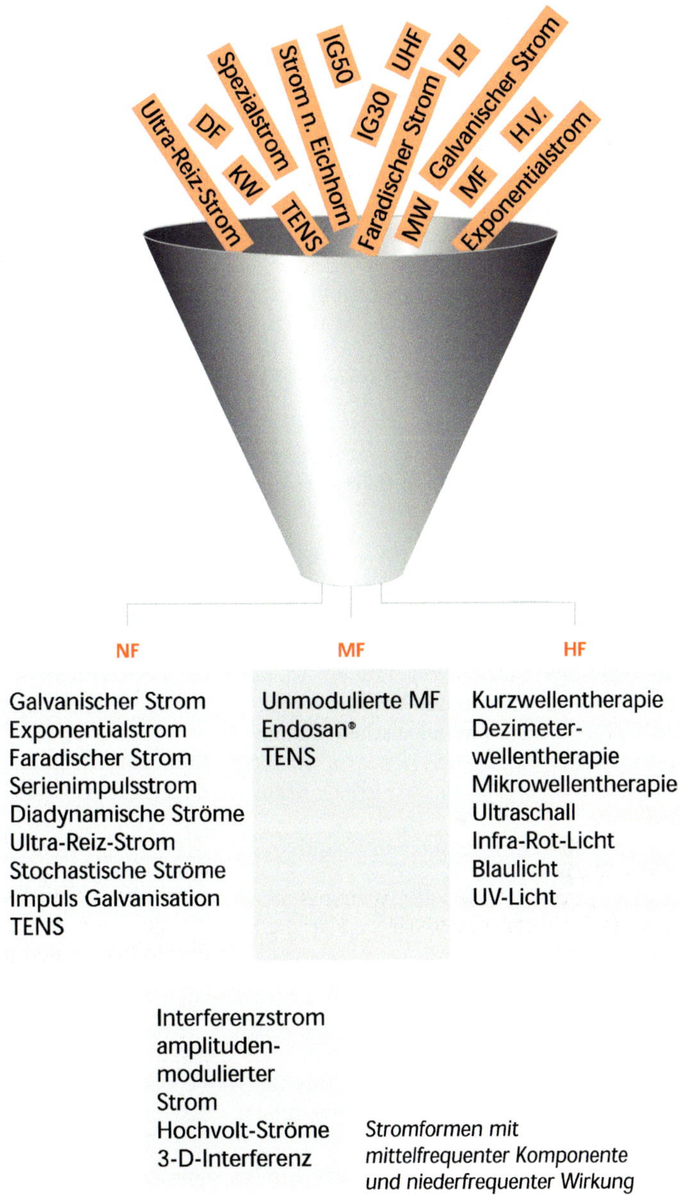

Abb. 1.13 Frequenzbereiche [M600, L247]

Es dient der prognostischen Orientierung und der pflichtmäßigen Rückmeldung an den Arzt über die Entwicklung der Therapie.
Auch die vielseitigen Kombinationsmöglichkeiten der Elektrotherapie mit anderen physiotherapeutischen Techniken und die hohe Anzahl an Indikationen, bei denen die Elektrotherapie als kausales oder additives symptomatisches Heilmittel in die Physiotherapie mit eingebunden werden kann, zeigt die derzeitige Stellung der Elektrotherapie auf. Dem geschulten Physiotherapeuten sind viele Kombinationen der Elektrotherapie mit physiotherapeutischen Techniken wie PNF, manuelle Therapie oder Brügger-Therapie bekannt. Auch Physiotherapeuten, die in weniger technikbezogenen Fachbereichen arbeiten (z. B. im urogynäkolo-

gischen Fachbereich), bedienen sich der Elektrotherapie und messen ihr zunehmende Bedeutung bei (► Kap. 14). Darüber hinaus erfährt die Elektrotherapie große Wertschätzung im Bereich der ambulanten Rehabilitation. Das Curriculum der Sportphysiotherapeuten sieht die Elektrotherapie als Pflichteinheit vor. Sie ist ebenso für die Zulassung der Masseure und medizinischen Bademeister zur ambulanten Physiotherapie (EAP) erforderlich.

Neben der oben beschriebenen berufspolitischen und wissenschaftlichen Entwicklung der Elektrotherapie spiegelt sich der Stellenwert auch in bedienerfreundlichen Geräten sowie verträglichen Stromformen wider.

1.6 Übersicht über die Elektrotherapieverfahren

Fast jeder, der die Elektrotherapie erlernt, hat Schwierigkeiten mit der Vielzahl der angebotenen Stromformen und Verfahren. Es ist verwirrend, sich alle Stromformen mit den jeweiligen Wirkungen einzuprägen, noch dazu, wenn es für ein Therapieziel mehrere Stromformen und Verfahren gibt.

Einfacher ist es, von den **physiologischen Wirkungen auf den Körper** auszugehen. Danach werden die folgenden Wirkungen unterschieden: **Beeinflussung** der

- **Schmerzen** (► Kap. 2.2): Ströme mit Frequenzen von 50 Hz aufwärts
- **Durchblutung** (► Kap. 2.3): Ströme mit niedrigen Frequenzen von 0 bis 10 Hz oder über die motorische Reizung durch Anregung der Muskelpumpe mit einer Frequenz von ca. 10–50 Hz
- **Motorik** (► Kap. 2.4): je nach Schädigung zwischen ca. 0,33–100 Hz

Die Zahlen bieten zunächst eine grobe Vorauswahl; Näheres wird in den einzelnen Kapiteln beschrieben.

Des Weiteren können die einzelnen Verfahren nach **Frequenzbereichen** unterschieden werden (► Abb. 1.13). Dazu gehören:

- Hochfrequenz (HF): ab 300 kHz
- Mittelfrequenz (MF): 1 000 Hz bis 300 kHz
- Niederfrequenz (NF): bis 1 000 Hz

1.7 Abgrenzung und Überschneidungen der Elektrotherapie zu anderen medizinischen Disziplinen

Durch die mannigfaltigen Möglichkeiten der Elektrotherapie gibt es eine ebenso große Vielzahl von Überschneidungen mit anderen artverwandten, aber auch nicht artverwandten Berufsdisziplinen. Dabei muss jedem Physiotherapeuten die Abgrenzung allein durch die gesetzliche Tatsache, dass er **ärztlich weisungsgebunden** ist, bewusst sein. Die artverwandten Berufe des Masseurs und medizinischen Bademeisters sind ebenso an die ärztliche Weisung gebunden.

Hinzu kommt die Tatsache, dass die Elektrotherapie nicht nur als ein additives, symptomlinderndes Heilmittel angesehen werden darf (► Kap. 1.5). Nur die ärztlich angewiesene Durchführung einer Elektrotherapie und/oder Elektrodiagnostik durch fachkundige Physiotherapeuten verspricht den gewünschten Erfolg und bestätigt die Effektivität der Therapie. Die in der Planung befindliche Umsetzung des Direktzugangs ermöglicht dem Physiotherapeuten, die Elektrotherapie in eigener Verantwortung einzusetzen.

Eines gilt jedoch für alle Berufsgruppen: Die Elektrotherapie gehört **nicht in die Hand des Patienten.** Für Masseure und medizinischen Bademeister sowie Physiotherapeuten wurde dies sogar vertraglich bindend mit den Kostenträgern festgeschrieben. Sicher gibt es Therapieformen, bei denen der Therapeut nicht zwingend während der gesamten Behandlungsdauer beim Patienten sein muss, jedoch muss auf jeden Fall die Sorgfaltspflicht im Sinne z. B. eines korrekten Anlegens von Elektroden gewährleistet sein. Außerdem muss sichergestellt sein, dass der Patient jederzeit in der Lage ist, den Therapeuten zu erreichen.

Die **Elektrodiagnostik,** mit der **I/t-Kurve** als bekanntestem Beispiel, wird als standardisiertes Assessment-Verfahren der Elektrotherapie (► Kap. 1.5) eingesetzt. Das nach wie vor existente Messverfahren der **Galvanopalpation** (► Kap. 3.1.4) findet u. a. bei der Widerstandsdiagnostik seinen Einsatz. Das in der Physiotherapie seit mehreren Jahren eingesetzte **Biofeedback-Verfahren** kommt auch immer mehr als Messverfahren zum Einsatz (z. B. bei zentralen Paresen oder peripheren Störungen), da die hierbei verwendeten Elektroden teilweise denen des Oberflächen-EMGs entsprechen und dadurch für die Therapie informative Messungen abgeleitet werden können (▸ Kap. 9).

1.8 Gesetzesvorgaben für die Elektrotherapie

1.8.1 Medizinprodukte-Gesetz (MPG)

Die **EU** hat für ihre Mitgliedsstaaten Normen erlassen. Für alle Medizinprodukte werden hier die grundlegenden Anforderungen festgelegt. Die einzelnen Staaten haben die Aufgabe, die europäischen Normen in das **nationale Recht** einzuarbeiten. Seit dem 1.1.1995 gibt es das Medizinprodukte-Gesetz (MPG) und seit dem 26.6.1998 die Medizinprodukte-Betreiberverordnung (MPBetreibV) für die Bundesrepublik Deutschland. Dieses Gesetz gilt für Medizinprodukte und deren Zubehör. Zubehör wird als eigenständiges Medizinprodukt behandelt.

Gesetze unterliegen einem ständigen Wandel durch Änderungen und Ergänzungen sowie auch Streichungen. Dem kann ein Fachbuch nur bedingt gerecht werden. Daher ist es erforderlich, sich mit den jeweils geltenden Regelungen vertraut zu machen. Im Internet sind die aktuellen Gesetzestexte unter der Bezeichnung der Gesetze jeder Zeit abrufbar. Verstöße gegen die Gesetze werden sowohl mit Freiheitsstrafen als auch mit hohen Bußgeldern geahndet.

Wenn ein Medizinprodukt mit den Richtlinien der EU übereinstimmt, erhält es das **EU-Konformitätszeichen CE** (Communauté Européenne) (▸ Abb. 1.14). Freiwillige Prüfungen auf Sicherheit erlauben das Führen des GS-Zeichens. Dieses muss mit dem Symbol der Prüfstelle kombiniert sein, z. B. TÜV, VDE, BG (▸ Abb. 1.15).

Die Medizinprodukte werden je nach ihrem **Gefährdungspotenzial** in vier **Klassen** eingeteilt:

- Klasse I: Produkte mit geringem Gefährdungspotenzial
- Klasse II a/b: Produkte mit einem mittleren Gefährdungspotenzial, z. B. Muskelstimulationsgeräte
- Klasse III: Produkte mit einem hohen Gefährdungspotenzial

Für Physiotherapeuten ist die Unterscheidung zwischen Betreiber und Anwender von besonderer Bedeutung:

- **Betreiber:** Der Betreiber eines Elektrotherapiegeräts ist eine natürliche Person, z. B. ein Praxisinhaber einer Physiotherapiepraxis oder eine juristische Person, wie der Krankenhausträger. Der Betreiber hat dafür Sorge zu tragen, dass die Bestimmungen des MPG und der MPBetreibV beachtet werden. Auch Geräte, die geleast oder gemietet sind, gehen in die Verantwortung des Betreibers über. Seit dem 1.Jan. 2017 wurde der Begriff des Betreibers genau definiert. Für Geräte die im häuslichen Bereich eingesetzt werden müssen die gesetzlichen oder privaten Krankenkassen die Pflichten eines Betreibers wahrnehmen.
- **Anwender:** Der Anwender ist die Person, die das Gerät nutzt, z. B. der Physiotherapeut oder Masseur und medizinische Bademeister. Der Anwender hat die gesetzlichen Bestimmungen ebenso zu beachten wie der Betreiber und kann bei Verstößen gegen das MPG und MPBetreibV in Haftung genommen werden.

Wendet ein Physiotherapeut oder Masseur und medizinscher Bademeister ein Gerät in der eigenen Praxis an, ist er Betreiber und Anwender in einer Person.

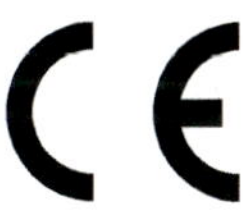

Abb. 1.14 EU-Konformitätszeichen. Es sagt aus, dass das Gerät mit den EU-Normen übereinstimmt. Eine rechts neben dem Zeichen stehende Nummer gibt die Prüfstelle an, welche die Zertifizierung durchgeführt hat. Für Geräte der Klasse II a/b ist diese Nummer Pflicht.

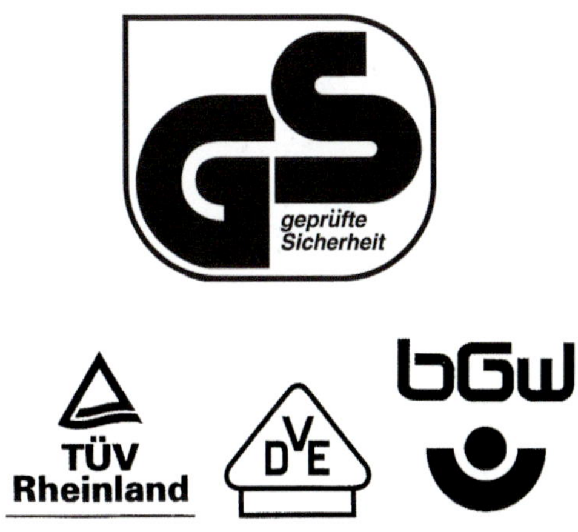

Abb. 1.15 Nationales Zeichen GS und Prüfstellensymbole

1.8.2 Medizinprodukte-Betreiberverordnung (MPBetreibV)

Auszugsweise sind wesentliche Bestimmungen, soweit sie für den Betreiber bzw. den Anwender relevant sind, wiedergegeben. Auf die wörtliche Wiedergabe wurde bewusst verzichtet. Wer weitergehende Informationen benötigt, sollte sich über die einschlägige Literatur den Gesetzestext zukommen lassen.

§ 2 Allgemeine Anforderungen

In diesem Paragraf wird geregelt, dass die Medizinprodukte nur ihrer Zweckbestimmung entsprechend und nach den Vorschriften dieser Verordnung betrieben und angewendet werden dürfen. Miteinander verbundene Medizinprodukte sowie mit Zubehör einschließlich Software oder mit anderen Gegenständen verbundene Medizinprodukte dürfen nur betrieben und angewendet werden, wenn sie dazu unter Berücksichtigung der Zweckbestimmung und der Sicherheit der Patienten, Anwender, Beschäftigten oder Dritten geeignet sind. Im zweiten Abschnitt wird beschrieben, dass dies nur Personen dürfen, die eine entsprechende Ausbildung oder Kenntnis und Erfahrung besitzen. Der Betreiber darf nur Personen mit der Anwendung beauftragen, die die oben genannte Kenntnis besitzen.

Der Anwender hat sich vor der Anwendung eines Medizinprodukts von der Funktionsfähigkeit und dem ordnungsgemäßen Zustand zu überzeugen.

§ 3 Meldung von Vorkommnissen

Die Meldepflichten und sonstigen Verpflichtungen für Betreiber und Anwender im Zusammenhang mit dem Medizinprodukte-Beobachtungs- und -Meldesystem ergeben sich aus der Medizinprodukte-Sicherheitsplanverordnung.

§ 4 Instandhaltung

In diesem Paragrafen ist festgelegt, dass der Betreiber nur entsprechendes Fachpersonal mit der Instandhaltung beauftragen darf, das die entsprechenden Voraussetzungen erfüllt. Über die sicherheitstechnische Kontrolle ist ein Protokoll anzufertigen und dieses aufzubewahren.

§ 5 Betreiben und Anwenden

Der Betreiber darf ein in der Anlage 1 aufgeführtes Medizinprodukt nur betreiben, wenn zuvor der Hersteller oder eine dazu befugte Person, die im Einvernehmen mit dem Hersteller handelt,

1. dieses Medizinprodukt am Betriebsort einer Funktionsprüfung unterzogen hat und
2. die vom Betreiber beauftragte Person anhand der Gebrauchsanweisung sowie beigefügter sicherheitsbezogener Informationen und Instandhaltungshinweise in die sachgerechte Handhabung, Anwendung und den Betrieb des Medizinprodukts sowie in die zulässige Verbindung mit anderen Medizinprodukten, Gegenständen und Zubehör eingewiesen hat.

§ 7 Medizinprodukte-Buch

Für das Medizinprodukte-Buch sind alle Datenträger, auch elektronische, zugelassen.

Im Einzelnen müssen im Medizinprodukte-Buch folgende Daten festgehalten werden:

- Bezeichnung und sonstige Angaben zur Identifikation des Elektrogeräts
- Beleg über Funktionsprüfung und Einweisung
- Name des Beauftragen, Zeitpunkt der Einweisung und Namen der eingewiesenen Personen
- Fristen, Daten der Durchführung sowie das Ergebnis der sicherheitstechnischen Kontrollen mit Namen der durchführenden Person oder Firma
- Daten, Art und Folgen von Funktionsstörungen und wiederholten, gleichartigen Bedienungsfehlern
- Meldungen von Vorkommnissen an Behörden und den Hersteller

§ 8 Bestandsverzeichnis

Der Betreiber hat ein Bestandsverzeichnis der aktiven Medizinprodukte zu führen. Darin müssen folgende Daten enthalten sein:

- Bezeichnung, Art und Typ, Seriennummer und Anschaffungsjahr
- Name des Medizinprodukte-Verantwortlichen
- CE-Kennzeichnung mit Kenn-Nummer der Prüfstelle
- Betriebliche Identifikationsnummer, wenn vorhanden
- Standort und betriebliche Zuordnung
- Vom Hersteller angegebene Frist für die sicherheitstechnischen Kontrollen

Sowohl in das Medizinprodukte-Buch als auch in das Bestandsverzeichnis ist auf Verlangen der zuständigen Behörde Einsicht zu gewähren.

§ 9 Aufbewahrung der Gebrauchsanweisungen und Medizinprodukte-Bücher

- Die Gebrauchsanweisungen sind so aufzubewahren, dass sie dem Anwender jederzeit zugänglich sind.
- Die Medizinprodukte-Bücher sind so aufzubewahren, dass sie dem Anwender während der Arbeitszeit zugänglich sind.
- Wird ein Gerät außer Betrieb genommen, ist das Medizinprodukte-Buch noch 5 Jahre aufzubewahren.

1.8.3 Medizinprodukte-Sicherheitsplanverordnung (MPSV)

Seit dem 24.6.2002 gibt es die Verordnung über die Erfassung, Bewertung und Abwehr von Risiken bei Medizinprodukten (Medizinprodukte-Sicherheitsplanverordnung) zuletzt geändert am 7.7 2017 (BGBL I. S. 2842, 2845). Unter anderem regelt die Verordnung neben dem Anwendungsbereich und den Begriffsbestimmungen die Meldepflicht.

Übungsfragen

1. Wer ist nach dem MPG der Anwender eines Elektrotherapiegeräts?
2. Ist der Anwender nach dem MPG haftbar?
3. Was muss vor der Erstinbetriebnahme eines Elektrogeräts erfolgen?
4. Welche Angaben müssen im Medizinprodukte-Buch eingetragen sein?
5. Wie lange nach der Außerbetriebnahme eines Geräts muss das Medizinprodukte-Buch aufbewahrt werden?

2 Physiologische Wirkungen

2.1 Neuro- und Muskelphysiologie

Um die nachfolgenden Kapitel besser zu verstehen, sind im Folgenden die neuro- und muskelphysiologischen Grundlagen in kurzer Form zusammengefasst. Die näheren Einzelheiten finden sich in der Literatur der Neuroanatomie und Physiologie.

2.1.1 Neurophysiologie

Zur Koordination der einzelnen Organe im menschlichen Körper sowie zur Reizaufnahme und -abgabe an die Umwelt verfügt der Mensch über das zentrale und periphere Nervensystem. Kleinste Bauteile dieser Nervensysteme sind die **Nervenzellen.** Für sie gibt es auch die Bezeichnungen Ganglienzellen, Neurozyten oder Neurone.

Das Neuron besteht in einer großen Formenvielfalt aus (► Abb. 2.1):

- **Zellkörper (Soma)**
- **Dendriten**
- **Neurit** (dem englischen Sprachgebrauch folgend wird der Begriff Neurit zunehmend der Bezeichnung **Axon** gleichgestellt)

Vereinfacht dargestellt dienen sie folgenden Aufgaben:

- Soma → Reizverarbeitung
- Dendriten → Reizaufnahme
- Neurit → Reizweiterleitung (entscheidend dafür ist der Aufbau des Neurits)

Der Neurit ist für die Erregungsleitung von Bedeutung, ebenso wie die umhüllenden Gliazellen. Sie gemeinsam bilden die Nervenfaser. Die Gliazelle kann das Axon auf zweierlei Weise ummanteln und somit die Nervenleitgeschwindigkeit beeinflussen: Man unterscheidet markhaltige und marklose Nervenfasern.

Markhaltige Nervenfasern

Markhaltige Nervenfasern sind im zentralen und peripheren Nervensystem zu finden. Jedes einzelne Axon ist von einer Markscheide (Myelinscheide) umgeben (► Abb. 2.1).

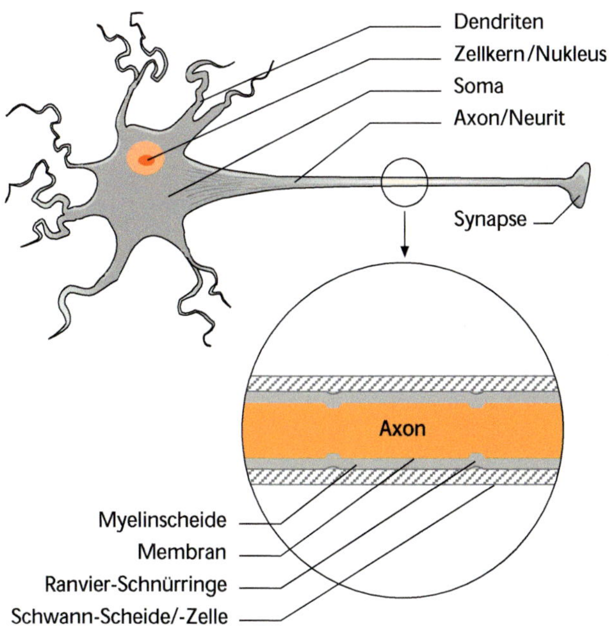

Abb. 2.1 Nervenzelle (Neuron) [M600, L247]

Durch die **Ranvier-Schnürringe** wird die Markscheide in gleichmäßigen Abständen unterbrochen. Die Benennung der Schnürringe erfolgt nach ihrem Entdecker, dem französischen Histologen Louis Antoine Ranvier (1835–1922). Sie sind Voraussetzung für die **saltatorische (sprunghafte) Erregungsleitung** und ermöglichen die schnellste Nervenleitgeschwindigkeit (bis zu 120 m/s). Bei diesen markhaltigen Fasern verhindert die gute Isolierschicht des Myelins einen nennenswerten Stromfluss im Internodium (Strecke zwischen zwei Schürringen). Dadurch wird die Erregbarkeit auf die myelinfreien Ranvier-Schürringe beschränkt. Des Weiteren wird diese Faser von dem Zytoplasma der **Schwann-Zellen** umhüllt (Theodor Schwann, 1810–1882, belgischer Anatom).

Marklose Nervenfasern

Bei den marklosen Nervenfasern fehlt die Myelinscheide. Häufig sind einzelne, selten auch mehrere Axone in den Rinnen der Schwann-Scheide eingebettet. Durch diese histologischen Gegebenheiten sind hier keine Ranvier-Schürringe vorhanden. Somit ergibt sich in der marklosen Nervenfaser eine **kontinuierliche Erregungsleitung,** wobei die Erregungspotenziale an der gesamten Membranoberfläche verlaufen. Die Nervenleitgeschwindigkeit (NLG) beträgt bei diesen Fasern zwischen 0,5–2 m/s.

Ruhepotenzial (RP)

Die Erregung spielt sich an den Zellmembranen aller erregbaren Substrate zwischen dem Zellinneren und dem Zelläußeren ab. Im Ruhezustand besteht eine charakteristische Verteilung unter anderem von Na^+- und K^+-Ionen an der Membran. **Intrazellulär** ist die Konzentration von K^+-Ionen höher, **extrazellulär** die von Na^+-Ionen, sodass ein **Potenzialgefälle** gegeben ist. Dies wird als Ruhepotenzial (RP) bezeichnet.
Durch die Membran wird ein schneller Ausgleich verhindert. Relativ enge Poren lassen nur die kleinen K^+-Ionen durch, in geringem Ausmaß können aber auch Na^+-Ionen durch sie diffundieren. So würde sich – langfristig gesehen – das Ruhepotenzial abbauen. Dem entgegen wirkt die **Ionenpumpe,** auch **Natrium-Kalium-Pumpe** oder aktive Zellleistung genannt. Angetrieben durch die Energie der Mitochondrien werden durch die Ionenpumpe die Ionen in ihr ursprüngliches Milieu zurückgebracht und somit das Ruhepotenzial aufrechterhalten. Die Spannung beim RP beträgt **–60 bis –80 mV** in einer Nervenzelle.

Aktionspotenzial (AP)

Ist ein ankommender Reiz von Qualität und Quantität ausreichend, kommt es nach dem **Alles-oder-Nichts-Gesetz** (► Abb. 2.10) zum Auslösen des Erregungsvorgangs: der **Depolarisation.** Vorbedingung ist das Überschreiten einer gewissen Reizschwelle, die auch als kritisches Membranpotenzial (KMP) bezeichnet wird. Die Zellmembran wird instabil, sie wird ionendurchlässiger, es kommt zur Diffusion. Dabei erfolgt ein massiver Einstrom von Na^+-Ionen und ein Austritt von K^+-Ionen. Je nach Zellart kommt es zu verschiedenen kurzzeitigen Änderungen der Ladungspotenziale, wodurch oberhalb der Nulllinie ein Potenzial mit umgekehrten Vorzeichen (+) entsteht (► Abb. 2.2).
Bereits während der Depolarisation gibt es Bestrebungen, das Ruhepotenzial wieder herzustellen. Daran ist u. a. die Ionenpumpe beteiligt. Kurz nach dem Erreichen des Aktionspotenzials folgt eine kurze Zeitspanne, in welcher der Nerv auch durch extrem starke Reize nicht erregbar ist. Das bezeichnet man als **absolute Refraktärperiode.** Ihr schließt sich eine **relative Refraktärperiode** an, in der nur ein relativ großer Reiz zu einem Aktionspotenzial führt. Das heißt, in der relativen Refraktärperiode ist das Schwellenpotenzial erhöht.

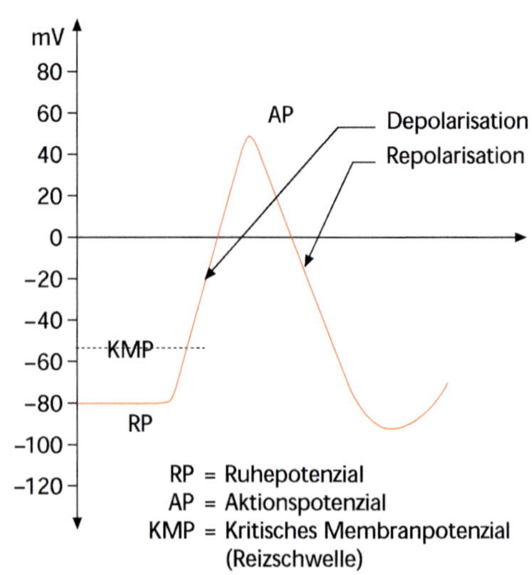

Abb. 2.2 Phasen von Ruhe- und Aktionspotenzial [M600]

Fortleitung der Aktionspotenziale

Nerven leiten elektrische Impulse nicht wie ein metallischer Leiter; dazu besitzen sie einen zu hohen Widerstand, sodass der Stromfluss bald versiegen würde. Die Fortleitung im Nerv ist nur möglich, wenn der Impuls immer wieder durch **Neubildung eines Aktionspotenzials** aufgefrischt wird. Die Reizweiterleitung im Nerv erfolgt stets in nur einer Richtung, da sich der vorher erregte Abschnitt in der absoluten Refraktärperiode befindet und deshalb auf keinen weiteren Reiz reagieren kann. Sollte es trotzdem zu einer rückwärts laufenden Erregung kommen, endet diese spätestens an der nächsten Synapse.

Erregungsüberleitung an Synapsen

Das funktionelle Bindeglied zwischen den Nervenzellen bzw. zwischen Nerv und Muskel bezeichnet man als Synapse (▸ Abb. 2.3). Zwischen Nerv und Muskel erfolgt die Erregungsüberleitung durch neuromuskuläre Synapsen. Die Erregung wird an der Synapse nur in eine Richtung weitergeleitet und zwar von der präsynaptischen zur postsynaptischen Membran.

Ein ankommendes Aktionspotenzial setzt an der präsynaptischen Membran aus den Vesikeln die **Neurotransmitter** frei. Dadurch wird der synaptische Spalt überwunden und die postsynaptische Membran erreicht.

2.1.2 Muskelphysiologie

Die Muskelkontraktion, ausgelöst durch einen nervalen/elektrischen Impuls von außen, führt zu einer raschen Verkürzung der Muskelfasern mit einer nachfolgenden langsamen Erschlaffung. Die Verkürzung kommt durch die den Muskel bildenden Bestandteile, die Filamente Aktin und Myosin, zustande. Diese Filamente schieben sich teleskopartig ineinander und führen somit zur Verkürzung des Muskels während der Kontraktion (▸ Abb. 2.3). Nach erfolgter Kontraktion befindet sich der Muskel in der Refraktärphase, und neu ankommende Reize durch Aktionspotenziale können nicht verarbeitet werden.

Kontraktionsformen

Es werden folgende Kontraktionsformen unterschieden:

- Bei der **isometrischen** Kontraktion kommt es zu einer Steigerung der Spannung im Muskel, ohne dass sich die Gesamtlänge des Muskels verändert.

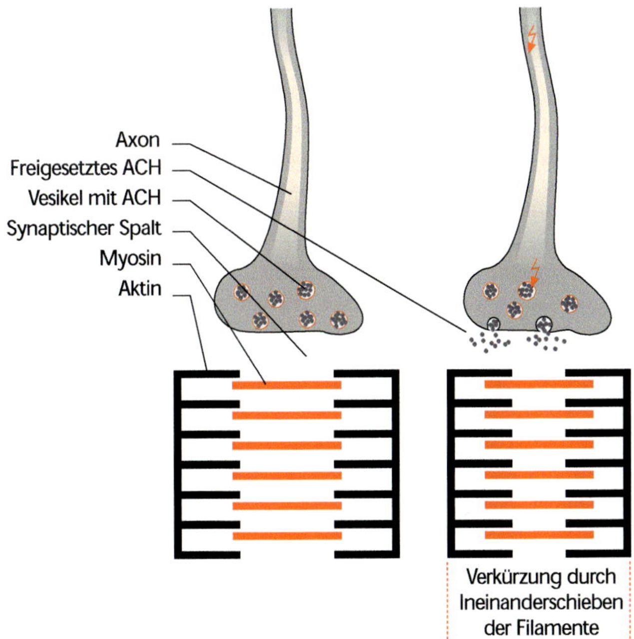

Abb. 2.3 Synapse an einer Muskelzelle [M600, L247]

- Bei der **isotonischen** Kontraktion kommt es zur Verkürzung der Muskellänge bei gleich bleibendem Spannungszustand.
- Die **auxotonische** Kontraktion ist die gleichzeitige Längen- und Spannungsveränderung des Muskeltonus.

Muskeltonus
Unter dem Muskeltonus versteht man den **Spannungszustand der Muskulatur in Ruhe.** Dieser entsteht dadurch, dass sich immer wieder einzelne Muskelfasern kurz kontrahieren. Je höher die Gesamtzahl der sich kontrahierenden Fasern ist, umso höher ist der Gesamttonus. Der Tonus ist individuell verschieden und kann den Circulus vitiosus Angst – Spannung – Schmerz auslösen. Diesen Kreis kann die Elektrotherapie tonusregulierend unterbrechen. Auch bei pathophysiologischen Veränderungen, z. B. im Sinne einer Spastik, ermöglichen verschiedene Stromformen erfolgversprechende Behandlungsansätze durch die Tonusregulation.

Muskeltypen
Bei der Muskulatur unterscheidet man folgende Typen:
- **Quergestreifte Muskulatur:** Die quergestreifte Skelettmuskulatur reagiert auf relativ kurze elektrische Serienimpulse bei intaktem Nerv-Muskel-System. Bei einer Entartung steigert sich der Reizzeitbedarf.
- **Glatte Muskulatur:** Die glatte Muskulatur reagiert gleich der entarteten Skelettmuskulatur, d. h., zur Stimulation werden Einzelimpulse mit längerer Impulsdauer benötigt.
- **Herzmuskulatur:** Da die Herzmuskulatur gleichfalls von außen durch elektrische Impulse erregbar ist, ist von einer direkten Durchströmung der Herzregion aufgrund eventueller negativer Beeinflussungen der Herzfunktion abzusehen.

Da die Skelettmuskulatur schnell kontrahierend ist, können mit ihr schnelle Bewegungen durchgeführt werden, die z. T. sehr komplex sind (z. B. Diadochokinese). Die Skelettmuskulatur ist schneller ermüdend als die glatte Muskulatur. Die glatte Muskulatur findet sich an den Organen und an den Gefäßen, die permanent arbeiten müssen und damit eine längere Arbeitszeit haben. Im Darm z. B. ist es die Peristaltik, die den Speisenbrei durch den meterlangen Verdauungstrakt befördert.

Skelettmuskulatur
Die quergestreifte Muskulatur wird auch als Skelettmuskulatur bezeichnet. In ihr sind die kontraktilen Elemente (Aktin- und Myosinfilamente) parallel angeordnet, sodass im Elektronenmikroskop eine Querstreifung zu sehen ist. Die quergestreifte Muskulatur ist schnell kontrahierend und schnell ermüdend. Sie hat rote und weiße Muskelfasertypen. Die Zellkerne liegen randständig. Die Skelettmuskulatur wird von vielen Nerven und Blutgefäßen versorgt.

Muskelaufbau
Muskeln sind in einzelne Muskelfaserbündel gegliedert, die wiederum aus vielen Muskelfasern aufgebaut sind. Jede Muskelfaser enthält mehrere Zellkerne und zahlreiche Mitochondrien. Jede dieser Einheiten wird durch eine bindegewebige Hülle umgeben. Der Muskel wird vom Epimysium, die Muskelfaserbündel vom Perimysium und die Muskelfaser vom Endomysium umgeben.
Die Myofibrille besteht aus hintereinander gereihten Sarkomeren. Jedes Sarkomer wird von zwei senkrecht gelagerten Z-Scheiben begrenzt. Die Sarkomere werden von verschiedenen Muskelproteinen gebildet, die wichtigsten sind Aktin und Myosin. Weitere Proteine sind Troponin, Tropomyosin und Titin. Myosin ist über Titinfäden an den Z-Streifen befestigt, es ist für den Dehnungswiderstand verantwortlich. Innerhalb des Sarkomers liegen transversale und longitudinale Tubuli.

Merke

Aufbau des Muskels
Muskel → Muskelfaserbündel → Muskelfaser → Sarkomer

Muskelfasertypen
Es werden folgende Muskelfasertypen unterschieden:
- ST-Fasern (slow twitch) = **Typ I:** Sie gewinnen ihre Energie aerob (Lipide, Glykolyse, Zitratzylus) und sind für die Haltearbeit verantwortlich (tonisch, langsam ermüdend).
- FTO-Fasern (fast twitch oxidativ) = **Typ IIa:** Sie zeigen eine aerobe Energiegewinnung (Glykolyse, Zitratzylus) und sind etwas weniger schnell als die Typ IIb-Fasern.
- FTG-Fasern (fast twitch glycolytic) **Typ IIb:** Sie gewinnen ihre Energie anaerob (Glykolyse). Sie sind phasisch und schnell kontrahierend, und

verbrauchen viel ATP. Sie sind schnell ermüdend und für die Bewegungsarbeit verantwortlich.

- **Intermediär:** Mischung aus Typ I und Typ II-Fasern

Der prozentuale Anteil der verschiedenen Muskelfasern ist grundsätzlich genetisch festgelegt. Nachgewiesen ist lediglich die Umwandlung von schnellen FT-Fasern in langsame ST-Fasern (eine Muskelfasertransfusion ist auch durch Elektrostimulation möglich).

Nervale Versorgung der Muskulatur

Die Muskulatur wird willkürlich durch periphere Nerven innerviert. Das kommt dadurch zustande, dass der motorische „Befehl" vom primär motorischen Kortex, nachdem er geplant und initiiert wurde, über die Pyramidenbahn in das Vorderhorn des Rückenmarks geleitet wird. Dort enden die Fasern an den α-Motoneuronen und diese senden den „Befehl" über die motorischen Fasern an die motorischen Endplatten des Skelettmuskels. Somit kann eine Bewegung, deren Planung und Ausführung eine Motivation erfordert, willkürlich beeinflusst werden.

Motorische Einheit

Der elektrische Impuls wird über die motorische Vorderhornzelle und die Nervenzelle auf die motorische Endplatte und die betreuende Muskelfaser weitergeleitet. Eine motorische Einheit umfasst alle **von einem Motoneuron innervierten Muskelfasern und das Motoneuron** selbst. Sie ist die kleinste funktionelle Einheit der Motorik. Alle Muskelfasern einer motorischen Einheit gehören zum gleichen Muskelfasertyp (ST oder FT). Die Kraftentwicklung (Kontraktionsstärke) eines Muskels wird durch die Anzahl der aktivierten (rekrutierten) motorischen Einheiten und deren Eigenschaften bestimmt. Je höher die willkürliche Anspannung des Muskels, desto mehr motorische Einheiten werden innerviert. Die Anzahl der von einer motorischen Einheit innervierten Muskelfasern unterscheidet sich hinsichtlich der Funktion des jeweiligen Muskels und der dazu benötigten Kraftabstufung. So besitzen feinmotorische Muskeln eine größere Anzahl von motorischen Einheiten (1500–3000) mit jeweils wenigen Muskelfasern (8–50), z. B. Augen, Finger. Grobmotorische Muskeln besitzen weniger motorische Einheiten mit jeweils vielen Muskelfasern (600–2000), z. B. M. quadriceps femoris, M. latissimus dorsi.

Muskelkontraktion

Muskeln verkürzen und verdicken sich bei der Kontraktion. Das Gleiche gilt für jedes einzelne Sarkomer.

Befindet sich ein Muskel im ruhenden, entspannten Zustand, ragen die Aktinfilamente in die Räume zwischen die Myosinfilamente hinein. Dabei wird in der Mitte der Myosinfilamente ein optisch hellerer Abschnitt nicht von den Aktinfilamenten bedeckt. Dieser Bereich wird als H-Zone (Hensen-Abschnitt) bezeichnet. Die ATP-beladenen Myosinköpfchen der dickeren Myosinfilamente stehen nicht im Kontakt mit den dünneren Aktinfilamenten. Jedes Myosinfilament trägt an seinen Seiten etwa 500 dieser beweglichen Köpfchen. In diesem Zustand können die Sarkomere und damit der gesamte Muskel durch den Gegenspieler gedehnt werden. Am Myosin wird das ATP in ADP und Phosphat gespalten, wobei beide Produkte am Myosin gebunden bleiben. Durch diesen Vorgang werden die Köpfchen energiereich, sie sind wie eine Feder in einem 45°-Winkel gespannt. Gelangt nun ein elektrischer Impuls zur Muskelzelle, werden aus der Muskelfaser Ca^{2+}-Ionen freigesetzt und die Tropomyosinfäden geben die Bindungsstellen für das Aktin frei. Es kommt zur Bildung von Querbrücken zwischen den Aktin- und Myosinfilamenten. Hierbei werden ADP und Phosphat freigesetzt und gleichzeitig klappen die Myosinköpfchen um. Dadurch werden die Aktinfilamente ca. 10 mm in Richtung der H-Zone gezogen und das Sarkomer verkürzt sich. Durch das erneute Binden von ATP an die Myosinköpfchen werden die Querbrücken wieder gelöst. Anschließend beginnt dieser „Greif-Loslass-Zyklus" wieder erneut. Die Bildung der Querbrücken ist abhängig von der ATP- und Ca^{2+}-Konzentration.

Übungsfragen

1. Welche Aufgaben haben Dendriten, Soma und Neurit?
2. Welche Arten der Reizweiterleitung werden unterschieden?
3. Wie hoch ist das Ruhepotenzial in einem peripheren Nerv?
4. Wer ist für die Aufrechterhaltung des Ruhepotenzials verantwortlich?
5. Wie bezeichnet man das funktionelle Bindeglied zwischen a) Nervenzellen b) Nervenzellen und Muskel?
6. Welche Kontraktionsformen werden unterschieden?
7. Wie kommt es zur Muskelkontraktion?

2.2 Beeinflussung der Schmerzen

Eine **effektive Schmerzbehandlung** in der Elektrotherapie ist als eine gezielte Medikation zu sehen. Hierfür sind folgende **Voraussetzungen** erforderlich:

- Genaue Kenntnisse über Kausalität und Schmerzverarbeitung
- Adäquate Frequenzbereiche
- Ausreichend hohe Stromstärken
- Genügend lange Behandlungszeiten

Dass der therapeutische Erfolg oftmals hinter den Erwartungen zurückbleibt, ist darauf zurückzuführen, dass die Reizparameter unter der physiologischen Wirksamkeitsgrenze liegen.

2.2.1 Schmerzentstehung und Schmerzausprägungen

Jeder Mensch macht im Laufe seines Lebens die ureigensten Schmerzerfahrungen durch. Kein Schmerz gleicht dem anderen. Daher ist es sehr schwer, eine allgemein gültige Definition über den Schmerz abzuleiten. Drei Versuche hierzu:

- Schmerz ist eine unangenehme sensorische und gefühlsmäßige Erfahrung, die mit akuter oder potenzieller Gewebeschädigung einhergeht oder in Form solcher Schädigungen beschrieben wird [International Association for Study of Pain/IASP 1986].
- Schmerz ist die physiologische Antwort des Körpers auf einen pathologischen Reiz.
- Schmerz ist ein physio-psychisches Erlebnis und somit keine spezielle Sinnesleistung, wie Geschmack oder Geruch.

Schmerzerfahrungen lassen unterschiedliche Reaktionen zu. Der Mensch weiß z. B., dass die sehr starken Schmerzen einer Hautabschürfung von geringerer Bedeutung sind als die vielleicht weniger intensiven Schmerzen im Bereich eines inneren Organs.

Ursachen

Schmerz lässt sich u. a. nach seinem Entstehungsort unterscheiden. Er kann die folgenden Ursachen haben:

Periphere Ursachen Zu den peripheren Ursachen gehören in erster Linie Kompressionsschmerzen, Schmerzen, die z. B. bei Gewebsstörungen entstehen, und andere Schmerzen durch die Freisetzung von Schmerzmediatoren. Unter Schmerzmediatoren versteht man Substanzen, die an den Nervenendigungen freigesetzt werden und den eigentlichen Schmerzreiz verursachen. Bekannte Substanzen sind u. a. Noradrenalin, Prostaglandine, Histamin, Serotonin und Bradykinin. Auch bei entzündlichen Erkrankungen werden Schmerzmediatoren freigesetzt und von den Nozizeptoren registriert.

Zentrale Ursachen Zu den zentralen Ursachen zählen zentralnervöse Schmerzen mit und ohne äußere Schäden. Es kann ein ischämischer Schmerz entstehen, z. B. nach einem Apoplex. Es können aber auch Neurotransmitter durch eine Commotio cerebri oder andere Einwirkungen freigesetzt werden. Im zentralen Nervensystem ist die sog. Substanz P nachgewiesen worden. Dieses Neuropeptid hat Bedeutung für die Entstehung von Schmerzen. Der Körper reagiert darauf mit der Aktivierung von Endorphinen, d. h. körpereigenen schmerzhemmenden Substanzen. Diese Endorphinausschüttung kann durch elektrotherapeutische Verfahren begünstigt werden. Hieran lässt sich erkennen, dass die Schmerztherapie mit elektrischen Strömen die physiologischen Abläufe beschleunigen kann.

Psychogene Ursachen Psychogene Ursachen sind vermutlich bei mehr als der Hälfte der Schmerzpatienten zu finden. Jeder Therapeut weiß, wie stark Persönlichkeit, Schmerzerfahrung, körperliche und seelische Grundeinstellung des Patienten sein Schmerzverhalten beeinflussen können. Aber auch situationsbedingte Umstände spielen eine entscheidende Rolle, wie Angst, Ablehnung oder Sorgen. Durch diese Faktoren wird das Schmerzverhalten individuell geprägt. Bei den elektrotherapeutischen Maßnahmen spürt der Patient sehr deutlich und bewusst über die gesamte Behandlungszeit, dass etwas für ihn getan wird. Diese auch bei anderen physiotherapeutischen Techniken und Maßnahmen auftretende informelle Wirkung ist gerade bei den Patienten mit psychogenen Schmerzen von großer Bedeutung.

Akuter und chronischer Schmerz

Eine weitere wichtige Einteilung der Schmerzen ist die in akute und chronische Schmerzen. Der Therapeut muss diese wichtige Frage vor Beginn der Elektrotherapie abklären, um ggf. Stromform, Frequenz und Elektrodenanlage darauf abzustimmen. Jeder akute Schmerz kann chronifizieren. Das zu vermeiden, ist eine der wichtigsten Aufgaben der Therapie.

Tab. 2.1 Übersicht akuter und chronischer Schmerz

Akuter Schmerz	Chronischer Schmerz
Mit noxischem Reiz	Ohne noxischen Reiz
Signal für eine Gewebeschädigung	Besteht länger als der Heilungsprozess
Signal für eine akute Erkrankung	Dauert länger als 6 Monate
Klingt nach dem akuten Ereignis meist wieder ab	• Entwickelt ein Eigenleben • Häufig stehen psychologische Aspekte im Vordergrund
Kann chronifizieren	Hat häufig keine erkennbaren Ursachen mehr

Die wichtigsten Unterscheidungsmerkmale sind in Tabelle (▶ Tab. 2.1) aufgeführt. Die Festlegung der Zeit, ab wann ein Schmerz als chronisch angesehen wird, wird von den einzelnen Fachgesellschaften unterschiedlich gesehen. So schwanken die Angaben zwischen 14 Tagen und 6 Monaten je nach dem Schmerz verursachenden Krankheitsbild.

Akuter Schmerz

Die **Elektrotherapie** für den akuten Schmerze ist relativ einfach. Es wird eine der entsprechenden Stromformen gewählt, eine analgetisch wirkende Frequenz, z. B. 100 Hz, und eine lokale oder segmentale Elektrodenanlage eingesetzt. Die Erstbehandlungen dauern je nach Stromform zwischen 15 und 20 Minuten. Oft schon während oder kurz nach der Elektrotherapie erhält man eine Rückmeldung, ob die Therapie wirkt und ob die gewählten Parameter optimal sind. Es kann notwendig werden, im Laufe der Therapie Anpassungen vorzunehmen, um weiterhin einen Therapieerfolg zu erzielen. So kann z. B. mit einer festen Frequenz von 100 Hz begonnen und nach einigen Behandlungen, wenn die Wirkung nachlässt, auf eine Frequenz von 90–150 Hz übergegangen werden.

Chronischer Schmerz

Eine Chronifizierung kann von folgenden drei Faktoren abhängig sein:

- **Somatische Chronifizierungsfaktoren:** Es liegt eine rein körperliche Störung vor, z. B. ein andauernder Druck auf einen Spinalnerven in Folge einer degenerativen Erkrankung der Wirbelsäule.
- **Soziale Chronifizierungsfaktoren:** Hierbei spielen z. B. überhöhte Anforderungen am Arbeitsplatz, private oder familiäre Probleme eine entscheidende Rolle.
- **Psychische Chronifizierungfaktoren:** Die immer häufiger werdenden psychischen Erkrankungen haben als Begleiterscheinung starke Schmerzen. Besonders Depressionen, Angst- und Suchterkrankungen zeigen ein hohes Schmerzpotenzial.

Beispiele für Erkrankungen, die dauerhaft Schmerzen verursachen:

- Herpes Zoster
- Trigeminusneuralgie
- Migräne
- Medikamenteninduzierter Kopfschmerz
- Rheumatische Erkrankungen
- Sudeck-Dystrophie
- Enzephalomyelitis disseminata (Multiple Sklerose)
- Tumoren

Beim chronischen Schmerz hinterlässt der Schmerz Spuren im Gehirn; das wird als **Schmerzgedächtnis** bezeichnet. Viele Jahre war man in der Wissenschaft der Meinung, dass sich nach der Hirnreifung das Gehirn nicht mehr verändern kann. Mittlerweile gilt das als widerlegt. Die Neuroplastizität spielt eine wichtige Rolle bei Lernprozessen, bei motorischen Störungen und auch bei der Therapie chronischer Schmerzen. Schmerzareale können sich vergrößern und sind leichter erregbar. Hierdurch ist erklärbar, dass Schmerzen bestehen bleiben, obwohl die verursachende Verletzung schon lange verheilt ist. Das ist aller Wahrscheinlichkeit nach darauf zurückzuführen, dass sich unerwünschte Lernprozesse in Gehirn und Rückenmark abspielen. Aber auch sensible Nervenzellen sind genauso lernfähig wie das Großhirn. Lang anhaltende Schmerzen verändern die Nervenzellen. Es bilden sich vermehrt Ionenkanäle und Rezeptoren aus. So können dann kleinste Reize die nun gelernten und gebahnten Schmerzreaktionen auslösen.

Chronifizierungen zu vermeiden, ist oberster Grundsatz einer jeglichen Therapie. Es besteht aber auch die Möglichkeit zur Gegenregulation bei bestehenden chronischen Schmerzen. Das Schmerzgedächtnis wird überschrieben. Die transkranielle Gleichstromstimulation (tDCS) hat das bewiesen. Für die anderen Stromformen der Elektrotherapie fehlen entsprechende Untersuchungen, aber jahrzehntelang gemachte Erfahrungen in der Therapie chronischer Schmerzen sprechen eine deutliche Sprache. Vielleicht hat man hier die Begründung für ein Verfahren gefunden, das schon lange erfolgreich eingesetzt wird.

Die **Elektrotherapie** bei chronischen Schmerzen ist langwieriger und schwieriger als beim akuten Schmerz. Da erneut ein Lernprozess stattfinden soll, muss die Behandlungsdauer bei chronischen Schmerzen länger (ca. 30–40 Min.) sein. Das bedeutet zum einen, dass die Stromform so gewählt werden muss, dass keine Verätzungen entstehen können. Hier sind biphasische Ströme zu bevorzugen. Zum anderen ist anzuraten, eine Therapie mehrmals täglich durchzuführen. Wirtschaftliches Arbeiten ist demnach nur in einer Schmerzklinik möglich. Eine andere Alternative ist der Einsatz von TENS-Geräten mit dem bekannten Nachteil, dass der Patient die Eigenverantwortung für seine Therapie bekommt. Zur Behandlung chronischer Schmerzen werden Burst-TENS empfohlen. Für eine gute TENS-Therapie ist eine Überwachung durch einen ausgebildeten Therapeuten unabdingbar.

Ein weiteres Problem ist die Akkommodation. Dieser bekannte Nachteil der Elektrotherapie ist, dass der Körper sich auf elektrische Impulse einstellt und die Wirkungen nachlassen, besonders dann, wenn Behandlungen über einen längeren Zeitraum erforderlich werden. Dem kann der Therapeut entgegenwirken, indem die elektrischen Impulse verändert werden. Es können auch hier Frequenzspektren, wie beim akuten Schmerz beschrieben, oder Frequenzmodulationen eingesetzt werden. Eine weitere Möglichkeit besteht im Einsatz stochastischer Ströme (► Kap. 4.2.4). Bei dieser Stromform wird die Pausendauer zwischen den Impulsen zufallsgesteuert. Auf sich ändernde Reize fällt eine Akkommodation schwerer. Moderne Geräte bieten Schmerzprogramme, die teilweise in der Frequenz und Stromstärke variieren. Das ist eine weitere Variante, um der Akkommodation vorzubeugen.

Da die Chronifizierung ein überwiegend zentrales Problem ist, liegt der Schluss nahe, Elektroden nur an der Wirbelsäule anzulegen. Die so bezeichnete segmentale Applikation wird an anderer Stelle beschrieben (► Kap. 4.2.2). Aber auch lokale Elektrodenanlagen zeigen Wirkung. Bereitet schon das Anlegen der Elektroden Schmerzen, ist die Anlage von zwei Kreisverfahren mit Interferenzstrom eine Lösung. Dann sollte allerdings auf den Einsatz von Vakuumelektroden verzichtet werden, weil der mechanische Reiz der Saugelektroden den Schmerz verstärken könnte.

2.2.2 Elektrotherapie als Schmerzmedikation

Als Erklärung für die Schmerzlinderung werden folgende Wirkwege beschrieben:

- Hemmung der Erregbarkeit durch
  - Anelektrotonus
  - Plateaubildung
- Periphere Hemmung (Gate-Control)
- Zentrale Hemmung
- Verteilung der Schmerzmediatoren
- Freisetzung von Endorphinen

Hemmung der Erregbarkeit

Zur peripheren Hemmung der Erregbarkeit zählt der **Anelektrotonus.**

Polare Ströme haben je nach Polung einen Einfluss auf die Erregbarkeit von Nerv und Muskel. Da sich gleichnamig gepolte Ladungsträger abstoßen, entfernen sich die positiv geladenen Ionen von der Anode in die Gegenrichtung. Diesem Ionenfluss stellt sich als Widerstand die Zellmembran mit ihren Ionenkanälen entgegen, die die Ionen nur bedingt durchlässt.

Es entsteht ein Ionenstau, wodurch sich die Spannung zwischen dem Zellinneren und den Außenraum erhöht. Die Anode stabilisiert erregbare Membranen. Das hat zur Folge, dass die Schwellenstromstärke zur Auslösung der Erregung ansteigt. Durch die **Erhöhung des Ruhepotenzials** wird die Erregbarkeit gehemmt (► Abb. 2.4). Diesem Anelektrotonus wird die analgetische Wirkung von Gleichströmen zugesprochen.

Eine weitere Möglichkeit der peripheren Hemmung ist die **Plateaubildung.** Bei mittelfrequenten Strömen kommt es zur Plateaubildung, wenn die Reizstärke des Stroms ausreichend ist. Lässt man den Strom weiterhin fließen, wird durch das Schwingen der Ionen an der Zellmembran die Repolarisation erschwert. Es entsteht eine **Verlängerung der Refraktärzeit,** bis der Stromfluss wieder

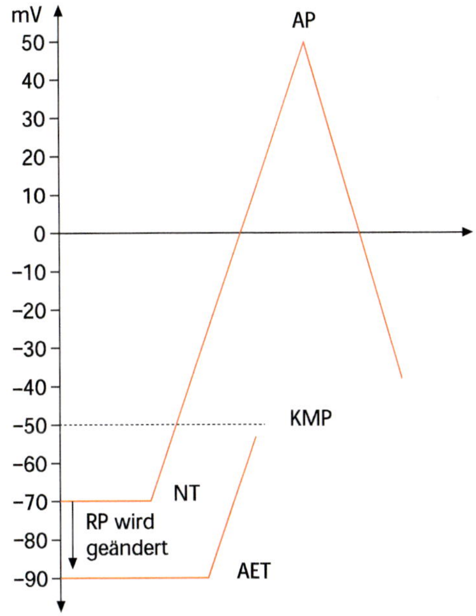

RP = Ruhepotenzial
AP = Aktionspotenzial
NT = Normaler Tonus: Über das Kritische Membranpotenzial (KMP) wird das Aktionspotenzial erreicht.
AET = Anelektrotonus: Das RP wird auf −90 mV geändert. Das KMP wird nicht erreicht, eine Reizung kommt nicht zustande.

Abb. 2.4 Hemmung der Erregbarkeit durch Anelektrotonus, durch den es zur Erhöhung des Ruhepotenzials kommt [M600]

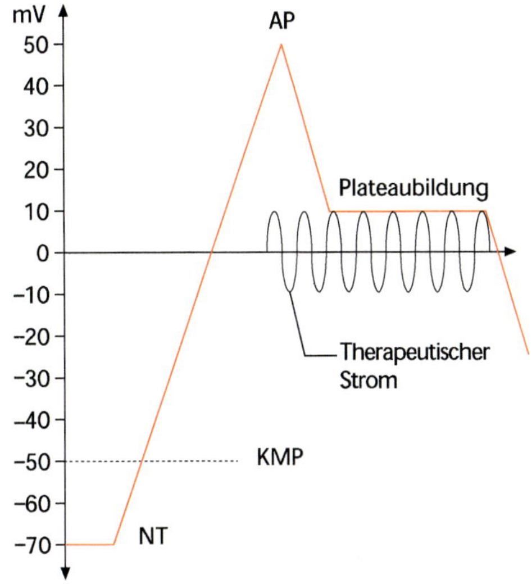

Abb. 2.5 Hemmung der Erregbarkeit durch Plateaubildung, durch die es zur Verlängerung der Refraktärzeit kommt [M600]

unterbrochen wird. Die Zellspannung legt sich auf ein gewisses Plateau fest. Man spricht von einer **Dauerdepolarisation** (▸ Abb. 2.5).

Periphere Hemmung (Gate-Control-Schmerzhemmung nach Melzack und Wall)

Die Gate-Control-Schmerzhemmung beruht darauf, dass für die Reizweiterleitung von Schmerzen zwei Komponenten der Erregungsleitung zur Verfügung stehen: die schnell und die langsam leitenden sensiblen Nervenfasern. Die langsamen Fasern leiten Schmerzreize weiter, die schnellen Fasern leiten neben Berührungs-, Vibrations- und anderen Reizen auch die elektrotherapeutischen Reize weiter.

Am Eingang zum Rückenmark sorgt ein Kontrollsystem für eine Sondierung der eingehenden Reize aus beiden Fasertypen. Dieses besteht im Wesentlichen aus der Substantia gelatinosa, einem vorgeschalteten Neuron, das über die ankommenden Reize aus den Nervenfasern aktiviert wird. Auf die ankommenden Schmerzsignale wirkt die Substantia gelatinosa inhibitorisch, da diejenigen Reize zuerst verarbeitet werden, die zuerst ankommen, später ankommende Reize werden „verdrängt" bzw. ausgeblendet. Auf diese Weise reduziert sich das Outcome, also die Reizstärke des Schmerzes (▸ Abb. 2.6).

Werden Schmerzimpulse über die langsamen Bahnen geleitet, kann ein gleichzeitig über die schnelleren Fasern kommender, z. B. durch die **Elektrotherapie** ausgelöster, **konkurrierender Impuls** primär verarbeitet werden. Hierdurch wird der **Schmerzimpuls ausgeblendet** und nur der elektrotherapeutische Reiz gelangt über die Transmissionszellen zur weiteren Verarbeitung ins ZNS. Durch das Ausblenden des Schmerzes lässt sich der Circulus vitiosus von „Schmerz → Angst → Spannung → mehr Schmerz" insofern durchbrechen, als der nicht mehr gespürte Schmerz eine Entspannung und nachfolgend eine weitere Schmerzreduzierung ermöglicht.

Diese Art der Hemmung des Schmerzreizes lösen insbesondere Ströme mit Frequenzen im Bereich zwischen 100 und 150 Hz aus. Wesentlich ist dabei eine hohe Stromstärke, die bis zur Toleranzgrenze gehen darf.

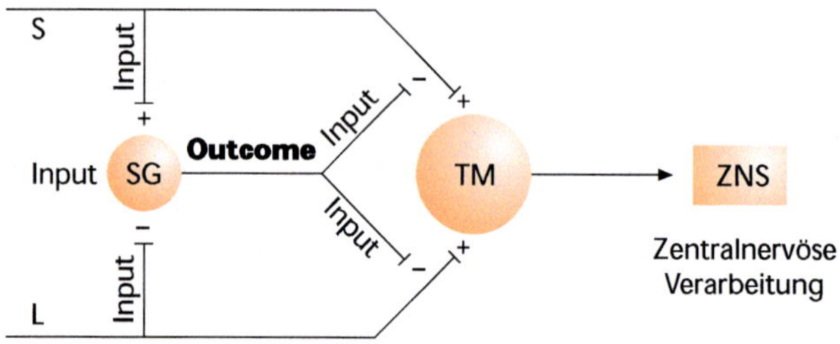

S = schnelle Nervenfaser, z.B. elektrotherapeutischer Reiz
L = langsame Komponente der Schmerzfaser
SG = Substantia gelatinosa
TM = Transmitterzelle

Abb. 2.6 Periphere Hemmung (Gate-Control-System) [M600]

Zentrale Hemmung

Bei der zentralen Schmerzverdeckung spielt die Informationsverarbeitung des zentralen Nervensystems eine entscheidende Rolle (▶ Abb. 2.7). Der menschliche Körper nimmt eine hohe Anzahl von Reizen aus seiner Umwelt auf. Man spricht von einer Größenordnung von 10^9 bit/s. Würden alle diese Informationen im zentralen Nervensystem bewusst werden, käme es zu einer Reizüberflutung, die nicht zu bewältigen wäre. Das zentrale Nervensystem nimmt aber nur eine begrenzte Anzahl von ca. 100 bit/s in das Bewusstsein auf. Davon ist abhängig, wie stark ein Reiz wahrgenommen wird. Extrem starke Schmerzen können so dominant sein, dass sonst kaum weitere Reize wahrgenommen werden. Der Volksmund sagt: „Das tat so weh, dass mir Hören und Sehen vergangen ist.“ Gelingt es nun, die Elektrotherapie, die ebenfalls einen Reiz aus einigen Bits darstellt, stark genug zu dosieren, werden auch **zentrale Schmerzimpulse verdeckt** und statt der Schmerzen wird überwiegend das Stromgefühl registriert. Diese zentrale Schmerzverdeckung tritt bei fast allen Stromarten mehr oder weniger auf. Wichtig ist hierbei die Dosierung: Wenn der ursprüngliche Schmerz während der Behandlung nicht verdeckt wird oder zumindest in den Hintergrund tritt, ist die Behandlung wenig effektiv.

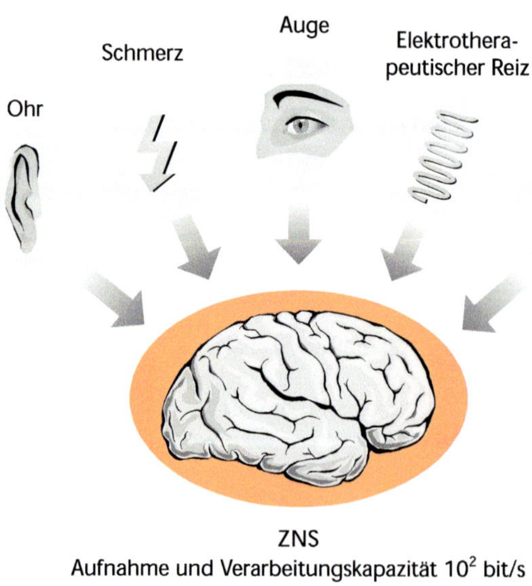

Abb. 2.7 Zentrale Hemmung: über die Haupteingangskanäle werden Informationen aus der Umwelt mit 109 bit/s geleitet. [M600, L247]

Verteilung der Schmerzmediatoren

Die Verteilung der Schmerzmediatoren ist die physiologisch bedeutsamste Wirkweise der Schmerztherapie. Für die lokale Entstehung der Schmerzen sind verschiedene Substanzen verantwortlich, die man zusammenfassend als Schmerzmediatoren bezeichnet (▸Abb. 2.8). Diese können z. B. durch Entzündungen, Gewebszerstörungen oder Stoffwechselstörungen freigesetzt werden. Durch mittelfrequente Ströme werden die Gewebsstrukturen in Schwingungen versetzt, sodass die Verteilung der Schmerzmediatoren begünstigt wird.

Durch die **Durchblutungssteigerung** werden die lokalen **Stoffwechselvorgänge beschleunigt.** Niederfrequente Ströme und der Ultraschall wirken u. a. auf diesem Wege. Neben einem länger anhaltenden analgetischen Effekt wird dazu auch häufig die stoffwechselbedingte Ursache des Schmerzes angegangen.

Merke

Durch die Verteilung der Schmerzmediatoren kommt es zur
- Steigerung der Durchblutung und
- Beschleunigung der Stoffwechselvorgänge.

Freisetzung von Endorphinen

Die Freisetzung von Endorphinen bewirkt einen länger **anhaltenden schmerzlindernden Effekt.** Vor allem im zentralen Nervensystem, aber auch in der Peripherie werden durch den Einsatz der Elektrotherapie vermehrt Endorphine freigesetzt. Die Reizung kann durch kleine lokale Anwendungen erreicht werden. Auch können massive motorisch überschwellige Reize Endorphine aktivieren und dadurch schmerzlindernd wirken.

Schmerz stellt in erster Linie ein Warnsignal des Körpers dar. Fällt dieses durch eine erfolgreiche Elektrotherapie weg, neigen Patienten dazu, sich selbst zu überschätzen. Es werden Bewegungen durchgeführt, die die Nozizeption normalerweise nicht zulassen würde. Um das zu vermeiden, sollte die Elektrotherapie mit physiotherapeutischen Techniken kombiniert werden.

Übungsfragen

1. Nennen Sie drei Definitionen des Schmerzes.
2. Nennen Sie drei Schmerzursachen.
3. Was versteht man unter Schmerzmediatoren?
4. Welche Wirkung zeigt die Elektrotherapie bei Schmerzen mit psychogenen Ursachen?

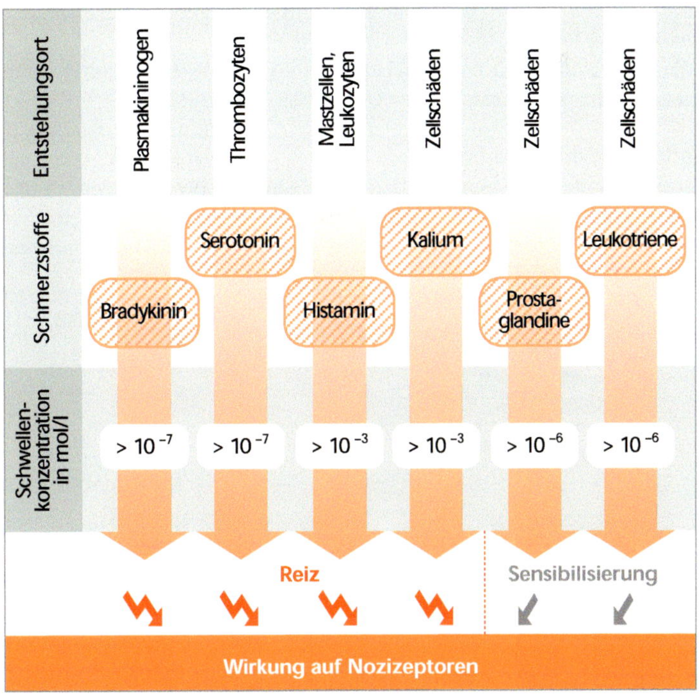

Abb. 2.8 Die wichtigsten Schmerzstoffe des Menschen [M600, L247]

5. Beschreiben Sie den Anelektrotonus.
6. Was versteht man unter Plateaubildung?
7. In welchem Zusammenhang steht die Stromstärke des Stromimpulses mit dem Gate-Control-System?

2.3 Beeinflussung der Durchblutung

Fast alle Stromformen haben eine mehr oder weniger ausgeprägte Wirkung auf die Durchblutung. Die Steigerung der Durchblutung wird als **Hyperämie** bezeichnet. Generell kann festgestellt werden, dass Gleichströme eine stärker hyperämisierende Wirkung haben als Wechselströme. Die intensivste Hyperämie erreicht man mit dem galvanischen Strom (► Kap. 4.1.1).

Für die Entstehung der Hyperämie sind drei Wirkwege bekannt:

- Passiver Transport der Blutflüssigkeit
- Beeinflussung der Vasomotorik
- Beeinflussung über das vegetative Nervensystem

Passiver Transport der Blutflüssigkeit

Da sich gegensätzlich geladene Ionen anziehen, werden die sich in den Gefäßen befindlichen Ionen angezogen und dadurch die Diffusionsvorgänge an den Kapillargefäßen begünstigt. Mit der Ionenbewegung im Blut wird auch die gesamte Blutflüssigkeit bewegt. Der lokale Stoffwechsel wird nachhaltig beeinflusst, es kommt zu einem vermehrten Austausch von Nähr- und Schlackstoffen (► Abb. 2.9).

Beeinflussung der Vasomotorik

Die Beeinflussung der Vasomotorik durch elektrischen Strom findet in zwei Phasen statt. In der ersten Phase erfolgt eine kurze **Vasokonstriktion** und in der zweiten Phase eine länger anhaltende **Vasodilatation.**

Es kommt zu einer Freisetzung von **vasoaktiven Gewebsreizstoffen,** wie Acetylcholin und Histamin. Diese Stoffe sorgen für die Weitstellung der Gefäße unter der Elektrode und somit für eine lokal begrenzte Hyperämie, die als galvanisches Erythem bezeichnet wird. Dabei geht von der Kathode eine schnelle Hyperämie aus. Mit länger dauernder Behandlungszeit „zieht" die Anode nach. Die Hyperämie hält bis zu 2 Stunden und länger an, wobei sich auch eine konsensuelle Reaktion beobachten lässt.

Die vasoaktiven Stoffe liegen aber nur in einer begrenzten Menge im Gewebe vor, weshalb die Wirkung nicht beliebig oft wiederholt werden kann. Daher ist zu erklären, dass die Reaktion bei der ersten Behandlung am intensivsten abläuft. Allerdings kann ein schon abgeklungenes Erythem in einer Zeit von bis zu 24 Stunden erneut auftreten, wenn u. a. feuchte Wärme an dieselbe Stelle gebracht wird.

Bei einer sehr starken Hyperämie wird gelegentlich ein **Juckreiz (mit Quaddelbildung)** beobachtet, der ebenfalls auf die Histaminausschüttung zurückzuführen ist.

Diese Wirkung wird mit Gleichstrom und gleichgerichteten Strömen erreicht.

Beeinflussung über das vegetative Nervensystem

Eine Beeinflussung des vegetativen Nervensystems ist durch gleichgerichtete Impulsströme und Wechselströme möglich. Mit einer Frequenz von 100 Hz wird eine Sympathikusdämpfung erreicht. Mit 10 Hz kommt es zur Sympathikusanregung.

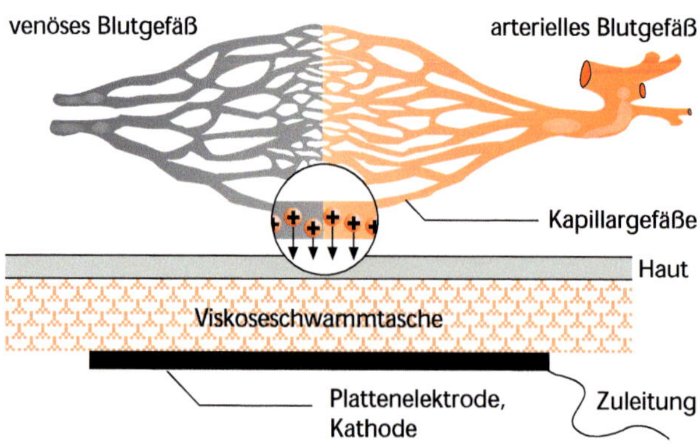

Abb. 2.9 Verbesserung der Durchblutung durch Gleichstrom [M600, L247]

Merke

- **100 Hz:** Sympathikusdämpfung
- **10 Hz:** Sympathikusanregung

Dazu ist eine Elektrodenanlage im Bereich des sympathischen Grenzstrangs erforderlich. Die Behandlung wird als **Sympathikus- oder Grenzstrangblockade** bezeichnet, zwei irreführende Begriffe, weil die Sympathikusaktivität nicht blockiert, sondern nur gedämpft wird.
Besonders häufig werden die Beeinflussungen des Ganglion cervicale superius und des Ganglion stellatum beschrieben. Durch die Dämpfung des Sympathikus kommt es zu einer Vasodilatation im gesamten Versorgungsgebiet des Ganglions. Aber auch über die übrigen Grenzstrangganglien lässt sich die Sympathikusaktivität beeinflussen. Eine präzise Elektrodenanlage und die genaue Beobachtung der Reaktion sind hierfür die Voraussetzung. Näheres wird bei den geeigneten Stromformen beschrieben (► Kap. 4.2.1).
Geeignet sind diese etwas schwierigen Applikationen für Krankheitsbilder wie Morbus Raynaud, Morbus Sudeck oder Migräne.

Übungsfragen

1. Was versteht man unter einem galvanischen Erythem?
2. Warum kann es nach einer Galvanisation zu einem starken Juckreiz kommen?
3. In welchen zwei Phasen laufen vasomotorische Reaktionen ab?
4. Welche Ganglien werden besonders häufig durch die Sympathikusdämpfung beeinflusst?

2.4 Beeinflussung der Motorik

Im gesamten Spektrum der physiotherapeutischen Rehabilitation erfährt die **elektrische Myostimulation** ihren festen Stellenwert. Zahlreiche Studien belegen die Effektivität der elektrischen Myostimulation, die eine schnelle Rehabilitation atrophierter Muskulatur z. B. nach Verletzungen ermöglicht.
Die Myostimulation wird auch heute noch teilweise als „**Elektrogymnastik**“ bezeichnet. Es lässt sich sowohl gesunde Muskulatur als auch Muskulatur mit Störungen des Nerv-Muskel-Systems behandeln. Somit lassen sich die folgenden **Anwendungsmöglichkeiten** unterscheiden:

- Reizung gesunder Muskulatur
- Behandlung peripherer Paresen
- Behandlung zentraler Paresen

Die elektrische Muskelreizung kann sowohl motorisch unterschwellig als auch überschwellig erfolgen (► Kap. 1.3):

- **Unterschwellige Reize** verändern die Reizschwellen, **ohne** dass dabei eine **Kontraktion** erfolgt. Sie kommen als Initialbehandlung und/oder bei sehr sensiblen Patienten zur Anwendung.
- Motorisch **überschwellige Reize** hingegen verändern die Reizschwelle dahingehend, dass ein Aktionspotenzial ausgelöst wird und eine **Kontraktion** entsteht.

2.4.1 Pflüger-Zuckungsformel

Die Kenntnis der Pflüger-Zuckungsformel ist Voraussetzung zur Differenzierung der einzelnen Vorgehensweisen bei der Myostimulation. Es wird die Kontraktionsqualität beim Schließen und Öffnen des Stromkreises hinsichtlich der Kathode und Anode beobachtet. Die **Kathodenschließungszuckung (KSZ)** ist mit der geringsten Stromstärke zu erreichen, bei einer höheren Stromstärke erfolgen die **Anodenschließungszuckung (ASZ),** sodann die **Anodenöffnungszuckung (AÖZ)** und schließlich die **Kathodenöffnungszuckung (KÖZ).**
Danach lässt sich folgende **Zuckungsformel** ableiten:

$$\text{KSZ} < \text{ASZ} < \text{AÖZ} < \text{KÖZ}$$

Das ist die Reaktion gesunder Muskulatur und wird mit Rechteckimpulsen von 100 ms und mehr getestet. Beobachtet man neben einer Schließungszuckung noch eine Öffnungszuckung, weist das auf eine gesteigerte Erregbarkeit hin. Bei einer Entartung der Muskulatur (infolge von zentralen oder peripheren Paresen längerer Dauer) kann es zu einer Umkehr der Zuckungsformel kommen.
In der Regel erfolgt eine Reizung mit der Kathode, um die sensible Belästigung so gering wie möglich zu halten. Bei hypersensiblen Patienten kann u. U. die Reizung mit der Anode weniger sensibel belästigend sein. Dies ist individuell in Erfahrung zu bringen und trifft häufig bei Patienten mit einer Fazialisparese zu.

2.4.2 Reizung gesunder Muskulatur

Die Reizung gesunder Muskulatur kann therapeutisch erforderlich werden, wenn z. B. eine **Inaktivitätsatrophie** vorliegt. Hier stellt die elektrische Myostimulation eine ergänzende Maßnahme zu der aktiven Physiotherapie dar, da es oftmals nach Operationen zur Ausprägung von reflektorischen Paresen (funktionelle Parese) kommt.
Eine Muskelkontraktion kann durch einen elektrischen Impuls von außen ausgelöst werden (► Kap. 7). Dabei reagiert bei einem intakten Nerv-Muskel-System und bei kurzen Reizimpulsen immer zuerst der Nerv.
Die einzelne Reizung erfolgt dabei nach dem Alles-oder-Nichts-Gesetz (► Abb. 2.10). Dieses besagt, dass ein Reiz groß genug sein muss, um das Ruhepotenzial in ein Aktionspotenzial umzuwandeln und eine Muskelkontraktion auszulösen. Eine weitere Erhöhung eines überschwelligen Reizes ist ohne Bedeutung für das Reizergebnis.
Durch **direkte** Reizung am **Muskelreizpunkt** (► Abb. 2.11) oder **indirekte** Reizung am **Nervenreizpunkt** (► Abb. 2.12) wird eine spontane Verkürzung der Muskelfasern erreicht. Im Anschluss erfolgt eine langsame Erschlaffung der Muskulatur.
Wird die Reizfrequenz gesteigert, kommt es durch Überlagerung der Zuckungen zu einer höheren Kontraktionsamplitude. Bei einer weiteren **Steigerung der Impulsfolge** wird eine Frequenz erreicht,

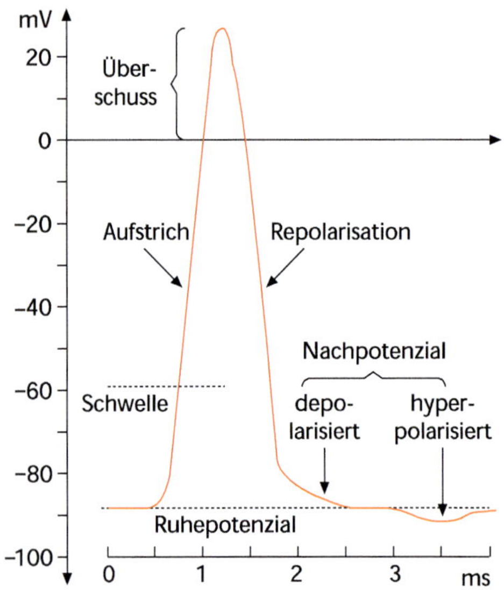

Abb. 2.10 Auslösung eines Aktionspotenzials nach dem Alles-oder-Nichts-Gesetz [M600]

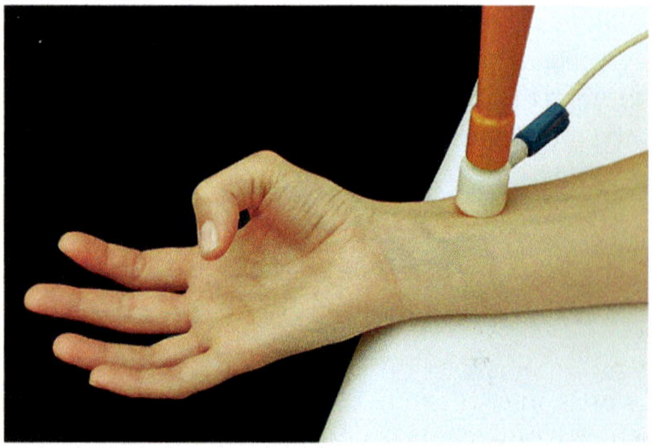

Abb. 2.11 Direkte Reizung mit Kontraktion des M. flexor pollicis longus [K334]

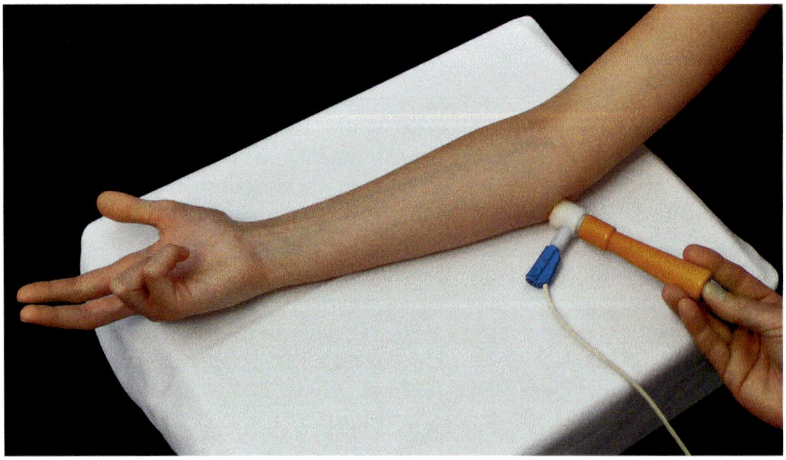

Abb. 2.12 Indirekte Reizung am Nervenreizpunkt des N. ulnaris mit Kontraktion [K334]

die zu einer Dauerverkürzung des Muskels führt. Das wird als **Tetanus** bezeichnet.
Die tetanische Kontraktion besteht aus einer **Summe von Einzelkontraktionen.** Die Frequenz, die zum Tetanus führt, wird als **Verschmelzungsfrequenz** bezeichnet.
Eine länger andauernde tetanische Kontraktion führt zur vorzeitigen Ermüdung des gereizten Muskels und wird als unangenehm empfunden. Um das zu vermeiden, wird die Kontraktion durch Pausen unterbrochen. Es entstehen langsam an- und absteigende Impulsserien, die als Schwellströme bezeichnet werden (▶ Kap. 4, ▶ Kap. 6, ▶ Kap. 7).

2.4.3 Behandlung peripherer Paresen

Bei der peripheren Lähmung ist immer das zweite motorische Neuron betroffen. Die Schädigung liegt am Übergang der Synapse zur Vorderhornzelle bis hin zu dem Erfolgsorgan-Muskel. Eine **periphere Parese oder Paralyse** ist immer eine **schlaffe Lähmung.**
Dabei ist eine **Parese** im Gegensatz zur Paralyse „unvollständig", d. h., einige Nervenfasern bleiben erhalten und versorgen je nach Innervationsrate einen gewissen Anteil von Myofibrillen. Bei einer **Paralyse** oder **Plegie** hingegen, sind sämtliche Nervenfasern durchtrennt und die Myofibrillen erfahren keine Innervation. Differenzialdiagnostisch ist das unter anderem mit der I/t-Kurve (▶ Kap. 8.3, ▶ Kap. 8.4) zu ermitteln. Für eine effektive Diagnostik und Therapie peripherer Paresen sind die neuropathologischen Grundlagen von großer Bedeutung.

Typen der Nervenfaserschädigung nach Seddon

Es gibt nach Seddon drei Typen einer Nervenfaserschädigung (▶ Abb. 2.13, ▶ Abb. 2.14):

- **Neurapraxie:** Der Nerv ist meist durch **Druck** funktionell geschädigt, d. h. durch Druck von außen (durch Lagerung, falsch angepasste Hilfsmittel, Gipsverbände) oder durch Druck von innen (Hämatom, Ödem, vermehrte Kallusbildung, Tumoren).Eine Neurapraxie ist relativ häufig und hat eine **günstige Prognose.**
- **Axonotmesis:** Seltene Form einer strukturellen Schädigung. Das **Axon ist bei intakter Schwann-Scheide durchtrennt.** Die Prognose ist **relativ günstig,** da der periphere Nerv bei erhaltenem Soma wieder aussprossen kann. Diese **Reinnervation** geschieht mit einer Geschwindigkeit von 1–3 mm/Tag. Am Ende der Nervenfaser verlangsamt sich das Aussprossen deutlich und kann bis auf 1 cm/Monat absinken. Das erklärt auch, weshalb die Reinnervation der funktionellen Restlähmungen „so lange auf sich warten lässt".

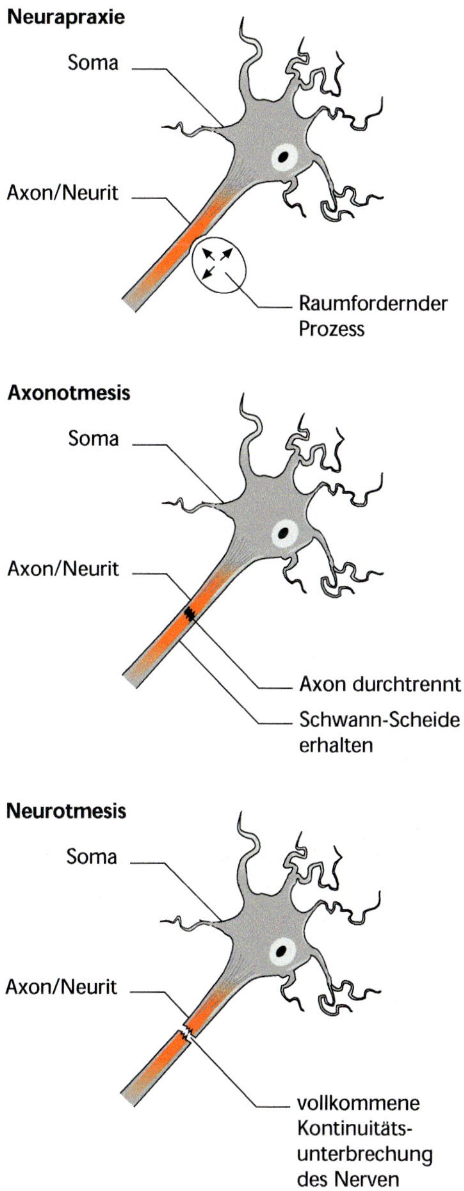

Abb. 2.13 Typen der Nervenfaserschädigung nach Seddon [M600, L247]

- **Neurotmesis:** Hierbei handelt es sich um eine strukturelle Schädigung. Bei dieser Form sind Axon und Hüllen durchtrennt. Es handelt sich somit um eine **vollkommene Kontinuitätsunterbrechung** der Nerven. Die Prognose ist **ungünstig,** in der Regel sind neurochirurgische Maßnahmen erforderlich. Bei der Neurotmesis kommt es zur **Waller-Degeneration.** Hierunter versteht man die histologische Umwandlung des Axons im distalen Abschnitt nach der Schädigungsstelle in Neuroglia. Dieses Gewebe kann nicht mehr zur Erregungsleitung herangezogen werden. Bei einer kompletten Durchtrennung der Nerven muss zur Funktionswiederherstellung eine neurochirurgische Nervennaht vorgenommen werden. Der proximale Stumpf der Nerven sprosst in die vorgegebene Leitschiene ein (Sprouting-Phänomen). Das distale Ende wird durch Makrophagen phagozytiert.

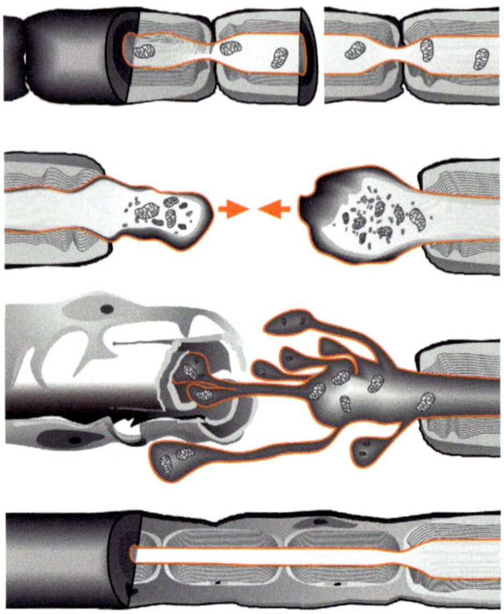

Abb. 2.14 Veränderung einer Nervenfaser nach Kontinuitätsunterbrechung [M600, L247]

Lokalisation einer Nervenfaserschädigung und Zuordnung der Ausfälle

► Tab. 2.2, ► Abb. 2.15

Atrophie

Wenn ein Muskel nicht innerviert wird, kommt es zur Atrophie, d. h. zu einem Schwund der Muskulatur. Wie schnell die Muskulatur atrophiert, ist unterschiedlich. Nach einer Literatursammlung stellt Sunderland zusammenfassend fest, dass der Muskel in 29 Tagen 30 % seines Gewichts verliert. Nach weiteren 60 Tagen erhöht sich der Gewichtsverlust auf 50–60 %. Nach etwa 120 Tagen pendelt sich der Gewichtsverlust zwischen 60–80 % ein.

Tab. 2.2 Nerven- und Muskelschädigungen sowie deren Folgen

Lokalisation der Schädigung	Motorische Ausfälle	Sensible Ausfälle	Vegetative Ausfälle	Prognose	Elektrostimulation
Motorische Vorderhornzelle	Ja	Keine	Keine	Schlecht, da keine Reinnervation	Kein Effiktivitätsnachweis möglich
Vorderwurzel	Ja	Keine	Möglich	Ungünstig, da langer Weg des Aussprossens	
Hinterwurzel	Keine[1]	Ja	Keine	Günstig	Ja[2]
Nervenfaser	Ja	Ja	Ja	Je nach Höhe der Schädigung	Ja
Motorische Endplatte	Ja	Keine	Keine	Je nach Ursache der Erkrankung	Ja
Muskel	Ja	Keine[3]	Möglich	Je nach Ursache der Erkrankung	Ja

[1] Durch Ausfall der reziproken Informationen sind Koordinationsstörungen möglich.
[2] Bei sensiblen Ausfällen ist die Reizung auf die sensiblen Rezeptoren zu beschränken. Dabei sind die befallenen Hautareale mit einer Rollenelektrode und einem stabilen faradischen Strom zu stimulieren.
[3] Gegebenenfalls ist eine Schädigung der Muskelspindeln möglich und die erforderliche Rückmeldung fällt aus.

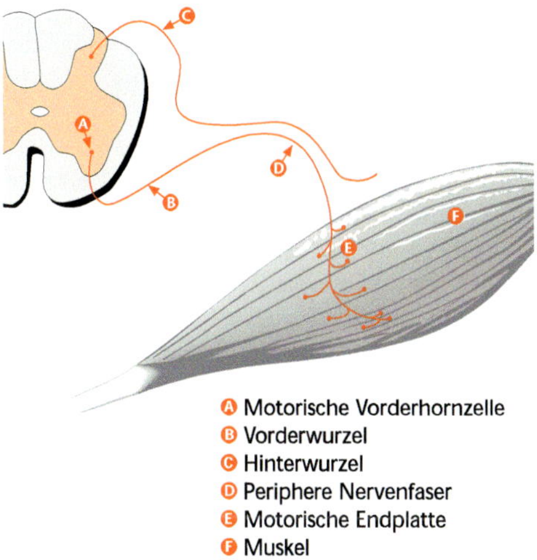

Abb. 2.15 Lokalisation der Schädigung [M600, L247]

Aus diesen Daten ist erkennbar, dass eine **Atrophieprophylaxe** nur dann Sinn macht, wenn **frühzeitig,** d. h. unmittelbar nach der Schädigung, mit der Elektrostimulation begonnen wird.

Eine atrophische Muskelfaser kann durchaus wieder aufgebaut werden, wenn sie als Muskelfaser bestehen bleibt und wieder reinnerviert wird. Geschieht das jedoch nicht schnell genug, degeneriert der Muskel. Vermutlich durch eine intramuskuläre Gefäßstauung kommt es zu einer fortschreitenden Fibrose, d. h. zu einer Vermehrung des Bindegewebes (▸ Abb. 2.16).

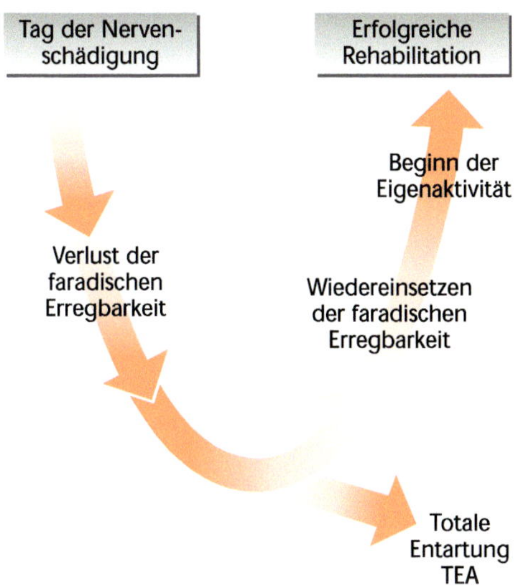

Abb. 2.16 Verlauf einer peripheren Parese [M600, L247]

Degeneration und **Fibrose** können demnach die Reinnervation der Muskelfaser bedrohen. Speilholtz schreibt in einer Arbeit zur elektrischen Reizung denervierter Muskeln: *„Der Wettlauf findet also zwischen Nervenaussprossung einerseits und Muskeldegeneration und Fibrose andererseits statt. Deshalb ist es wichtig zu wissen, wie viel Zeit verbleibt, um den denervierten Muskel zu retten."*

Therapieziele

Bei der Behandlung peripherer Paresen lassen sich die folgenden Therapieziele erkennen:

- Atrophieprophylaxe
- Funktionelle Stimulation
- Förderung der Reinnervation

Atrophieprophylaxe

Die Elektrostimulation hat die Aufgabe, die trophischen Störungen im Muskel zu verlangsamen oder aufzuhalten, um nach erfolgreicher Reinnervation genügend kontraktile Substanz für die normale Muskelaktivität zu haben. Diesem Ziel kann die Elektrostimulation nur gerecht werden, wenn die nachfolgend beschriebenen „10 Gebote" berücksichtigt werden. Häufig wird jedoch beobachtet, dass mit der Elektrostimulation begonnen wird, wenn sich das klinische Bild der Atrophie bereits manifestiert hat. Hinzu kommt, dass die Therapie nach einer Reihe von Sitzungen vorzeitig abgebrochen wird. Begründung hierfür ist die falsche Erwartungshaltung an den Behandlungserfolg. Nicht die vollständige Wiederherstellung der Funktion ist primär zu erwarten, sondern die langfristige Atrophieprophylaxe.

Bei einer Nervenschädigung im Sinne einer Neurapraxie vollzieht sich die Heilung relativ schnell und kann in einigen Tagen bis einigen Wochen abgeschlossen sein. Bei einer Neurotmesis hingegen beträgt die in der Literatur beschriebene längste Heilungsdauer 40 Monate.

Funktionelle Stimulation

Nach erfolgreicher Reinnervation oder bei funktionellen Störungen kann die Elektrostimulation zur Anbahnung der Eigenaktivität des Nerv-Muskel-Systems beitragen (▸ Kap. 6).

Förderung der Reinnervation

Untersuchungen haben belegt, dass gewisse Stromformen aus dem mittelfrequenten Bereich eine Beschleunigung der aussprossenden Nerven zur Folge haben (► Kap. 5).

Die „10 Gebote" der Elektrostimulation

1. Frühzeitiger Beginn Wenn möglich, innerhalb einer Woche nach Eintritt der Läsion mit der Elektrostimulation beginnen.

2. Elektrodiagnostik als Status quo Zur Ermittlung der Reizparameter eine Basis-I/t-Kurve zur Dokumentation erstellen.

3. Lagerung Während der Stimulation den betroffenen Muskel in einer vorgedehnten Stellung lagern, zwischen den Behandlungssitzungen in Funktionsstellung lagern, ggf. mit Schienen.

4. Selektive Reizung Darauf achten, dass ausschließlich der betroffene Muskel stimuliert wird.

5. Wahl der Reizparameter Entsprechende Reizparameter wählen, um das Therapieziel sicherzustellen und die sensible Belästigung so gering wie möglich zu halten.

6. Kontraktionsqualität Ausreichend starke Kontraktionen, die bis zur Ermüdung des Muskels durchgeführt werden, sichern die Atrophieprophylaxe.

7. Refraktärzeiten beachten Der Muskel benötigt eine Erholungsphase, die mindestens gleich lang wie der Reizimpuls ist. Günstiger ist jedoch die doppelte oder dreifache Refraktärzeit.

8. Behandlungsfrequenz Die Effektivität der Atrophieprophylaxe ist nur dann gegeben, wenn täglich behandelt wird.

9. Tetanische Kontraktion vermeiden Da hierbei von einem dynamischen Muskel statische Arbeit geleistet werden muss, ist das unphysiologisch und meistens ohne therapeutischen Nutzen.

10. Intensionsübung nach Förster Durch die gedankliche Mitwirkung des Patienten während des Reizimpulses und somit der Kontraktion kommt es zu einem verbesserten Outcome.

2.4.4 Behandlung zentraler Paresen

Unternimmt man den Versuch, zentrale Schädigungen elektrotherapeutisch zu behandeln, so erkennt man sehr schnell, dass häufig unterschiedliche Reaktionen bei gleicher Zielsetzung erreicht werden. Das liegt daran, dass es keine klassische Symptomatik bei zentralen Störungen gibt, sondern vielmehr Störungen mit **unterschiedlich ausgeprägten Krankheitszeichen** vorliegen. Dies wird bei den unterschiedlichen Formen der Spastik deutlich. Das Spektrum der möglichen Wirkungen reicht von einer Verstärkung bis hin zu einer mehrstündigen Senkung der Spastik. Die unterschiedlichen Stromverfahren und die vielen Möglichkeiten der Elektrodenanlagen erlauben dennoch eine adäquate und gezielte Therapie der jeweiligen Symptomatik. Wesentlich ist neben einer klaren therapeutischen Zielsetzung die ständige Beobachtung der Reaktion durch den Therapeuten und die aktive Mitarbeit des Patienten.

Zunächst muss bei unklaren Verhältnissen über die Ausschlussdiagnostik mittels I/t-Kurve Klarheit darüber geschaffen werden, ob es sich um eine **zentrale oder periphere Schädigung** handelt. Zeigen sich in den ersten 10–14 Tagen nach dem auslösenden Ereignis noch „normale" Werte in der I/t-Kurve (► Kap. 8.4), ist von einer zentralen Schädigung auszugehen.

Ob nun im Sinne der Atrophieprophylaxe behutsam eine Elektrostimulation durchgeführt werden sollte, ist im Einzelfall zwischen Arzt und nichtärztlichen Therapeuten zu entscheiden, da durch den Reiz eine Spastik provoziert werden könnte.

Darüber hinaus ist für die Vorgehensweise bei zentralen Bewegungsstörungen neben der Erkrankungsursache die Frage entscheidend, ob es sich um eine **spastische** oder **atonische** zentrale Lähmung handelt.

Therapiemöglichkeiten

Zentrale Paresen lassen sich mithilfe unterschiedlicher Stromformen beeinflussen. Dabei können die Verfahren der elektrischen Myostimulation in drei große Gruppen eingeteilt werden:

- **Klassische Verfahren:** galvanischer Strom, Spasmotron® (Stimulation der Spastik nach Hufschmidt). Das Gerät Spasmotron® wird nicht mehr hergestellt. Dennoch erlauben es einige Geräte, die Stimulation nach Hufschmidt durchzuführen, d.h., die ursprünglichen Parameter einzustellen.(► Kap. 7.4, ► Kap. 4.1.1)
- **Gängige Verfahren:** Myofeedback, mittelfrequente Ströme (► Kap. 5)
- **Neue Verfahren:** TENS-Verfahren, EMG-getriggerte Elektrostimulation (► Kap. 6, ► Kap. 9.2, ► Abb. 2.17).

Letztlich ist festzuhalten, dass es bei der Spastik unmöglich erscheint, ein starres Therapiekonzept zu verfolgen.

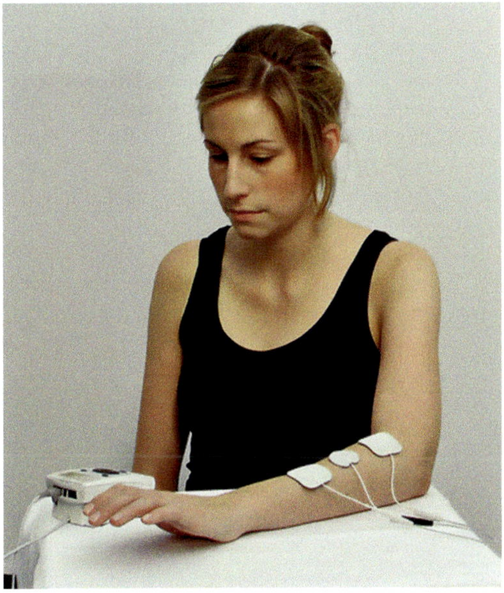

Abb. 2.17 EMG-getriggerte Elektrostimulation bei einer zentralen Parese [K334]

Therapieziele

Bei der Behandlung zentraler Paresen sind die folgenden Therapieziele anzustreben:

- Tonusregulation, Kontrolle der Spastik
- Funktionelle Elektrostimulation im Sinne einer Bahnungstherapie (► Kap. 6.3)
- Bessere Mobilität
- Kontraktur- und Dekubitusprophylaxe

Darüber hinaus können weitere Symptome zentraler Paresen mit der Elektrotherapie behandelt werden, z. B. Blasen- und Darmfunktionsstörungen oder Sprachstörungen.

Bei einer Spastik ist die **Tonusregulation** von großer Bedeutung. Bei einer übermäßigen Spastik beeinträchtigen schwere Funktionsstörungen die Lebensqualität des Patienten. Schmerzen belasten ihn zusätzlich. Vor diesem Hintergrund muss stets das Therapieziel einer „kontrollierten“ Spastik vorrangig sein.

Die muskuläre Dysbalance der spastischen Agonisten und der hypotonen Antogonisten sollte angeglichen werden. Es besteht die Möglichkeit, den Agonisten zu hemmen und den Antogonisten zu stärken. Diese Vorgehensweise findet in den letzten Jahren sowohl in der aktiven Therapie als auch in der Elektrostimulation mehr Zuspruch. Spezielle Zweikanalgeräte ermöglichen das Verfolgen beider Ziele gleichzeitig oder alternierend.

Eine **kontrollierte Spastik** stellt für den Betroffenen bei der Durchführung seiner Alltagsbewegungen meist eine größere Hilfe dar als eine schlaffe Lähmung. So kann z. B. eine kontrollierte Streckspastik im Bein das Umsetzen vom Rollstuhl erleichtern. Sie kann auch das Stehen und Gehen mit entsprechenden Hilfen zur Stimulation der Muskulatur begünstigen (► Kap. 6.3). An dieser Stelle sei ein Zitat von Sir Guttmann, dem „Vater der Querschnittsgelähmten“, genannt: *„Der Spasmus sei der Freund der Querschnittsgelähmten.“* Für einige Patienten stellt die Spastik ein Kompensationssignal dar, wenn die gestörte Sensibilität keine Schmerzen zulässt.

Bleibt eine zentrale Parese schlaff, stellt sich die Frage, ob eine Myostimulation sinnvoll eingesetzt werden kann. Trotz häufiger Diskussionen zeigen klinische Erfahrungen, dass die Elektrostimulation als additive Maßnahme zu den aktiven physiotherapeutischen Techniken sinnvoll eingesetzt werden kann. Darüber hinaus werden die Durchblutungsverhältnisse verbessert und die Gefahr der **Dekubitusbildung minimiert.**

Übungsfragen

1. Wie lässt sich die Beeinflussung der Motorik unterteilen?
2. Welche Auswirkungen haben motorisch unterschwellige Reize?
3. Wie lautet die Pflüger-Zuckungsformel?
4. Wann erfolgt eine Reizung mit der Anode? Nennen Sie hierzu ein klassisches Krankheitsbild.
5. Was versteht man unter Verschmelzungsfrequenz?
6. Wie kann die länger andauernde tetanische Kontraktion, die zur vorzeitigen Ermüdung des gereizten Muskels führt, vermieden werden?
7. Nennen Sie die Einteilung der peripheren Nervenschädigungen nach Seddon.
8. Beschreiben Sie das Sprouting-Phänomen.
9. Nennen Sie mindestens drei der „10 Gebote“ der Elektrostimulation bei peripheren Paresen.
10. Welche Möglichkeit der Elektrotherapie bzw. Elektrostimulation gibt es zur Behandlung von zentralen Paresen?
11. Wie sind die Behandlungsziele bei einer zentralen Parese definiert?

3

Befundaufnahme und Dokumentation

Wie bei jeder physiotherapeutischen Technik und physikalischen Maßnahme ist vor der Durchführung einer Elektrotherapie und Elektrostimulation eine Befundaufnahme unabdingbar. Da die Elektrotherapie nicht allzu häufig als alleiniges Heilmittel verordnet wird, können viele Angaben aus dem allgemeinen physiotherapeutischen Befund übernommen werden. Schwerpunktmäßig müssen jedoch für die Elektrotherapie die folgenden Punkte Beachtung finden.

3.1 Befundaufnahme

3.1.1 Anamnese

Allgemeine Anamnese

- Wie ist die Einstellung gegenüber Verfahren der Elektrotherapie?
- Wie ist die Stromempfindlichkeit?
- Welche Stromerfahrungen, welche positiven und auch negative Erlebnisse hat der Patient bereits gemacht? Negative Stromerlebnisse müssen nicht unbedingt mit der Elektrotherapie zusammenhängen, können aber die Behandlung beeinträchtigen.
- Von großer Bedeutung ist die gezielte Befragung nach Kontraindikationen, z. B. Herzschrittmacher bei der Hochfrequenztherapie.

Spezielle Anamnese

Schmerzen

- Schmerzursache
- Schmerzausprägung (Ermittlung mithilfe der Visuellen Analog-Skala = VAS)
- Schmerzgebiet

Durchblutung

- Ursache der Durchblutungsstörungen
- Stadium der Durchblutungsstörungen (Ermittlung der Gehstrecke)
- Betroffene Systeme

Motorik

- Ursache der motorischen Störung
- Ausprägung der motorischen Störung (Ermittlung über Muskelfunktionstests = MFT)
- Beeinträchtigte Activity of Daily Living (= ADL)

3.1.2 Inspektion

Die **Haut** als größtes Organ des Menschen dient zur direkten bzw. indirekten Übertragung elektrischer Energie und bedarf deshalb der sorgfältigsten Untersuchung. So dienen z. B. Narben, kleinere und größere Hautdefekte im Bereich der zu behandelnden Hautareale dem Therapeuten als Hinweis für die entsprechende Befragung. Das therapeutische Verfahren, Stromform und Elektrodenanlage sind nach den vorliegenden Gegebenheiten zu planen.

Darüber hinaus sollte der Therapeut auf Schmerzen, Durchblutungsstörungen und Beeinträchtigungen der Motorik achten:

- **Schmerzen** haben häufig eine Schonhaltung zur Folge und können sich in Mimik und Körpersprache äußern.
- **Durchblutungsstörungen** lassen sich durch eine auffällige Gefäßzeichnung, Hautfärbung und Hautanhangsgebilde (Behaarung) erkennen.
- **Motorische Störungen** fallen im Haltungsstatus durch funktionelle oder anatomische Fehlstellungen auf. Inaktivität gleich welcher Genese führt zur Veränderung des Muskelreliefs.

3.1.3 Palpation

Bei der Palpation sind folgende Merkmale zu beachten:

- **Schmerzen:** Wesentlich für die Elektrodenanlage bei der Schmerztherapie ist das Auffinden von Schmerzpunkten, Triggerpunkten und den Valleix-Punkten. Valleix-Punkte sind oberflächennahe Druckpunkte im Verlauf des N. ischiadicus. Triggerpunkte sind Punkte, an denen eine Schmerzsensation ausgelöst werden kann, aber gleichzeitig eine therapeutische Beeinflussung möglich ist.
- **Durchblutung:** Hierbei sind die Palpation der Hauttemperatur, der Ödem- und Hämatombildung sowie das Ertasten des peripheren Pulses wichtig.
- **Motorik:** Für die Motorik ist das Palpieren des Muskeltonus und der Muskelmasse bedeutsam. Palpatorische Reize geben darüber hinaus Aufschluss über die Sensibilität.

3.1.4 Spezielle Testverfahren der Elektrotherapie

Zur Befundaufnahme lassen sich innerhalb der Elektrotherapie die folgenden speziellen Testverfahren heranziehen:

- Reizstromdiagnostik (► Kap. 8)
- Biofeedback (► Kap. 9)
- Galvanopalpation
- Auffinden von Triggerpunkten

Durchführung der Galvanopalpation

Voraussetzung zur Durchführung ist ein Gerät mit **CV-Schaltung.** Darüber hinaus wird als Zubehör eine **Rollen- oder Pinselelektrode** benötigt. Mit dieser wird das betroffene Areal getestet, wobei in veränderten Gewebszonen (Einziehungen oder Quellungen) ein veränderter Hautwiderstand vorliegt. Dies zeigt sich durch einen Anstieg der Stromstärke und damit verbunden einer verstärkten sensiblen Belästigung.

In der Regel wird galvanischer Strom eingesetzt. Bei sensiblen Patienten sollte dieser Test mit der Anode durchgeführt werden. Die Gegenelektrode wird als Plattenelektrode in einem nicht zu untersuchenden Gebiet befestigt. Ein Synonym für dieses Verfahren ist **Fokaltest.**

Auffinden von Triggerpunkten

Mithilfe von Ultraschallwellen können Triggerpunkte herausgefunden werden, da diese auf mechanische Reize gut reagieren. Diese zeigen sich im getesteten Hautgebiet als punktuelle, hypersensible Hautareale.

3.1.5 Therapieziele

Aus der Gesamtheit der physiotherapeutischen und elektrotherapeutischen Befunde müssen abschließend die Therapieziele **klar definiert** werden, z. B. Schmerzreduktion, Verbesserung der Durchblutung, Ausgleich muskulärer Dysbalancen.

3.2 Dokumentation

Alle in der Befunderhebung gewonnen Daten müssen dokumentiert werden. Auch Veränderungen, die im Verlauf der Therapie auftreten, sind festzuhalten. Dabei sind folgende Informationen von Bedeutung:

- Gewähltes Therapieverfahren (HF, MF, NF)
- Dosis bzw. Stromstärke (Maßeinheiten beachten)
- Dauer der Behandlung, Häufigkeit der Therapiesequenz
- Elektrodenplatzierung, ggf. einzeichnen
- Wahl der Elektroden bzw. Strahler
- Besonderheiten und Auffälligkeiten während des Stromflusses
- Verfahrensspezifische Daten, z. B. Medikament der Iontophorese, Anzahl der Kontraktionen bei Paresen, Wassertemperatur im Stangerbad
- Ergebnisse der Therapie, z. B. schmerzfreie Phasen, einsetzende Motorik, Erweiterung der Gehstrecke, Veränderungen der Haut (z. B. galvanisches Erythem) (► Kap. 4)
- Mitteilung des Therapeuten an den verordnenden Arzt

Die klassische Form für die Dokumentation sind die Rezepttaschen oder Karteikarten bzw. stationären Verordnungsformulare. Mittlerweile ist die **elektronische Datenverarbeitung** in Klinik und Praxis obligat. Moderne Elektrotherapiegeräte erlauben es, sowohl patientenbezogene als auch Messdaten im geräteeigenen Speicher zu hinterlegen und bei Bedarf abzurufen und auszudrucken. Für die gesamte Datensammlung haben sich **Patiententagebücher** als nützlich erwiesen.

Merke

Nur eine **sorgfältig** durchgeführte Befundaufnahme sowie eine ausführliche Dokumentation tragen zu dem Effektivitätsnachweis und der Qualitätssicherung der Elektrotherapie bei.

Übungsfragen

1. Was ist bei der allgemeinen Anamnese speziell zur Elektrotherapie zu erfragen?
2. Was ist die VA-Skala?
3. Was ist die Galvanopalpation?

4 Niederfrequente Ströme

4.1 Galvanischer Strom (Gleichstrom, DC)

Eines der ältesten Verfahren in der Elektrotherapie ist die Galvanisation. Dabei bewegen sich die Elektrizitätsträger (Elektronen, Ionen) in dem leitenden Medium stets in die gleiche Richtung. Der galvanische Strom ist ein Gleichstrom und hat eine Frequenz von **0 Hertz** (► Abb. 4.1).

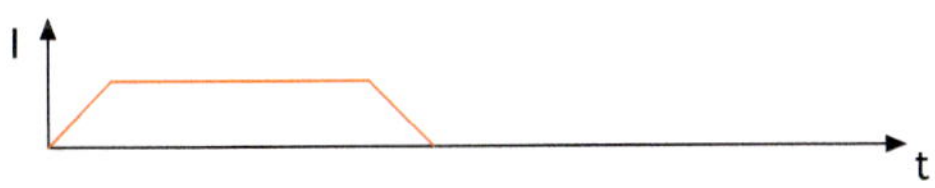

Abb. 4.1 Galvanischer Strom [M600]

WEITERFÜHRENDE LITERATURHINWEISE

Schnizer W, Kröling P. Ist das anodische galvanische Erythem ph-abhängig? Phys Med Rehab Kuror. 2001; 11: 68–70.

Schnizer W, Kröling P, Claussen A, Muryarosy I. Die Abschwächung (Desensibilisierung) des galvanischen Erythems durch wiederholte Gleichstromreizung. Phys Med Rehab Kuror. 2003; 13: 145–148.

4.1.1 Grundlagen

Wirkungen der Galvanisation

In dem nachfolgenden Diagramm werden die Wirkungen des Stroms in ihrer graduellen Abstufung dargestellt.

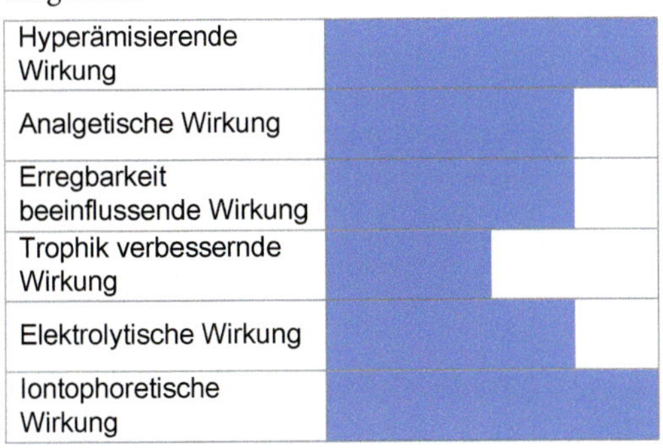

Hyperämisierende Wirkung

Die durchblutungsfördernde Wirkung ist an keinen der beiden Pole gebunden, allerdings ist meist die Reaktion an der Kathode zuerst etwas intensiver. Im Bereich der Elektroden entsteht lokal begrenzt ein **galvanisches Erythem,** das bis zu 4 Stunden anhalten kann. Es kommt durch die Beeinflussung der Vasomotorik und durch die Freisetzung **vasoaktiver Gewebsreizstoffe,** z. B. Acetylcholin, zustande.

Das galvanische Erythem kann nach dem Abklingen erneut auftreten, wenn thermische Reize wirksam werden. Das zeigt, dass die verbesserte Durchblutungssituation längerfristig erhalten bleibt. Die Hyperämie umfasst nicht nur die Haut, sondern auch **tiefer gelegene Gewebsschichten.** Auch wird eine **konsensuelle Reaktion** an der kontralateralen Extremität beobachtet.

Somit ist die Galvanisation vielen anderen hyperämisierenden Verfahren überlegen. Häufig erzeugen Salben eine oberflächliche Mehrdurchblutung, die zu Lasten der tiefer gelegenen Gewebsschichten geht.

Analgetische Wirkung

Durch den Anelektrotonus kommt es **unter der Anode** zu einer Hemmung der Erregbarkeit und somit zu einer Abnahme des Schmerzempfindens. Die analgetische Wirkung hält i. d. R. länger an als die Behandlungsdauer.

Während die Behandlung bei nervalen Schmerzen eher eine Symptombehandlung darstellt, kann bei ischämischen Schmerzen durch die Durchblutungssteigerung auch die Kausalität der Beschwerden angegangen werden.

Erregbarkeit beeinflussende Wirkung

Während der Anelektrotonus unter der Anode die Erregbarkeit hemmt, wird **unter der Kathode** die Erregbarkeit gesteigert. Dies ist auf die Verschiebungen der Membranpotenziale zurückzuführen.

Sowohl die muskelrelaxierende Wirkung der Anode als auch die erregbarkeitssteigernde Wirkung der Kathode lassen sich therapeutisch nutzen. So können während einer Galvanisation motorische Reaktionen wieder **angebahnt** werden, die ansonsten nicht möglich wären. Daraus resultierend eignet sich die Galvanisation auch zur Vorbereitung einer Lähmungsbehandlung.

Trophik verbessernde Wirkung

Durch die Verschiebung des Ionenmilieus wird eine Verbesserung der Ernährung der Gewebe erreicht. Diese biochemischen Prozesse können zur Verbesserung der **Wundheilung** bei Ulcus cruris, Dekubitus und anderen Hautdefekten eingesetzt werden.

Elektrolytische Wirkung

Durch die **Ionenwanderung** kommt es zu einer Reihe von elektrolytischen Reaktionen unter den einzelnen Polen. Bei der Elektrolyse von NaCl entsteht unter der Kathode Natronlauge und H^+-Ionen werden freigesetzt. Unter der Anode entsteht HCl (Salzsäure) unter Abspaltung von O_2 (► Kap. 1.2).

> **Merke**
>
> Bei unsachgemäßer Galvanisation können durch die Laugen- und Säurenbildung auf der Haut bei falscher Dosierung oder falscher Elektrodenanlage **Verätzungen** hervorgerufen werden (► Abb. 4.2).

Neben des therapeutischen „Kunstfehlers" einer Verätzung werden dieselben chemischen Vorgänge aber auch zur **Behandlung** z. B. eines **Hämatoms** genutzt. Frische Hämatome (nicht älter als 10–12 Std.) werden mit der Anode auf dem Hämatom behandelt, um eine Eiweißkoagulation und eine daraus resultierende Blutstillung zu erreichen. Genau zu beachten sind dabei die richtige Dosierung und die Elektrodenanlage (► Kap. 4.1.2). Ältere Hämatome

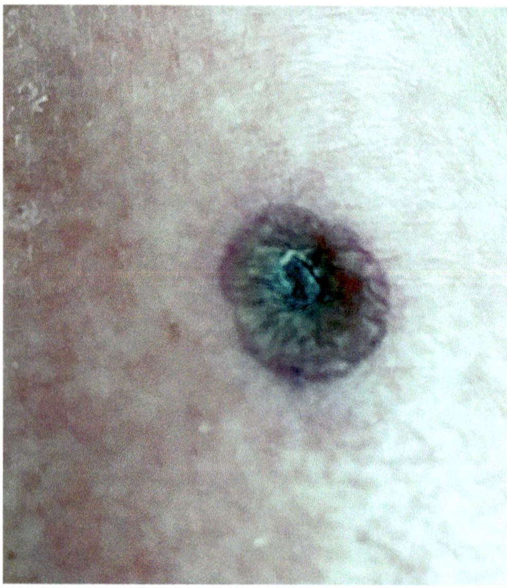

Abb. 4.2 Beispiel einer Verätzung [K334]

werden mit der Kathode auf dem Hämatom behandelt. Dabei soll die Eiweißkolliquation mit der daraus resultierenden Verflüssigung des Hämatoms angeregt werden.

Iontophoretische Wirkung

Unter der Iontophorese versteht man das Einbringen von Medikamenten durch die Haut mittels eines Gleichstroms (► Kap. 4.1.6).

Applikationstechniken

Niederfrequenter galvanischer Strom kann auf unterschiedliche Weise appliziert werden, z. B. durch:
- Stabile Galvanisation (► Kap. 4.1.2)
- Hydroelektrische Bäder (► Kap. 4.1.5)
- Iontophorese (► Kap. 4.1.6)

Es gibt genormte niederfrequente Stromformen, die einen galvanischen Strom oder eine galvanische Komponente haben:
- Diadynamische Ströme nach Bernard (► Kap. 4.2.1)
- Ultra-Reiz-Strom (URS) nach Träbert (► Kap. 4.2.2)
- Impulsgalvanisation nach Jantsch (► Kap. 4.2.3)
- Stochastische Ströme (► Kap. 4.2.4)

Die Applikationstechnik wird in den entsprechenden Kapiteln beschrieben.

> **Merke**
>
> Die **Stromtoleranz** ist individuell verschieden. Deshalb lässt sich eine optimale Dosierung oftmals schwer ableiten, da z. B. Patienten, die stromtoleranter sind, eine höhere Reizschwelle haben als überempfindliche oder ängstliche Patienten. Diese klagen zunächst über negative Sensationen, die bei verzögerter Steigerung der Stromstärke (Zusammenbrechen des Hautwiderstands) so weit zurückgehen, dass eine Galvanisation oberhalb der physiologischen Wirksamkeitsgrenze möglich wird. Erlaubt ein Patient nur Stromstärken unterhalb der Wirksamkeitsgrenze (keine sichtbare Reaktion), sind keine wesentlichen Behandlungserfolge zu erwarten.

4.1.2 Stabile Galvanisation

Die stabile Galvanisation ist eine Durchflutung der Gewebe i. d. R. mit Plattenelektroden. Diese Behandlungsform wird häufig als **trockene Applikation** bezeichnet, wenngleich auch hierbei ein Anfeuchten der Schwammtaschen unerlässlich ist. Im Unterschied zur stabilen Galvanisation wird die

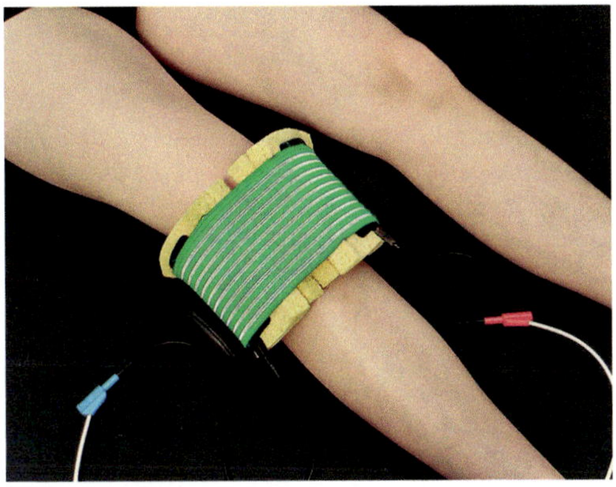

Abb. 4.3 Stabile Galvanisation: Querdurchflutung des Kniegelenks bei Gonarthrose [K334]

instabile Galvanisation z. B. mit einer Rollenelektrode durchgeführt.

Da galvanischer Strom eine hohe elektrolytische Wirkung aufweist, ist bei zu langer Behandlungsdauer, zu hoher Stromstärke und bei unsachgemäßer Elektrodenanlage eine **Verätzungsgefahr** gegeben. Um diese Gefahr **auszuschließen** muss auf Folgendes geachtet werden (▸ Abb. 4.3):

- Eine Behandlungsdauer von 20 Min. nicht überschreiten.
- Eine Stromstärke von 0,1–0,3 mA/cm^2 Elektrodenfläche ist eine annehmbare Richtgröße.
- Bei der Elektrodenanlage auf eine ausreichend dicke Elektrodenzwischenlagen achten. Die Unterpolsterung sollte mindestens 3 cm betragen. Ferner muss die Elektrodenzwischenlage gleichmäßig angefeuchtet sein.
- Die Elektroden vom Druck her gleichmäßig befestigen.
- Die Schwammtaschen dürfen nicht beschädigt sein, damit es zu keiner direkten Berührung der Haut mit den Elektrodenplatten oder mit sonstigen Strom führenden Teilen kommt.
- Keine unmittelbare Vorbehandlung mit hyperämisierenden Salben

Merke

Der Einsatz von **Klebeelektroden** zur stabilen Galvanisation **ist mit größter Vorsicht zu handhaben,** da die Beschichtung der Elektroden keinen hundertprozentigen Elektrolyseschutz bieten kann und deshalb Verätzungen nicht ausgeschlossen werden können.

4.1.3 Transkranielle Gleichstromstimulation

Die transkranielle Gleichstromstimulation ist eine elektrotherapeutische Methode, mit der man die **Erregbarkeit der Hirnrinde** über Elektroden an der Kopfhaut erhöhen oder vermindern kann. Dementsprechend variabel ist der Einsatz am Patienten. Die Methode ist einfach und die Therapie leicht durchzuführen, die Reize werden unterschwellig angeboten (1–2 mA). Funktionelle Studien belegen

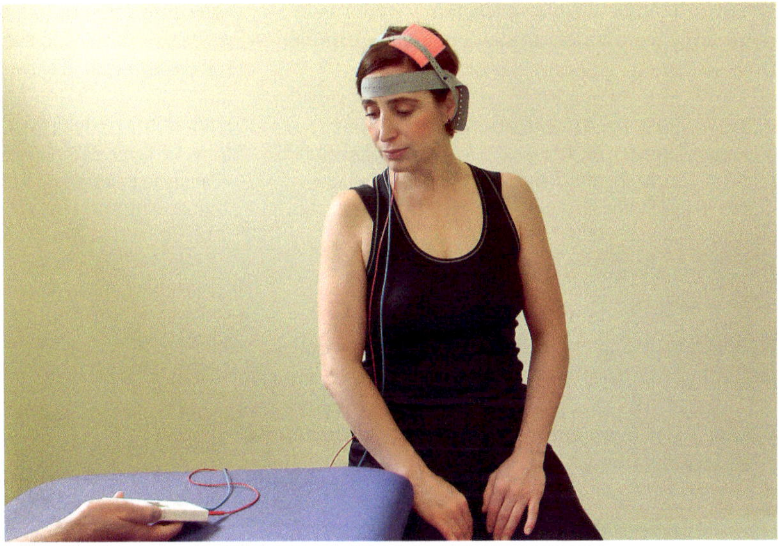

Abb. 4.4 Beispiel einer Elektrodenapplikation der tDCS [K334]

die Wirksamkeit der Therapie zur Verbesserung der **visomotorischen Koordination** sowie des **motorischen Lernens.** Durch Nutzung der Neuroplastizität ist der Einsatz auch bei Patienten mit Schlaganfall sinnvoll, vor allem zur Therapie von einseitigen Handfunktionsstörungen.

Allgemein lassen sich durch elektrische Stimulation des zentralen Nervensystems – sofern sie entsprechend intensiv ist, Bewegungen auslösen. Die Stimulation kann direkt an der Kopfhaut erfolgen. 1980 wurde erstmalig die Methode der transkraniellen elektrischen Stimulation beschrieben. Wenige Jahre später wurde die transkranielle Magnetstimulation vorgestellt, die eine effektive Stimulation des Gehirns ermöglicht, jedoch im Gegensatz zur elektrischen Stimulation eine schmerzfreie Aktivierung kortikaler Areale gewährleistet. Die transkranielle Gleichstromstimulation (transcranial Direct Cortical Stimulation, tDCS) schließlich wurde als Methode untersucht, die ebenfalls schmerzfrei und effektiv Gehirnareale stimulieren kann und ohne größeren Aufwand durchführbar ist (▶Abb. 4.4). Ihr wesentlicher Unterschied zur ursprünglich eingeführten elektrischen Stimulation ist ihre geringe Intensität, was die Schmerzfreiheit der Methode bedingt. Im Gegensatz zur überschwelligen elektrischen Stimulation führt die tDCS nicht zur Auslösung von neuronalen Aktionspotenzialen, sondern moduliert die Erregbarkeit und Spontanaktivität der Nervenzellen.

Nach Prof. Nitsche darf diese Methode auch von professionell und adäquat eingeführtem nichtärztlichem Therapiepersonal ausgeführt werden und wird die Zukunft der modernen Elektrostimulation als Herausforderung darstellen.

WEITERFÜHRENDE LITERATURHINWEISE

Mokrusch T, Nitsche M. Transkranielle Gleichstromstimulation in der motorischen Rehabilitation. Neue Methode, neue Behandlung? Physiotherapie med. 2011; 4: 26–28.

4.1.4 Galvanisch-vestibuläre Stimulation

Häufig leiden Schlaganfallpatienten an Störungen des Körperempfindens (Aufmerksamkeitsstörungen – Neglect). Fast die Hälfte aller Schlaganfallpatienten leidet unter **somatosensorischen Störungen** oder **Missempfindungen.** Es gibt nur wenige zielführende, evidenzbasierte Behandlungsansätze für diese Störungen. Neuere Befunde sprechen für einen modulierenden Einfluss der galvanisch-vestibulären Stimulation (GVS) auf das somatosensorische System. Eine Gruppe von Psychologen (Kerkhoff et al.) der Universität des Saarlandes haben zusammen mit Ingenieuren der Hochschule Karlsruhe eine neue Therapiemöglichkeit entwickelt, die helfen könnte, z.B. wieder ein Gespür für den linken Arm und die linke Hand zu entwickeln. „Die GVS ist eine **nichtinvasive Therapie.** Es handelt sich um eine nebenwirkungsfreie **Stimulationsmethode des vestibulären Systems.** Bei der bipolaren, bilateralen GVS werden zwei Elektroden unterschiedlicher Polarität binaural über den Mastoiden platziert, die schwache eklektische Ströme (< 1 mA) abgeben. GVS beeinflusst über Polarisationseffekte die Otholithen und Bogengangafferenzen des N. vestibularis, der bilateral unter den Mastoiden vom Innenohr zu den Vestibulariskernen im Hirnstamm verläuft. Diese Kerne stehen wiederum in Verbindung mit dem Thalamus (Nucleus ventroposterolateralis). Von dort führen zahlreiche Projektionen zu kortikalen vestibulären Gebieten (parieto-insulärer vestibulärer Kortex, PIVC) und zum somatosensorischen Kortex. Durch GVS wird eine Aktivierung des gesamten thalamokortikalen vestibulären Systems induziert. In Abhängigkeit von der Polarität der Elektroden werden diese Gehirnareale auf unterschiedliche Weise stimuliert: Links-kathodale/rechts-anodale GVS (L-GVS) führt zu einer bihemisphärischen Aktivierung, rechts-kathodale/links-anodale (R-GVS) zu einer unilateralen rechtshemisphärischen Aktivierung.

Diese Therapie stellt eine vielversprechende Methode für die neurologische Rehabilition dar, etwa zur Behandlung von Neglect, Missempfindungen, visuell-räumlichen Störungen etc.

WEITERFÜHRENDE LITERATURHINWEISE

Adams M, Kerkhoff G, Reinhart St. Galvanisch-vestibuläre Stimulation als Add-on-Verfahren bei der Behandlung somatosensorischer Störungen und Missempfindungen nach Schlaganfall: Drei Fallstudien. Neurol Rehabil 2015; 21 (4): 211–222, Hippocampus Verlag 2015, Bad Honnef.

Oppenländer K, Keller K, Karbach J, Schindler I, Kerkhoff G, Reinhart St. Subliminal galvanic-vestibularstimulationinfluences ego-and object-centred components of visual neglect. Neuropsychologia 74 (2015): 170–177, Elsevier, München.

Schmidt L et al. Galvanic Vestibular Stimulation Improves Arm Position Sense in Spatial Neglect: A Sham-Stimulation-Controlled Study Published by http://www.sagepublications.com On behalf of American Society of Neurorehabilitation. The online version of this article can be found at http://nnr.sagepub.com/content/27/6/497

4.1.5 Hydroelektrische Bäder

Eine weitere Applikationstechnik für den galvanischen Strom ist der Einsatz der hydroelektrischen Bäder. Man unterscheidet das hydroelektrische **Teilbad (Zellenbäder)** und das hydroelektrische **Vollbad (Stangerbad).** Hierbei stellt das Wasser die Elektrode dar, die den Strom direkt auf den Körper überträgt. Das Wasser sorgt für einen optimalen Stromübergang und schmiegt sich an die Konturen des Körpers perfekt an.

Hydroelektrisches Teilbad

Patienten, die den hydrostatischen Druck nicht vertragen können, bekommen meist ein Teilbad verabreicht. Wenn nur eine lokale Wirkung erreicht werden soll, bedient man sich der Ein-, Zwei-, Drei- oder Vierzellenbäder. Die Geräte haben zwei Arm- und zwei Fußwannen mit je zwei Elektroden.

Die Wassertemperatur soll **zwischen 30 und 37°C** liegen. Die therapeutische Wirkung entspricht der des galvanischen Stroms und ist dort beschrieben (▸ Kap. 4.1).

Jede Wanne lässt sich als Anode oder Kathode polen. Einige Hersteller bieten bei ihren Geräten auch die Möglichkeit, jede Wanne für sich als ein galvanisches Bad zu schalten, indem in einer Zelle eine Elektrode plus, die andere minus geschaltet wird. Über 50 Schaltmöglichkeiten geben dem Therapeuten die Möglichkeit, die **Polung individuell** nach dem Krankheitsbild des Patienten zu richten (▸ Abb. 4.5).

Befinden sich in einer Wanne Kathode und Anode, ist die abzulesende Maßeinheit Ampère (A). Da zwei Drittel des Stroms durch das Wasser fließen, sind so hohe Stromstärken relevant. Wenn die eine Zelle plus und die andere minus gepolt ist, müssen Milliampère (mA) abgelesen werden, da der gesamte Strom durch den Körper fließt. Dies ist ein wichtiges Kriterium für die Dokumentation.

Hydroelektrisches Vollbad (Stangerbad)

In einer Kunststoffwanne sind an Kopf- und Fußende i. d. R. eine bzw. zwei und an den Längsseiten jeweils drei Plattenelektroden befestigt. Bei einigen Wannen besteht die Möglichkeit, noch eine bewegliche Zusatzelektrode einzusetzen. Die Elektrodenplatten sind aus Metall oder Grafit. Es muss so viel Wasser in der Wanne sein, dass die Elektroden ganz bedeckt sind.

Die Wassertemperatur beträgt **zwischen 33 und 37 °C.** Die Behandlungsdauer liegt zwischen 20 und 30 Minuten. Da der Widerstand des Wassers geringer ist als der des Körpers, fließt nur etwa ein Drittel des Stroms durch den Körper. Zwei Drittel fließen durch das Wasser. Deshalb kommt es bei den hydroelektrischen Bädern zu relativ hohen Strömstärken bis zu 1 500 mA.

Das früher oft übliche Zugeben von Elektrolytsalzen ist heute umstritten, da hierdurch nur die Leitfähigkeit des Wassers, nicht aber die des Körpers verbessert wird. Durch andere **pharmakologische Zusätze** kann allerdings eine chemische Wirkung erzeugt werden.

In einem hydroelektrischen Vollbad wirken die folgenden **Energien:**

- Elektrische Energie: durch den Gleichstrom
- Thermische Energie: durch die Temperatur des Badewassers
- Mechanische Energie: durch den hydrostatischen Druck und den Auftrieb
- Chemische Energie: durch Summation der drei oben genannten Wirkungen und evtl. durch Zusätze

Umpolen – ja oder nein?

Zu dieser z. T. sehr kontrovers diskutierten Frage ist Folgendes zu sagen: Bei einigen Indikationen stellt sich die Frage nicht, weil z. B. die hemmende Anode bei der spastischen Hemiparese immer auf der spastischen Seite bleibt. Bei Durchblutungsstörungen zeigt es sich, dass bei einigen Patienten unter der Anode und der Kathode die gleiche Hyperämie auftritt. Bei anderen Patienten wiederum ist die Reaktion an der Kathode deutlich stärker. In einem solchen Fall ist einer Umpolung anzuraten. Die Frage, ob umgepolt wird, sollte sich also immer nach der Reaktionslage des Patienten richten und **individuell** entschieden werden.

Sicherheitshinweise

Viele Patienten haben Angst vor der Kombination Badewanne und elektrischer Strom. Aus diesem Grund verlangt es die **Sorgfaltspflicht** des Therapeuten, den Patienten entsprechend aufzuklären und sicher durch die Behandlung zu führen. Insbesondere ist Folgendes zu beachten:

- Unter optimalen Bedingungen bleibt der Therapeut während der gesamten Behandlungsdauer beim Patienten.
- Während der Behandlung darf kein Wasser zu- oder ablaufen (Erdschlussgefahr).

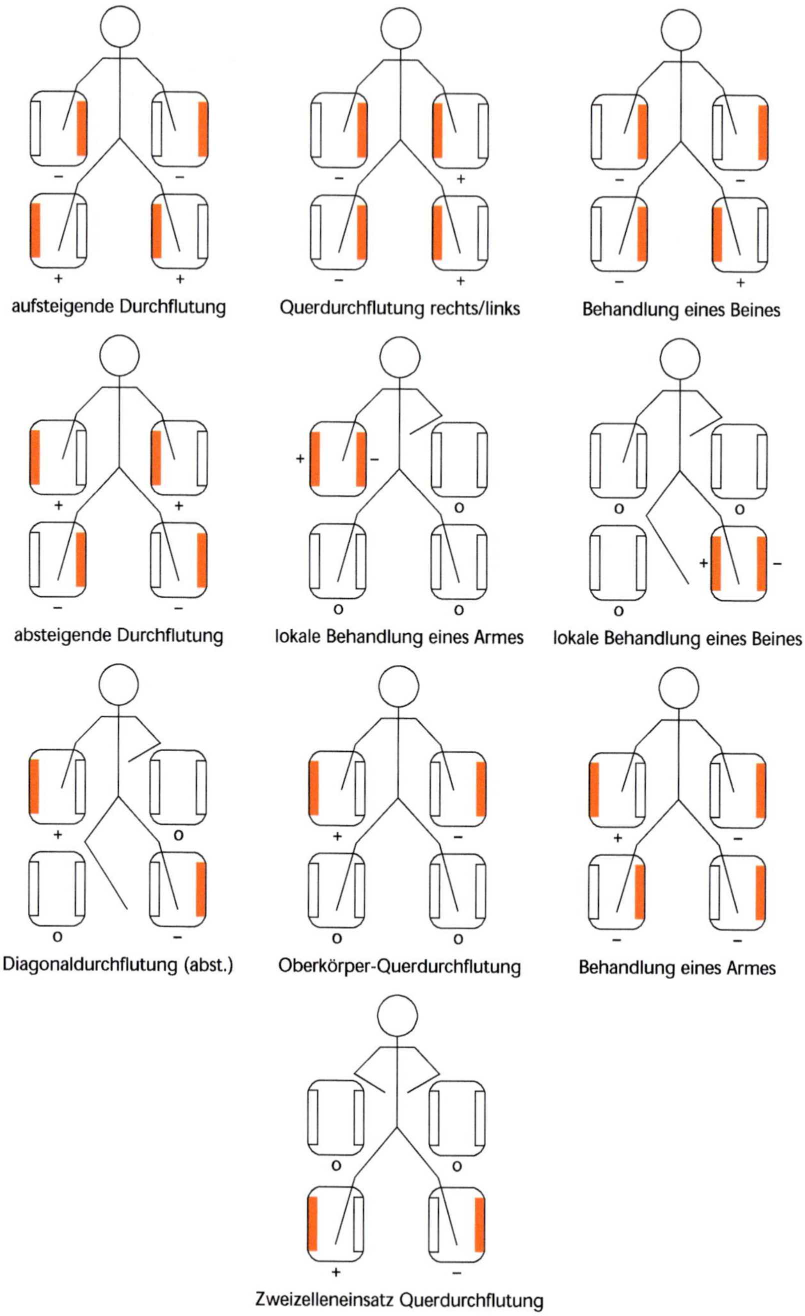

Abb. 4.5 Schaltmöglichkeiten im Vierzellenbad [M600, L247]

- Alle Körperteile bis zum Hals müssen vom Wasser vollständig bedeckt sein.
- Kleinere Hautdefekte, wie Einrisse der Nagelhaut, weisen einen geringeren Widerstand auf und führen zu einem unangenehmen Stromempfinden. Durch das Auftragen einer wasserunlöslichen Salbe, z. B. Vaseline, kann der Hautwiderstand kompensiert werden.

Weitere **Sicherheitsbestimmungen** finden sich in

- der Medizinprodukte-Betreiberverordnung,
- den Bestimmungen des Verbandes Deutscher Elektrotechniker (VDE),
- den sicherheitstechnischen Bestimmungen für elektrische Betriebsmittel der BG und
- den Produktrichtlinien der Hersteller.

Schaltmöglichkeiten im Stangerbad

Die wesentlichen Schaltmöglichkeiten sind:

- Längsdurchflutung in aufsteigender (▸ Abb. 4.6) und absteigender (▸ Abb. 4.7) Stromrichtung
- Querdurchflutung (▸ Abb. 4.8)
- Lokale Durchflutung (▸ Abb. 4.9, ▸ Abb. 4.10)
- Diagonale Durchflutung (▸ Abb. 4.11, ▸ Abb. 4.12)

Abschließend ist anzumerken, dass sich viele Wirkungen des Stangerbades über die Beeinflussung des vegetativen Nervensystems ableiten lassen. Für Patienten, bei denen eine Dämpfung des Vegetativums erreicht werden soll, ist **Nachruhe** obligat. Dient das Stangerbad als vorbereitende oder anregende Maßnahme, sind **physiotherapeutische Techniken** unmittelbar im Anschluss daran durchzuführen.

Indikation	Temperatur
Hypotonie	33°C
Harnverhalt[(1)]	35°C
Depression	Indifferent
Polyneuropathie	34°C

[(1)] Mit dieser Polung wird die Blasenentleerungsmuskulatur (M. detrusor vesicae) angeregt.

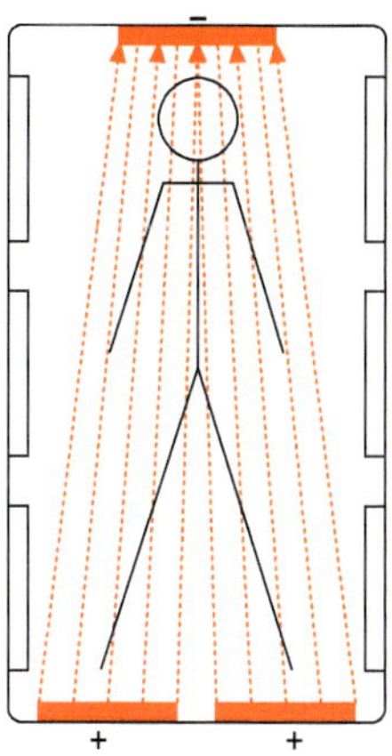

Abb. 4.6 Aufsteigende Längsdurchflutung [M600, L247]

Indikation	Temperatur
Spastische Parese	37°C
Hyperkinetisches Syndrom	37°C
Polyneuropathie	Indifferent
Vegetative Dystonie	37°C
Harnverhalt[(2)]	37°C

[(2)] Diese Polung soll eine Dämpfung auf den M. detrusor vesicae herbeiführen, z. B. nach operativen urogenitalen Eingriffen.

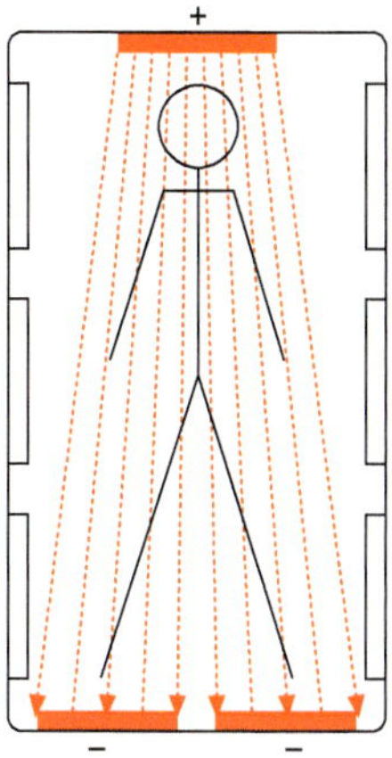

Abb. 4.7 Absteigende Längsdurchflutung [M600, L247]

Indikation	Temperatur
Spastische Hemiparese (spast. Seite an der Anode)	37°C
Allgemeine periphere Durchblutungsstörung (Umpolen)	36°C

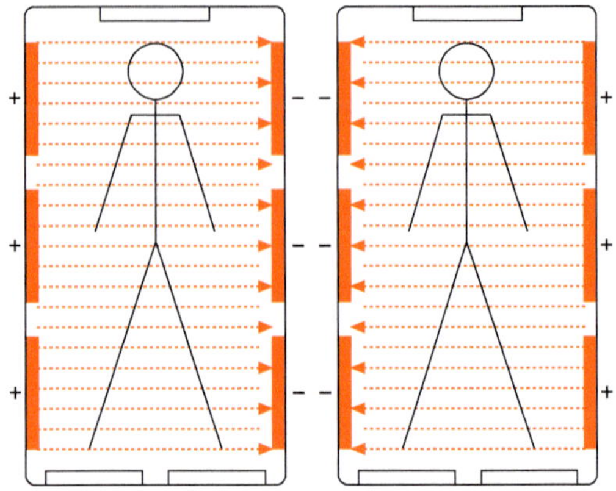

Abb. 4.8 Querdurchflutung [M600, L247]

Indikation	Temperatur
Inkontinenz	33°C
Morbus Perthes rechts	37°C
Ischialgie links	Indifferent
Phantomschmerz bei Z.n. Oberschenkelamputation links	36°C

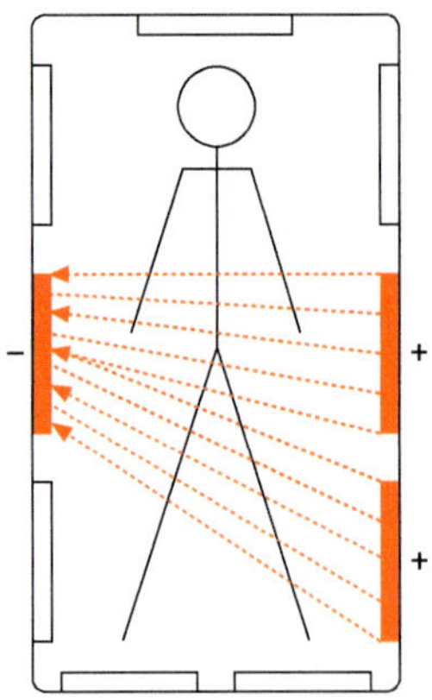

Abb. 4.9 Lokale Querdurchflutung [M600, L247]

Indikation	Temperatur
Koxarthrose rechts	37°C
Art. DBST linkes Bein	37°C
ADD-Insertionstendopathie	37°C
Blockade thorakolumbaler Übergang	37°C

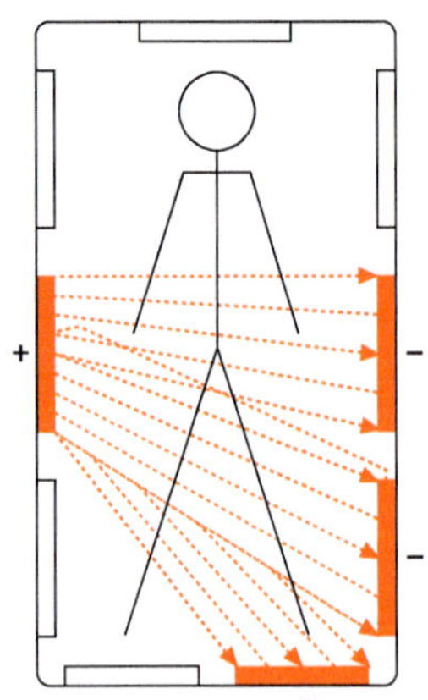

Abb. 4.10 Lokale Querdurchflutung [M600, L247]

Indikation	Temperatur
Obstipation	37°C
Amenorrhö	37°C

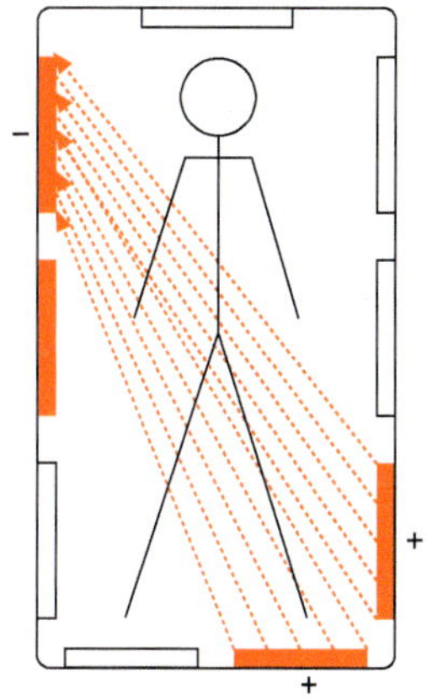

Abb. 4.11 Diagonale Durchflutung [M600, L247]

Indikation	Temperatur
Armplexusparese links	33°C
Plexusneuritis links	34°C
Zervikale DBST	36°C

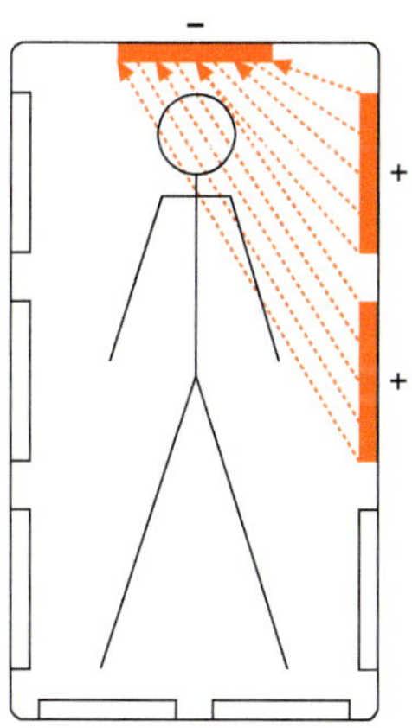

Abb. 4.12 Diagonale Durchflutung [M600, L247]

Hintergrundinformation zu Galvanisation und hydroelektrischen Bädern

Sollen beide Arme oder beide Beine gleichzeitig bei einer trockenen Galvanisation behandelt werden, bietet sich die **tripolare Elektrodenanlage** an. Die in der Peripherie liegenden Elektroden werden mit einem Überbrückungskabel verbunden. Soweit es gerätetechnisch möglich ist, kann auch ein dreiadriges Gerätekabel verwendet werden. Die am Körperstamm liegende Elektrode muss flächenmäßig ebenso groß sein wie die beiden in der Peripherie liegenden Elektroden in ihrer Gesamtfläche.

Für die **instabile Elektrodenanlage** werden Rollenelektroden bzw. im Stangerbad eine Bürstenelektrode mit elektrisch leitenden Borsten benötigt. Dabei wird die Rollenelektrode, auch faradische Rolle genannt, für die Galvanopalpation eingesetzt (► Kap. 3.1.4). Die Bürstenelektrode verstärkt die Wirkung im Stangerbad durch einen zusätzlichen Hautreiz. Auch für das hydroelektrische Teilbad bieten einige Hersteller Zusatzelektroden an, die i. d. R. an der HWS per Rucksackverband befestigt werden. Hierdurch werden eine kürzere Strecke, ein geringerer Widerstand und somit eine intensivere Wirkung erzielt.

Eine besondere Form der Elektrode ist die **Bergonie-Maske** (► Abb. 4.13). Diese E-förmige Elektrode dient u. a. zur Galvanisation einer Gesichtshälfte. Sie ist eine Spezialelektrode zur Behandlung bei Trigeminusneuralgie und Fazialisparese.

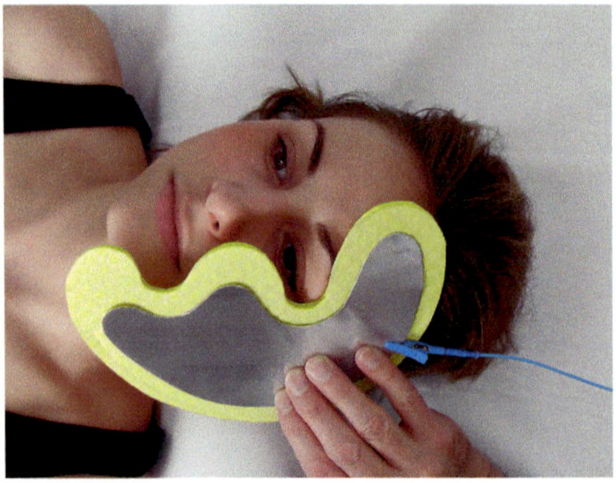

Abb. 4.13 Bergonie-Maske [K334]

Einige Anlagen der hydroelektrischen Bäder erlauben es, neben dem galvanischen Strom auch **stabile faradische Ströme** zur Verbesserung der Sensibilität einzusetzen.

4.1.6 Iontophorese

Unter Iontophorese versteht man das **Einbringen von Medikamenten durch die intakte Haut** unter Einsatz eines elektrischen Stroms. **Leduc** bewies im Jahre 1900 erstmals die Wirksamkeit der Iontophorese. Hierbei setzte er bei zwei Kaninchen eine ausreichende Dosis des letalen Giftes Strychnin ein. Bei der Versuchsanordnung lag bei beiden Versuchstieren das Gift unter den Elektroden auf der Haut. Die von der Anode abgestoßene toxische Substanz penetrierte in den Körper und wirkte tödlich. Das Strychnin unter der Kathode blieb wirkungslos (► Abb. 4.14). In der Folgezeit wurde dieser Versuch durch quantitative, kontrollierte

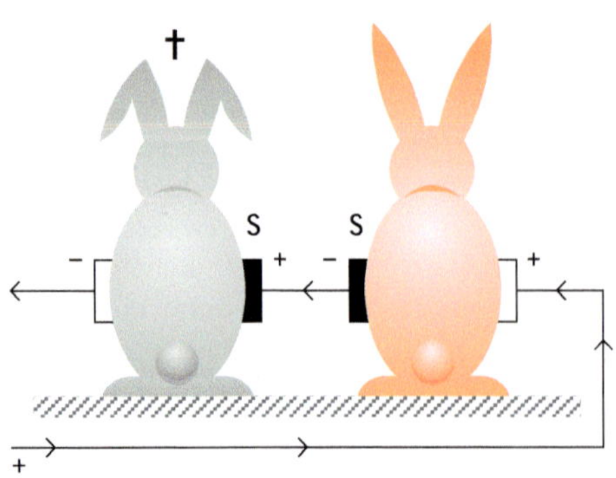

Abb. 4.14 Klassischer Versuch zur Iontophorese nach Leduc [M600, L247]

Messungen mit Radioisotopen signifikant bestätigt.

Die Iontophorese bietet die folgenden **Vorteile:**

- Hohe lokale Konzentration des Medikaments im Behandlungsgebiet
- Geringe Belastung innerer Organe, da die Medikamente unter Umgehung des Gastrointestinaltrakts eingebracht werden
- Der Wirkstoff der Medikamente wird durch den Strom gleichmäßig verteilt und intensiviert.

Als **nachteilig** erweisen sich die folgenden Faktoren:

- Nicht alle Medikamente sind zur Iontophorese geeignet.
- Eine genaue Dosierung des eingebrachten Wirkstoffes ist schwer zu bestimmen.

Für die Iontophorese geeignete **Medikamente** müssen in **ionisierter Form** vorliegen und für diese Form der Medikation freigegeben sein. Die Konzentration des einzubringenden Medikaments, die Menge sowie Polarität und Anwendungsdauer sind der jeweiligen Packungsbeilage zu entnehmen. Wenn diese Informationen fehlen, hat der Therapeut die wirksamen Substanzen und ihre Polarität selbst zu ermitteln, ggf. unter Zuhilfenahme der Roten Liste oder der Informationen eines Apothekers.

Ist die Polarität der Ionen festgestellt, kann das Einbringen erfolgen. Dabei ist zu beachten, dass die abstoßende Wirkung der gleichpoligen Ionen 90 %, die anziehende Wirkung ungleichpoliger 10 % ausmacht. Die Platzierung der Gegenelektrode ist daher wenig bedeutsam, allerdings ist ein zu großer Elektrodenabstand wegen der sensiblen Belästigung zu vermeiden.

Einige Medikamente penetrieren direkt in das Gefäßsystem, andere wiederum bilden Depots und geben die wirksamen Substanzen kontinuierlich über mehrere Tage ab.

Merke

- Kationen (+) werden von der Anode (+) eingebracht.
- Anionen (–) werden von der Kathode (–) eingebracht.

Medikamentengruppen

Sinnvollerweise lassen sich die Medikamente in Gruppen nach ihrer Wirksamkeit unterteilen (► Tab. 4.1).

Tab. 4.1 Für die Iontophorese geeignete Medikamente

Wirkstoff	Einzubringen über
Antirheumatika, Antiphlogistika	
Diclofenac	Kathode (–)
Salicylate	Kathode (–)
Idometacin	Kathode (–)
Gefäß erweiternde Medikamente	
Histamin-Lösung 10 %	Anode (+)
Acetycholin 0,2–0,5 %	Anode (+)
Lokalanästhetika	
Lidocain	Anode (+)
Procain	Anode (+)
Novocain	Anode (+)
Gewebe erweichende Medikamente (Protrolytika)	
Kaliumiodat 2 %	Anode (+)
Hyaluronidase	Anode (+)
Vitamin-B-Komplex (als additive Therapie zur Behandlung peripherer Paresen und Neuralgien)	
Vitamin-B-Komplex	Anode (+)
Gerinnungshemmende Medikamente	
Heparin	Kathode (–)
Hirudin	Kathode (–)
Heparinoide	Kathode (–)
Kortikosteroide	
Hydrocortison	Anode (+)

Dosierungsfaktoren

Die Menge des eingebrachten Medikaments ist von der **Stromstärke** (mA) und der **Dauer** der Iontophorese abhängig. Auch spielt die **Konzentration** des Stoffes eine nicht unbedeutende Rolle. Sie ist der Packungsbeilage des Medikaments zu entnehmen.

Durchführung der Iontophorese

- Das Behandlungsgebiet inspizieren (Befundaufnahme), z. B. hinsichtlich Narben, kleiner Wunden.
- Die Haut reinigen. Dafür keine Reinigungsmittel verwenden, deren Restbestände zu einer ungewollten Iontophorese führen könnten.
- Das Medikament auf einen Träger auftragen, z. B. auf Mullkompressen.
- Der Elektroden anlegen und mit Klettband befestigen (▸ Abb. 4.15, ▸ Abb. 4.16): Auf die angefeuchtete Mullkompresse das Medikament (Salbe oder Gel) auftragen. Sollte das Medikament in flüssiger Form vorliegen, erfolgt das Anfeuchten der Kompresse mit dieser Lösung. Ein weiteres Befeuchten mit Wasser führt zur Veränderung der Konzentration der Lösung. Dann die Kompresse mit dem Medikament auf die Haut auflegen. Es folgt die permeable Folie, die das Eindringen von Wirksubstanzen in die Schwammtaschen verhindert. Auf der Folie die Schwammtaschen mit den Elektroden befestigen.
- Das Gerät vorbereiten, die entsprechende Stromform einstellen, i. d. R. Galv., und die Dosis ermitteln.
- Den Patienten über Wirkweise und mögliche Reaktionen aufklären.
- Die Stromstärke einschleichend hochregulieren.
- Den Patienten nach seinem subjektiven Empfinden befragen.
- Nach Ablauf der Behandlungszeit den Strom ausschleichen lassen, die Elektroden abnehmen und sachgerecht entsorgen.
- Die Behandlung sorgfältig dokumentieren.

Merke

Um eine bessere Verteilung der wirksamen Substanzen zu gewährleisten, bei **Gelenkerkrankungen** unmittelbar im Anschluss an die Iontophorese das betroffene Gelenk **aktiv oder passiv bewegen.**

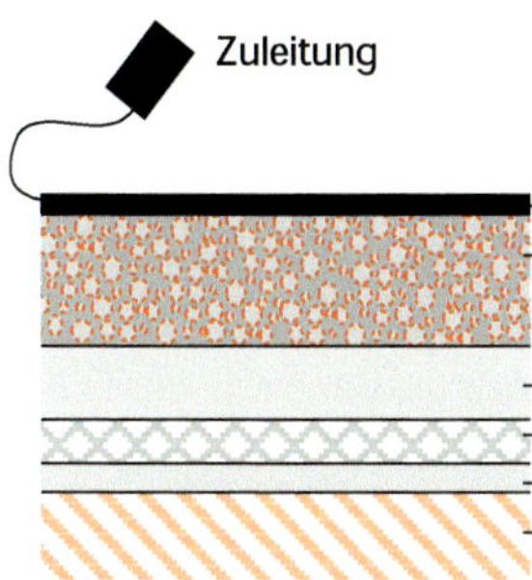

Abb. 4.15 Schematische Darstellung der Elektrodenanlage bei der Iontophorese [M600, L247]

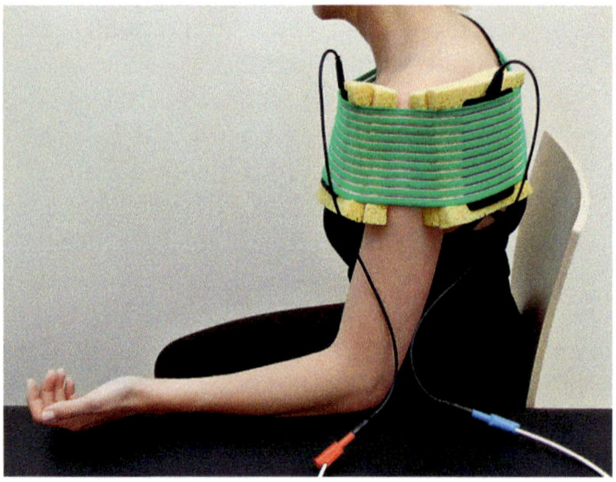

Abb. 4.16 Iontophorese bei Insertionstendopathie an der langen Bizepssehne [K334]

Wechselstrom-Iontophorese

Eine Iontophorese ist auch mit Wechselströmen möglich und zwar sowohl mit niederfrequenten als auch mit mittelfrequenten Strömen. Unter dem Einfluss eines Wechselstroms kommt es ebenfalls zur Diffusion der Ionen durch die Haut. In mehreren Versuchen wurde nachgewiesen, dass etwa nur ein Drittel der Menge des Stoffes wie unter gleichen Voraussetzungen bei einer Gleichstrom-Iontophorese eingebracht wird. Um dieses zu kompensieren, können die Stromstärke oder die Behandlungszeit entsprechend verlängert werden, da keine Verätzungsgefahr gegeben ist.
Die Medikamente können von beiden Elektroden eingebracht werden. Das ist besonders bei Mischpräparaten mit positiven und negativen Ionen günstig. Auch bei nicht-elektronischen Metallimplantaten ist eine Behandlung möglich.

Hintergrundinformation

Eine Indikation für die Iontophorese ist die Behandlung der **Hyperhidrosis,** d. h. abnorme Schweißbildung an Händen und Füßen. Von den Dermatologen wird diese Form als Leitungswasser-Iontophorese bezeichnet. Die Wirksamkeit der Methode ist in Studien belegt, die Wirkweise allerdings nicht bis ins Letzte geklärt. Die Durchführung findet häufig in Arztpraxen statt; ein TENS-Gerät bietet die Möglichkeit einer Heimbehandlung in Eigenverantwortung des Patienten.
Eine Iontophorese ist auch im **Stangerbad** möglich. Die Geschichte des Stangerbades zeigt, dass der Gerbermeister Stanger eine noch deutlichere Linderung seiner rheumatischen Beschwerden erfuhr, als er beim Gerbvorgang der Lohbrühe einen Gleichstrom zuführte. So werden heute auch meist adstringierende Zusätze, z. B. Salhumin, das aus Saluzid und Huminsäure besteht, als Wirkstoffe für die Iontophorese im Stangerbad verwendet.
Bei Kalkablagerungen wird von einigen Autoren der Einsatz der **Iontophorese mit Essigsäure** empfohlen. Laut Angaben eines Geräteherstellers sind die Inhaltsstoffe der Essigsäure in der Lage, unlösliches Kalziumkarbonat in lösliches Kalziumazetat umzuwandeln. Dabei soll eine 2–4-prozentige Lösung eingesetzt werden. Die Lösung kann von jedem Apotheker hergestellt werden. Mit der Lösung eine Kompresse tränken und auf die Haut legen. Dann erfolgt das übliche Prozedere der Iontophorese. Essigsäure wird über die Kathode eingebracht. Als Stromform wird galvanischer Strom empfohlen. Die Behandlungsdauer sollte 20 Minuten nicht überschreiten.

Übungsfragen

1. Welche Wirkungen hat der galvanische Strom?
2. Wodurch können bei Gleichstromdurchflutungen Verätzungen entstehen?
3. Welche Energieformen wirken im Stangerbad?
4. Wieso fließen im Stangerbad Ampère, während sonst in der Elektrotherapie nur Milliampère fließen?
5. Was versteht man unter der Iontophorese?
6. Nennen Sie drei Medikamentengruppen, die für die Iontophorese geeignet sind!
7. Was versteht man unter dem Begriff tDCS?

4.2 Weitere niederfrequente Ströme

4.2.1 Diadynamische Ströme nach Bernard

Die diadynamischen Reizströme wurden von dem französischen Zahnarzt Bernard entwickelt. Es handelt sich um **monophasische sinusförmige Halbwellen** in unterschiedlichen Modulationen. Als sog. **Basisstrom** sollte ein **galvanischer Strom** sensibel unterschwellig unterlegt werden.
Die nachstehend aufgeführten **Modulationen** basieren auf einer Frequenz von 50 Hz. Jede einzelne Halbwelle hat eine Impulsdauer von 10 ms. Es lassen sich folgende Modulationen unterscheiden:

- MF: Monophasé fixe (▸ Abb. 4.17)
  Frequenz: 50 Hz
- DF: Diphasé fixe (▸ Abb. 4.18)
  Frequenz: 100 Hz
- CP: Modulé en courtes périodes (▸ Abb. 4.19)
  Frequenz: 100 Hz und 50 Hz im rhythmischen Wechsel
- LP: Modulé en longues périodes (▸ Abb. 4.20)
  Frequenz: 50 Hz konstant sowie 50 Hz in die Pausen geschwellt

Wirkungen

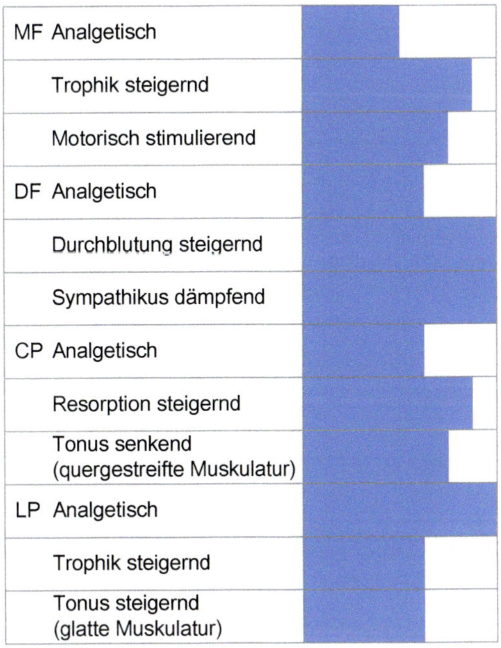

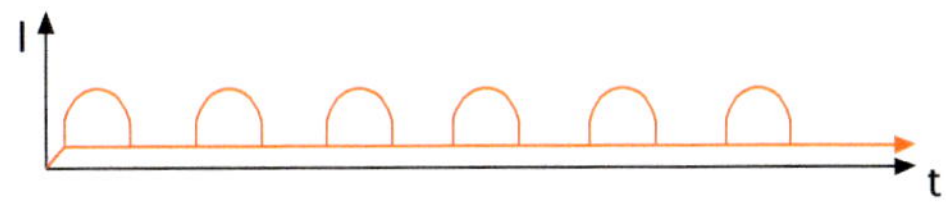

Abb. 4.17 MF-Strom 50 Hz mit galvanischer Basis [M600]

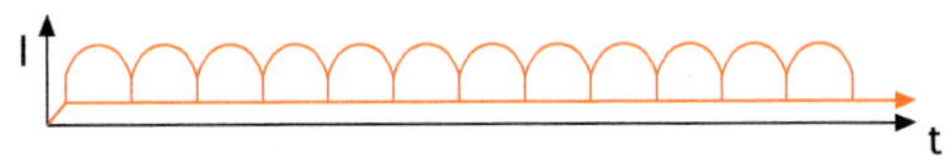

Abb. 4.18 DF-Strom 100 Hz mit galvanischer Basis [M600]

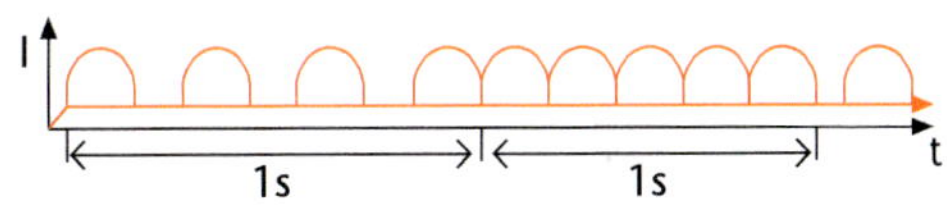

Abb. 4.19 CP-Strom 50/100 Hz mit galvanischer Basis [M600]

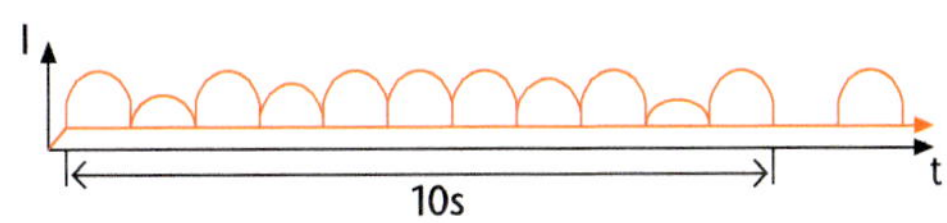

Abb. 4.20 LP-Strom 50 Hz, weitere 50 Hz in die Pause geschwellt, mit galvanischer Basis [M600]

Elektrodenanlagen

Es werden folgende Elektrodenanlagen beschrieben:

- Transregionale Applikation
- Paravertebrale Applikation
- Schmerzpunkt-Applikation
- Gangliotrope Applikation
- Nervenstamm-Applikation

Transregionale Applikation

Unter dieser Applikationsform versteht man die Durchströmung eines **speziellen Behandlungsgebiets,** z. B. die Querdurchströmung eines Gelenks (▸ Abb. 4.21). Häufig findet diese Applikationsform als Initialbehandlung (vorbereitende Behandlung) ihre Anwendung.

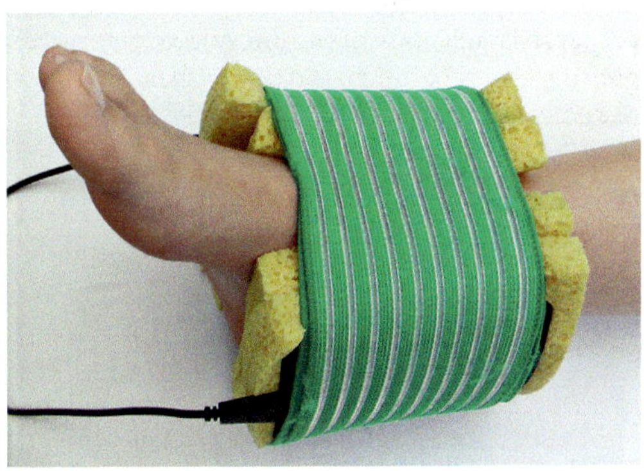

Abb. 4.21 Transregionale Applikation mit diadynamischen Strömen am oberen Sprunggelenk [K334]

Paravertebrale Applikation

Unter dieser Applikationsform versteht man eine Elektrodenanlage auf den **Nervenwurzelaustrittsstellen der Spinalnerven** neben der Wirbelsäule (► Abb. 4.22).

Schmerzpunkt-Applikation

Unter dieser Applikationsform versteht man eine Elektrodenanlage an **gut lokalisierbaren Schmerzpunkten,** die oft primär vorhanden sind, z. B. Triggerpunkte (► Abb. 4.23). Häufig verbleiben im Anschluss an die anderen Applikationstechniken Restschmerzen, die hiermit beseitigt werden können (z. B. Ischiasbehandlung, ► Kap. 14.4.3).

Gangliotrope Applikation

Unter dieser Applikationsform versteht man eine Elektrodenanlage an den relativ gut erreichbaren **Ganglien des Symphatikus,** wie Ganglion cervicale superius, Ganglion stellatum und den übrigen Ganglien des Grenzstrangs (► Abb. 4.24).
Hierbei wird mit der Modulation DF eine Beeinflussung bis hin zur Blockade des vegetativen Nervensystems erreicht. Da diese Beeinflussung aber auch mit anderen Strömen möglich ist, wird die genaue Durchführung an anderer Stelle beschrieben (► Kap. 14.1.4).

Nervenstamm-Applikation

Unter dieser Applikationsform versteht man **das Längsdurchströmen von Nerven** in ihrer gesamten Länge oder auch in Teilabschnitten. Die am häufigsten angewendete Behandlung findet im Bereich des N. ischiadicus statt (► Abb. 4.25).

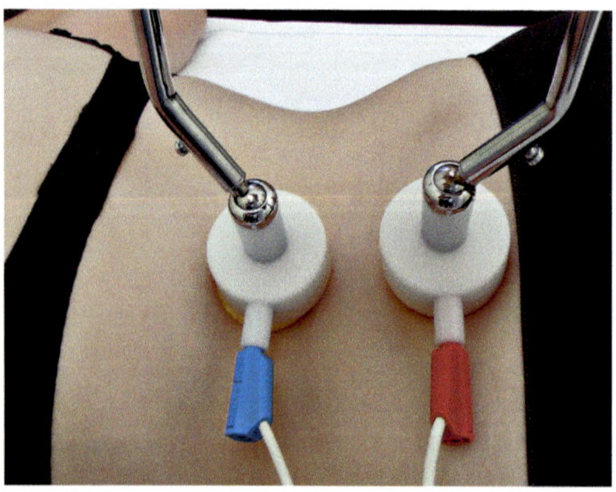

Abb. 4.22 Paravertebrale Applikation mit diadynamischen Strömen an der LWS [K334]

Hintergrundinformation

In der älteren Fachliteratur sowie in einigen Geräten finden sich die Modulationen RS und MM. RS steht für Rhythme syncopé; dieser ist ein 50 Hz-Strom zur Muskelstimulation. Wegen seiner hohen sensiblen Belästigung wird er nur noch selten

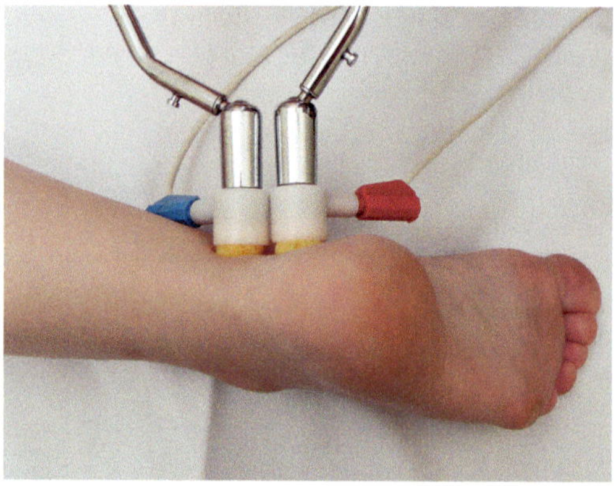

Abb. 4.23 Schmerzpunkt-Applikation mit diadynamischen Strömen an der Achillessehne [K334]

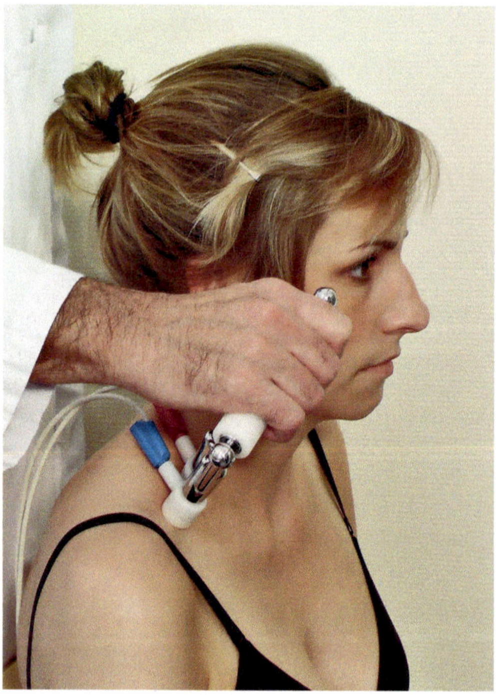

Abb. 4.24 Gangliotrope Applikation mit diadynamischen Strömen am Ganglion stellatum [K334]

angewandt. MM steht für Monophasé modulé, ein Halbweg-gleichgerichteter Wechselstrom in einer Gleichstrom-Modulation. Auch diese Stromform findet nur noch selten Anwendung, da nur noch wenige Geräte über diese Einstellungsmöglichkeiten verfügen.
Zu den Applikationstechniken sei noch anzumerken, dass verschiedene Krankheitsbilder mehrere Elektrodenanlagen in einer Sitzung erforderlich werden lassen. Genauere Angaben ▸ Kap. 14.4.3.

Übungsfragen

1. Auf welcher Frequenz basieren die Modulationen der diadynamischen Ströme?
2. Welche Frequenzen sind bei den diadynamischen Strömen möglich? Ordnen Sie diese den einzelnen Stromformen zu.
3. Nennen Sie die fünf Elektrodenanlagen nach Bernard.
4. Mit welcher Stromform wird eine Grenzstrangblockade durchgeführt?
5. Mit welchen Elektrodenanlagen ist eine Ischialgie besonders gut zu beeinflussen?

4.2.2 Ultra-Reiz-Strom (URS) nach Träbert

Diese Stromform wurde 1957 empirisch von Träbert entwickelt. Es handelt sich um einen **Rechteckimpulsstrom** mit einer Frequenz von **143 Hz.** Die Impulsdauer beträgt 2 ms und die Pausendauer 5 ms (▸ Abb. 4.26). Hauptanwendung des Ultra-Reiz-Stroms ist die akute Schmerztherapie.

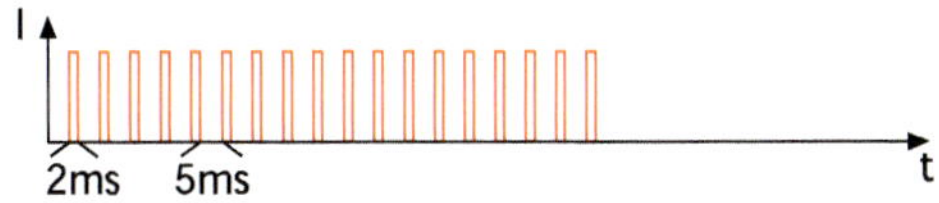

Abb. 4.26 Ultra-Reiz-Strom (143 Hz) [M600]

Wirkungen

Die analgetische Wirkung zeigt sich häufig in einer **Sofortwirkung** und kann bis zu mehreren Stunden anhalten. Da der Ultra-Reiz-Strom eine analgetische und detonisierende Wirkung hat, ist es wesentlich bei Behandlungen am Rumpf, den Patienten auf ein rückengerechtes Aufstehen hinzuweisen. Es sollten nach der Behandlung einige korrigierende und stabilisierende Übungen durchgeführt werden, da der Patient ansonsten in die sternosymphysale Belastungshaltung zurückfallen könnte.

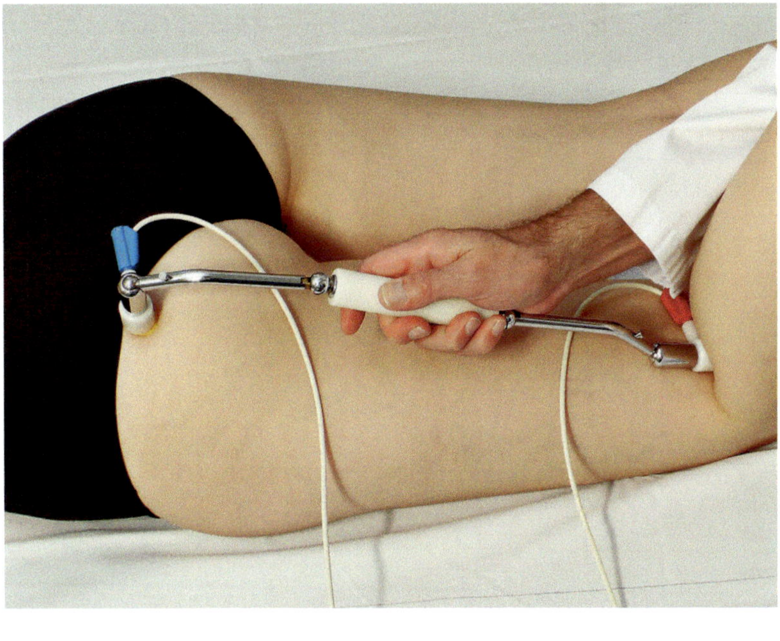

Abb. 4.25 Nervenstamm-Applikation mit diadynamischen Strömen am N. ischiadicus [K334]

Analgetische Wirkung	
Hyperämisierende Wirkung	
Detonisierende Wirkung	

Applikationsschema

Der Ultra-Reiz-Strom sollte nach einem bestimmten Schema verabreicht werden:

1. Phase (1–2 Min.): Stromstärke eben sensibel überschwellig
2. Phase (7–8 Min.): Stromstärke mehrmals an die Toleranzgrenze heranführen
3. Phase (weitere 7–10 Min.): den zuletzt eingestellten Wert einwirken lassen

Es werden tägliche Behandlungen empfohlen; meist reichen kurze Serien von 6–8 Behandlungen aus.

Elektrodenanlage

Als Elektroden eignen sich Plattenelektroden von der Größe 6 × 8 cm oder 8 × 12 cm. Da der Ultra-Reiz-Strom eine polare Wirkung hat, sind die Elektroden wegen der **Verätzungsgefahr** ausreichend zu unterpolstern (2–4 cm dick).

Die **Kathode** wird beim URS auf die **stärkste Schmerzzone** gelegt. Um die Relation zur optimalen Stromstärke zu gewährleisten, ist der Abstand der Elektroden 3 cm zueinander.

Segmentale Elektrodenanlagen (EL)

EL 1 (►Abb. 4.27)

Mögliche Indikationen:

- Kathode oben: Kopfschmerzen
- Kathode unten: Blockade im oberen BWS-Bereich

EL 2 (►Abb. 4.28)

Mögliche Indikationen:

- Kathode oben: Musculus-subscapularis-Syndrom
- Kathode unten: Schmerzzustände nach Rippenfraktur

EL 3 (►Abb. 4.29, ►Abb. 4.31)

Mögliche Indikationen:

- Kathode oben: Interkostalneuralgie
- Kathode unten: Schmerzen im thorakolumbalen Übergang

EL 4 (►Abb. 4.30)

Mögliche Indikationen:

- Kathode oben: Lumbago
- Kathode unten: Sprunggelenksdistorsion

Lokale Elektrodenanlagen

Neben den segmentalen Elektrodenanlagen gibt es auch die Möglichkeit einer lokalen Elektrodenanlage (► Abb. 4.32, ► Abb. 4.33, ► Abb. 4.34).

Modifizierungen des Ultra-Reiz-Stroms

Einige Hersteller bieten einen URS mit einer Frequenz von 181 Hz an. Die Impulsdauer beträgt 0,5 ms und die Pausendauer 5 ms.

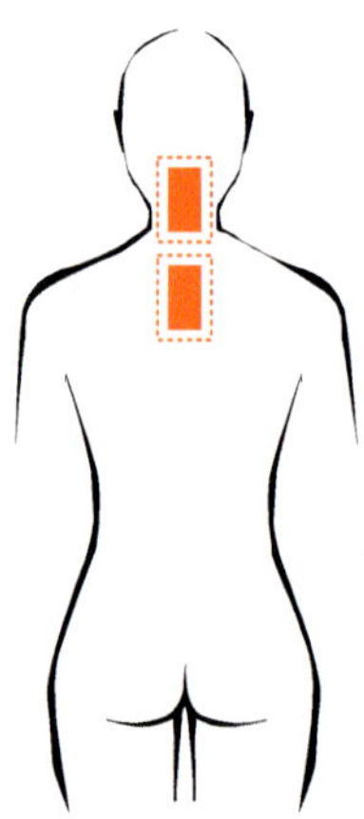

Abb. 4.27 Segmentale Elektrodenanlage EL 1 [M600, L247]

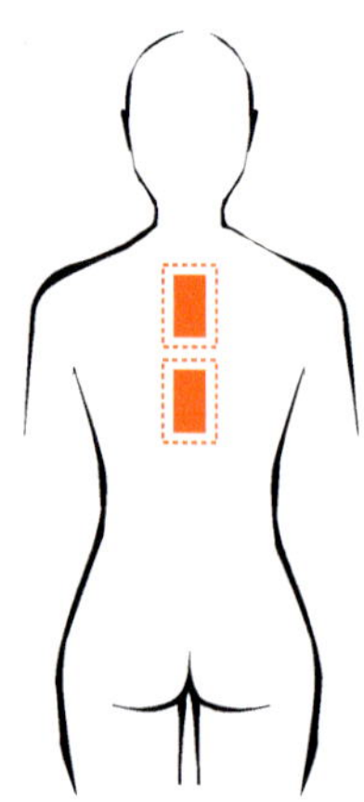

Abb. 4.28 Segmentale Elektrodenanlage EL 2 [M600, L247]

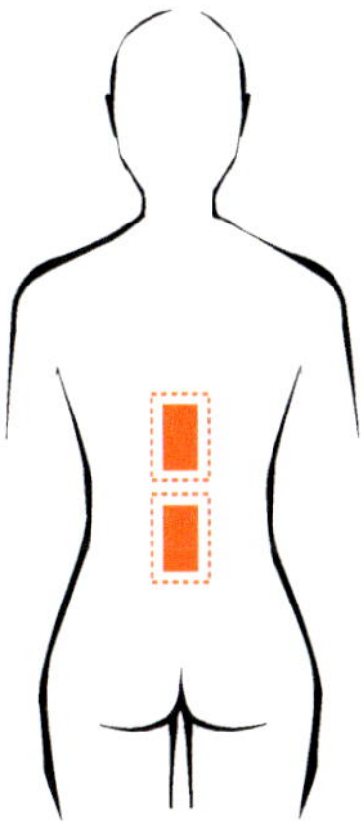

Abb. 4.29 Segmentale Elektrodenanlage EL 3 [M600, L247]

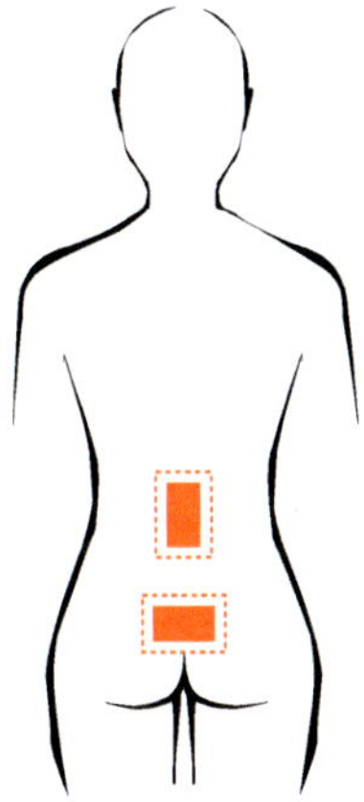

Abb. 4.30 Segmentale Elektrodenanlage EL 4 [M600, L247]

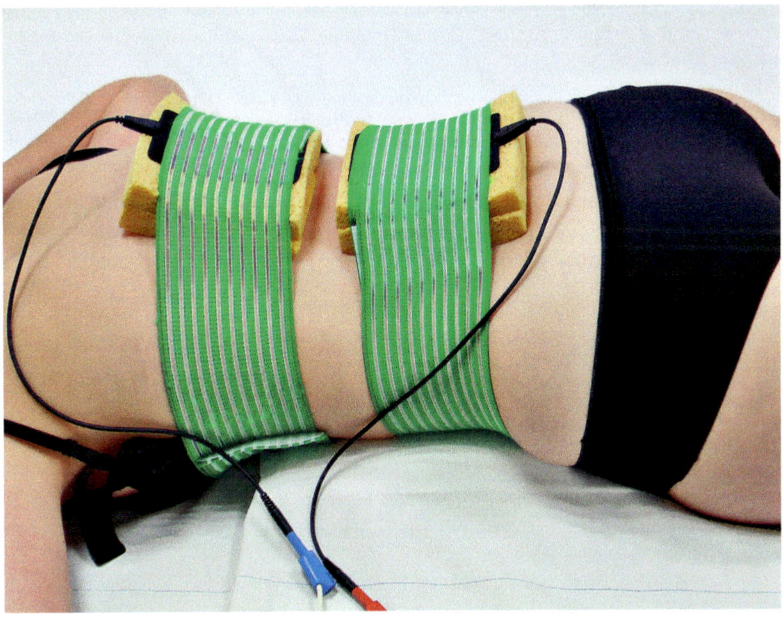

Abb. 4.31 Segmentale Elektrodenanlage für Ultra-Reiz-Strom bei kostovertebraler Blockade der BWS [K334]

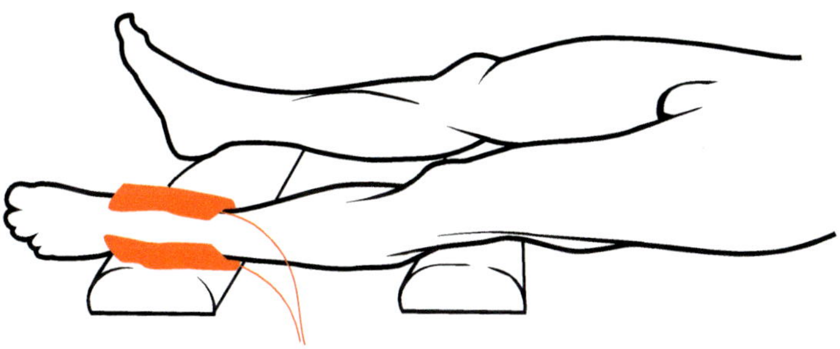

Abb. 4.32 Lokale Elektrodenanlage: Schmerzbehandlung des Sprunggelenks, z. B. nach Distorsion [M600, L247]

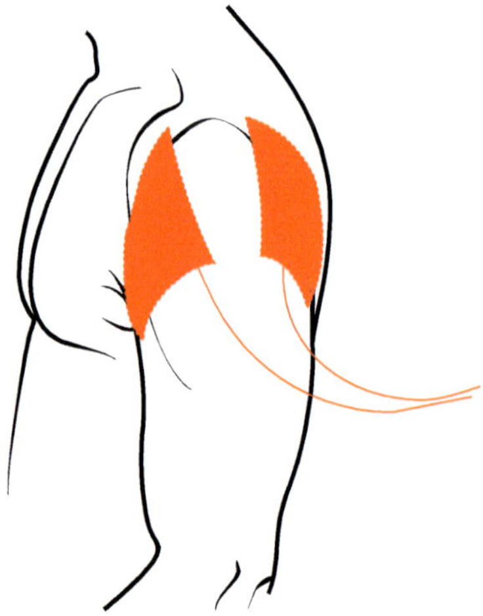

Abb. 4.33 Lokale Elektrodenanlage: Schmerzbehandlung im Schultergelenk, z. B. Periarthritis humeroscapularis, Arthrose, Distorsion [M600, L247]

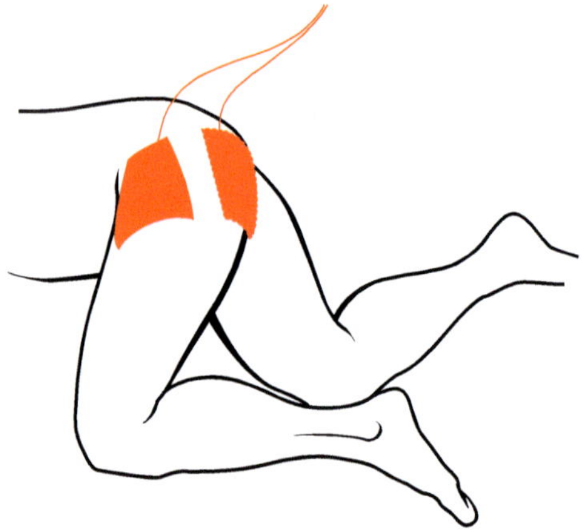

Abb. 4.34 Lokale Elektrodenanlage: Schmerzbehandlung im Hüftgelenk, z. B. Arthrose, nach operativer Spongiosa-Entnahme [M600, L247]

Andere Hersteller bieten die Möglichkeit an, den Ultra-Reiz-Strom so zu verändern, dass die Pause zur negativen Amplitude wird. Es entsteht so ein biphasischer Strom.

Übungsfragen

1. Welche Impuls- und Pausendauer sowie welche Frequenz hat der Ultra-Reiz-Strom?
2. Welche physiologischen Wirkungen werden mit dem URS erreicht?
3. Erläutern Sie das Applikationsschema zur URS-Behandlung.
4. Warum ist es wichtig, bei der Therapie mit URS die Elektroden ausreichend dick zu unterpolstern?
5. Warum sind nach einer URS-Behandlung am Rumpf stabilisierende, physiotherapeutische Übungen empfehlenswert?

4.2.3 Impulsgalvanisation nach Jantsch

Impulsgalvanisation IG30/IG50

Bei der Impulsgalvanisation (IG) handelt es sich um **rhythmisch unterbrochene galvanische Ströme.** Damit liegen sie in ihrer Wirksamkeit zwischen einer Galvanisation und einer Impulsstrombehandlung.

IG 30 steht für einen Strom mit einer Impulsdauer von 30 ms und einer Pausendauer von 50 ms, was einer Frequenz von 12,5 Hz entspricht. Diese Stromform zeigt **Dreieckimpulse** (▸ Abb. 4.35).

IG 50 ist ein Schwellstrom mit einer Schwellfrequenz von 8,33 Hz. Die Impulsdauer beträgt 1 ms und weniger, die Pausendauer wird mit 19 ms und mehr angegeben. Daraus resultiert eine Frequenz des Stroms von 50 Hz. Der Strom wird geschwellt, wobei die Schwelldauer 50 ms anhält, die Schwellpause 70 ms (▸ Abb. 4.36). Bei den kurzen Impulsdauern dieser Stromform ist es unerheblich, ob es sich um einen Rechteck- oder Dreieckstrom handelt, da das gereizte Erfolgsorgan dies nicht mehr differenzieren kann. Zugrunde liegt ursprünglich eine Rechteckstromform.

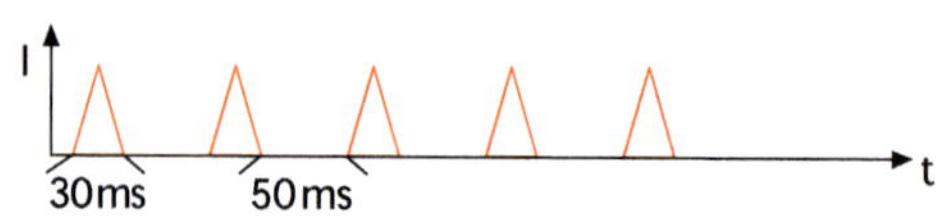

Abb. 4.35 Impulsgalvanisation IG 30 [M600]

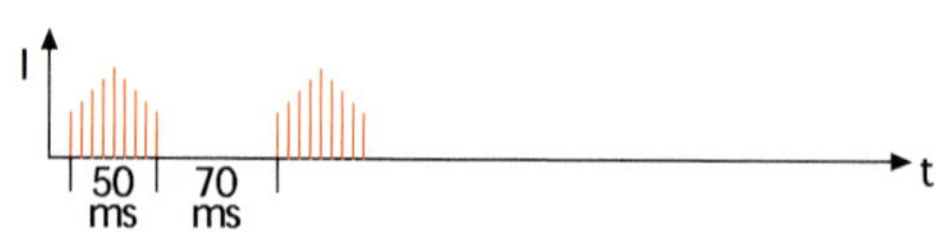

Abb. 4.36 Impulsgalvanisation IG 50 [M600]

Frequenzmodulation (FM)

Bei der Impulsgalvanisation lässt sich die Frequenz modulieren. Unter der Frequenzmodulation (FM) versteht man das Durchlaufen verschiedener Frequenzbereiche von 5–50 Hz. Dabei finden kurze Impulse von 1 ms und weniger Anwendung. Die Frequenzmodulation wird durch eine unterschiedlich lange Pausendauer (50–250 ms) erreicht. Dadurch entstehen Phasen der Impulsverdichtung und der Impulsausdünnung (▸ Abb. 4.37).

Im Bereich der **Impulsverdichtung** kommt es zu einer **tetanisierenden Kontraktion** und im Bereich der **Impulsausdünnung** zu **Einzelkontraktionen.** Auf diesen rhythmischen Wechsel zwischen Tetanisierung und Einzelkontraktion ist die detonisierende Wirkung der FM-Impulsgalvanisation zurückzuführen.

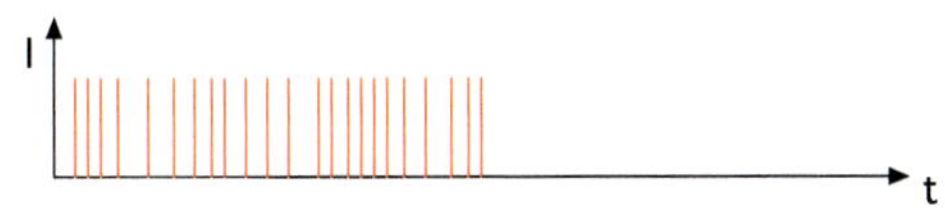

Abb. 4.37 Frequenzmodulation FM [M600]

Wirkungen

IG 30	Analgetisch	
	Hyperämisierend	
	Detonisierend	
IG 50	Analgetisch	
	Hyperämisierend	
	Detonisierend	
FM	Analgetisch	
	Hyperämisierend	
	Detonisierend	

Das Haupteinsatzgebiet der Impulsgalvanisation ist die Sportphysiotherapie. Dies beruht auf der Tatsache, dass die Vibrationen der Muskulatur, die auch als Klopfen beschrieben werden, besonders an den Extremitäten im Sinne einer **Massage** wirken.

Elektrodenanlage

Die Impulsgalvanisation eignet sich für gut lokalisierbare, pathologische Geschehen. Dabei liegt die **Anode** über dem **betroffenen Areal.** Die Intensität ist motorisch schwellig bis überschwellig. Es kann ein deutliches Fibrillieren des Muskelgewebes erreicht werden.

Bei größeren Behandlungsgebieten sollte das ganze Segment durchströmt werden. Die Kathode als indifferente Elektrode wird auf der Wirbelsäule platziert, die kleinere, differente Anode distal in der Peripherie.

Auch die Ströme der Impulsgalvanisation entwickeln eine polare Wirkung und somit besteht eine **Verätzungsgefahr.**

Übungsfragen

1. Welche Wirkungen haben die Stromformen IG 30 und IG 50?
2. Was bewirkt die Frequenzmodulation FM im Hinblick auf die Motorik?

4.2.4 Stochastische Ströme

Bei dieser Stromform handelt es sich um **Rechteck- oder Dreieckimpulsströme** mit einer Impulsdauer von 0,3–1 ms. Die **Pausendauer** zwischen den Impulsen wird stochastisch, d. h. **zufällig** gesteuert (▸ Abb. 4.38). Dabei bleiben die Amplitudengröße sowie die Impulsdauer unverändert. Durch die asynchrone Pause wechselt die Frequenz im Bereich zwischen 5 Hz und 30 Hz.

Hauptziel der stochastischen Stromform ist das **Herabsetzen des Gewöhnungseffekts.** Dadurch bedingt sind auch langfristige Behandlungen möglich. Daher werden stochastische Stromformen häufig auch in TENS-Geräten eingesetzt (▸ Kap. 6). Um die Verätzungsgefahr zu minimieren, werden die Ströme häufig biphasisch abgegeben. Stochastische Ströme finden ihre Anwendung bei **chronischen Schmerzen.**

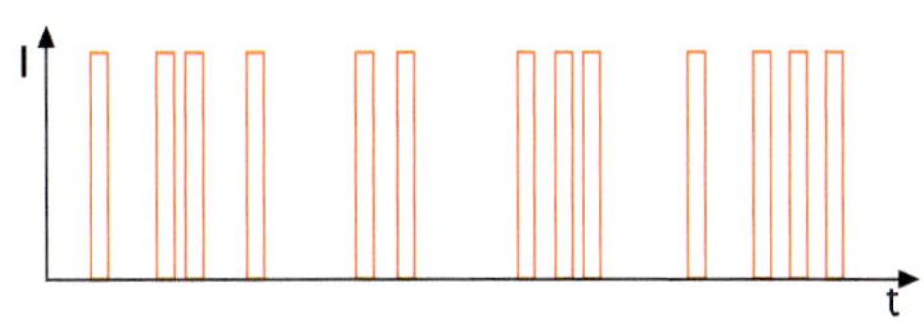

Abb. 4.38 Stochastischer Strom [M600]

Wirkungen

Elektrodenanlage

Bei den stochastischen Strömen sind die bei dem Ultra-Reiz-Strom beschriebenen segmentalen oder lokalen Applikationstechniken möglich (► Kap. 4.2.2).

Übungsfragen

1. Was bedeutet der Begriff stochastisch?
2. Was ist das Hauptziel stochastischer Stromfolgen?

4.2.5 Mikroampère-Ströme

Für diese Stromform wird häufig das Synonym **MENS** (Microcurrent Electrical Neuromuscular Stimulation) verwendet. Es handelt sich um Ströme im Mikroampèrebereich, d. h., es fließen nur millionstel Ampère, die kaum oder **nicht spürbar** sind. Die gängigen Stromstärken liegen zwischen 10 und 700 µA. Es kommen **biphasische Rechteckimpulse** mit einer Impulsdauer von 250 ms und einer gleichlangen Pausendauer zur Anwendung (► Abb. 4.39). Zudem besteht **keine Verätzungsgefahr.**

Neben dieser Stromform unterscheidet man den Mikroampère-Gleichstrom und den Mikroampère-Hochvoltstrom. Außer den klassischen Indikationen wurden in den USA Konzepte für Störungen am Bewegungsapparat für eine Kombinationsbehandlung mit Mikroampère-Strömen und manueller Therapie erarbeitet. Die sehr kurzen Impulse des Mikroampère-Stromes lassen es nicht zu, das Ruhepotenzial in ein Aktionspotenzial umzuwandeln. Somit ist eine Reizung der erregbaren Substanzen nicht gegeben und die Bezeichnung Mikroampère-Reizstrom nicht schlüssig.

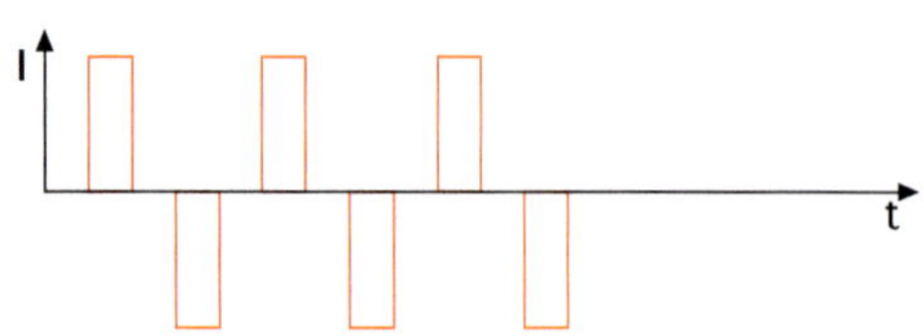

Abb. 4.39 Mikroampère-Strom [M600]

Wirkungen

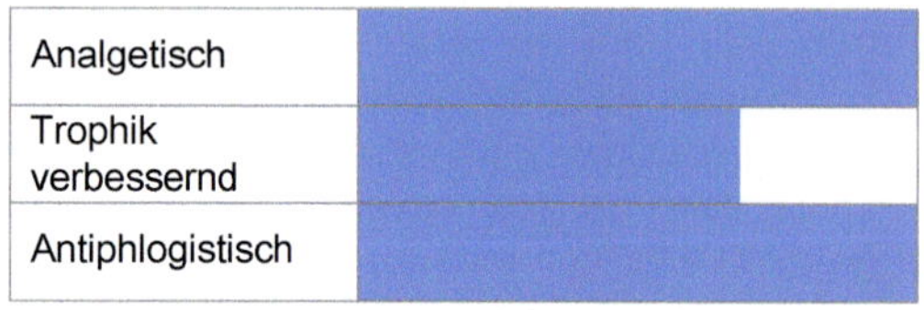

Besonders geeignet ist der MENS-Strom bei akuten Schmerzzuständen, nach Sportverletzungen oder bei Menstruationsbeschwerden. Auch Entzündungen können behandelt werden. Die Trophik verbessernde Wirkung begünstigt den Heilungsprozess von offenen Wunden.

Da der Patient i. d. R. **kein Stromempfinden** wahrnimmt, bleibt die bei der Physiotherapie übliche informelle Wirkung aus. Nicht alle psychosomatischen Erkrankungen eignen sich daher für die Behandlung mit Mikroampère-Strömen.

Elektrodenanlagen

Zum Einsatz kommen Selbstklebeelektroden. Mögliche Elektrodenplatzierungen auf:

- Schmerzpunkten
- Triggerpunkten (Auslösepunkte)
- Reflexpunkten
- Akupunkturpunkten
- Hautdefekten

Die Behandlungsdauer liegt zwischen 20 und 40 Minuten und ist **mehrmals täglich** möglich. Bei der Verteilung über den gesamten Tag sollte der Einsatz im Sinne einer Medikation gesehen werden.

WEITERFÜHRENDE LITERATURHINWEISE

Aliyev RM. Ergebnisse der stationären Rehabilitation nach Knie-Endoprothetik mit und ohne zusätzliche Mikrostromtherapie. Phys Rehab Kur. 2010; 20 (4): 201–206.

Bochdansky T, Ammer K. Prozessmodulierte Mikrostromtherapie (ZYTOENERGESE[R]) im Rahmen der stationären Frührehabilitation nach Knie- bzw. Hüftoperationen. Phys Rehab Kur.2016; 26 (6): 309–318.

4.2.6 Hochvolt-Ströme (HV)

Hochvolt-Ströme, auch **High Voltage** genannt, sind Reizströme, die mit einer konstanten Stromstärke, aber **unterschiedlich hohen Spannungen** >150 V bis zu 500 V verabreicht werden. Diese hohen Spannungen können nur toleriert werden, weil die Impulsdauern der einzelnen Impulse zwischen 4 µs und 40 µs liegen.

Folgende **Impulsformen** werden unterschieden:

- Biphasischer Impuls, der aufgrund seiner steilen Amplitude auch Nadelspitzenimpuls genannt wird (► Abb. 4.40)
- Monophasischer Einzelimpuls (► Abb. 4.41)
- M-förmiger monophasischer Doppelimpuls (► Abb. 4.42)

Hautverätzungen können aufgrund der kurzen Impulse nicht entstehen. Die meisten Geräte erlauben es, alle Impulse mono- oder biphasisch abzugeben.

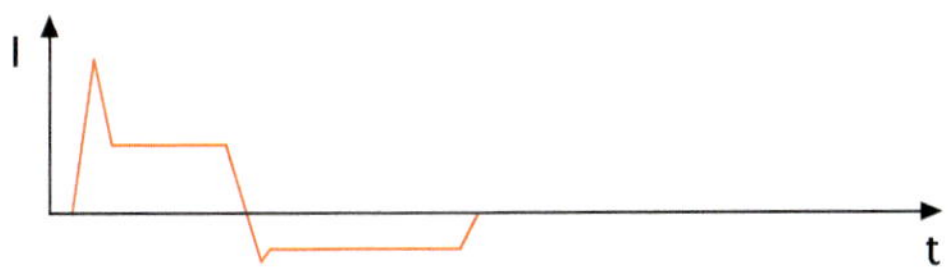

Abb. 4.40 Möglicher Hochvoltimpuls (biphasisch) [M600]

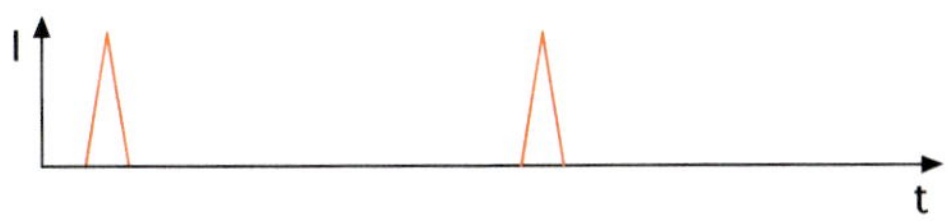

Abb. 4.41 Monophasischer Einzelimpuls [M600]

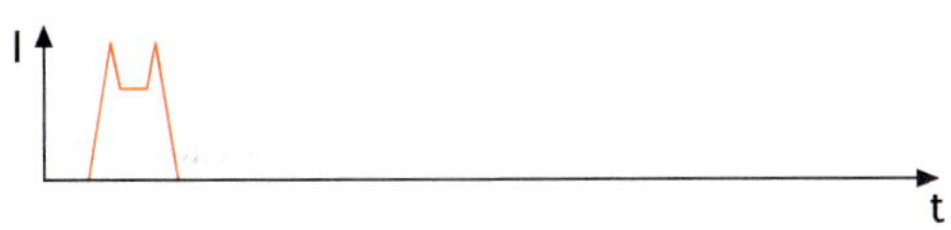

Abb. 4.42 M-förmiger monophasischer Doppelimpuls [M600]

Wirkungen

Hochvolt-Ströme haben auf Grund ihrer guten Verträglichkeit ein breites Wirkungsspektrum besonders im analgetischen Bereich. Die Wirkung der Hochvolt-Ströme ist frequenzabhängig (► Tab. 4.2).

Tab. 4.2 Wirkungen und Frequenzen der Hochvolt-Ströme

Wirkung	Frequenz
Analgetische	80–200 Hz
Hyperämisierend venös Hyperämisierend arteriell	10 Hz 70–100 Hz
Muskelstimulation (nur bei innervierter Muskulatur möglich)	20–50 Hz
Muskeldetonisierung	100 Hz
Resorptionssteigerung	100 Hz

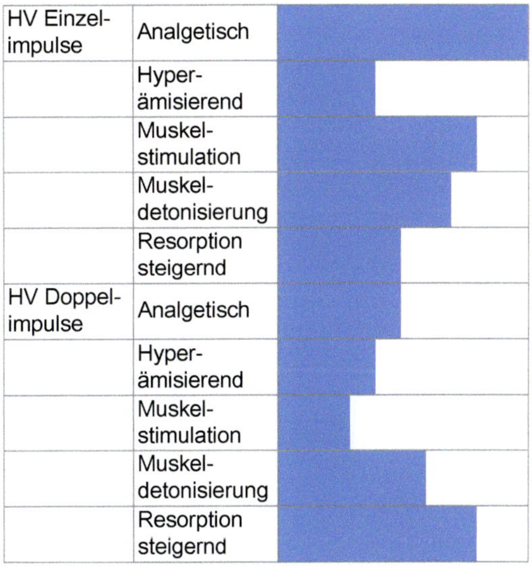

Elektrodenanlagen

Hochvolt-Ströme zeichnen sich durch eine **gute sensible Verträglichkeit** aus. Der Hautwiderstand (VDR = Voltage Dermatom Resistent) wird durch Anlegen der hohen Spannung leicht überwunden, sodass auch eine **große Eindringtiefe** ins Gewebe erreicht wird.

Da **keine Verätzungen** entstehen können, ist laut Angaben der Hersteller der Einsatz von Schwammtaschen nicht erforderlich. Empfehlenswert sind jedoch zur besseren Stromverteilung dünnere Viskoseschwämme.

Unterbrechungen des eingeschalteten Stromkreises durch Abheben der Elektroden führen zu keiner Öffnungszuckung (► Kap. 2.4). Zur Schmerzbehandlung eignen sich die in ► Kapitel 4 beschriebenen Platzierungen der Elektroden. Die Muskelstimulation ist nur bei intaktem Nerv-Muskel-System möglich. Sie kann mit beiden Elektroden als Reizelektrode über den jeweiligen motorischen Reizpunkt durchgeführt werden.

Hintergrundinformation

Bei den meisten Geräten wird in der Intensitätsanzeige die Voltzahl angegeben. Dies ist unbedingt bei der Dokumentation zu berücksichtigen. Die sensible Reizschwelle liegt relativ hoch, je nach Elektrodenanlage und Patient zwischen 80 und

120 V. Das kann gelegentlich zu Verunsicherungen führen, da der angezeigte Wert für die sensible Reizschwelle bei der Angabe in mA in wesentlich geringeren Bereichen liegt. Bei Unklarheiten über die angezeigten Maßeinheiten sind die Angaben der Gerätehersteller zu beachten.
Hochvolt-Ströme sind auch bei Metallimplantaten einsetzbar. Ausgenommen sind die elektronischen Implantate (z. B. Schrittmacher). Hochvolt-Ströme sind auch in TENS-Geräten vertreten (► Kap. 6.2).

Übungsfragen

1. Warum können MENS-Ströme keine Verätzungen bewirken?
2. Wo werden die Elektroden bei der Therapie mit MENS-Strömen bevorzugt platziert?
3. Warum können bei Hochvolt-Strömen Spannungen bis 500 V schadlos toleriert werden?

4.2.7 Indikationen und Kontraindikationen

Indikationen (► Tab. 4.3)

Tab. 4.3 Anwendung niederfrequenter Ströme bei ausgewählten Krankheitsbildern

Erkrankung	Diadynamische Ströme				URS	Impulsgalvanisation			Stochastisch	MENS	HV
	MF	DF	CP	LP		IG 30	IG 50	FM			
Achillodynie			X		X			X	X		X
Adnexitis									X	X	
Arterielle Durchblutungsstörung		X			X		X				
Arthrose			X		X						X
Amputation					X				X		X
Bandscheibenvorwölbung			X	X	X						X
Morbus Bechterew			X		X			X	X		X
Bursitis										X	
Brachialgie					X						X
Commotio cerebri			X[1]		X[1]					X	
Dekubitus	X	X				X				X	
Distorsion		X	X		X				X		
Dysmenorrhö						X				X	
Epikondylitis			X	X	X			X			
Z. n. Fraktur						X				X[2]	X
Gelenkerguss			X								X
Haltungsschwäche	X							X			X
Hypertonus			X		X	X	X	X			X
Ischialgie		X	X	X	X						X
Kontraktur		X	X	X				X			
Kontusion			X		X		X				
Kopfschmerz		X[3]	X		X					X	X[3]

Tab. 4.3 Anwendung niederfrequenter Ströme bei ausgewählten Krankheitsbildern *(Forts.)*

Erkrankung	Diadynamische Ströme				URS	Impulsgalvanisation			Sto-chas-tisch	MENS	HV
	MF	DF	CP	LP		IG 30	IG 50	FM			
Lumbalgie			X	X	X	X					
Z. n. Luxation	X		X								X
Muskelatrophie[4]											X
Muskelzerrung			X	X		X	X				
Myalgie		X	X		X		X				
Myogelose		X	X	X	X			X			
Narbe		X				X			X		
Neuralgie		X	X		X					X	
Phantomschmerz					X				X		X
Z. n. Osteosynthese										X	X
Periarthritis humero-scapularis[5]		X	X	X	X		X	X	X		X
Periostistis			X	X						X	
Polyarthritis		X							X	X	
Morbus Scheuermann		X		X	X						
Schlafstörungen[6]						X					
Sehnen-, Kapsel- und Gelenkaffektion		X				X	X			X	X
Sympathische Reflex-dystrophie (Morbus Sudeck)[7]		X	X								
Thoraxtrauma					X						
Ulcus cruris	X	X				X				X	
Varizen			X								X
Wirbelsäulenblockade[8]					X			X			X
Zervikalsyndrom		X	X		X						

[1] Bei postkommotionellen Zuständen ist abzuklären, ob nicht eine intrakranielle Blutung vorliegt. Die hyperämisierende Wirkung der Ströme könnte diese verstärken.
[2] Amerikanische Untersuchungen haben gezeigt, dass MENS-Ströme die Trophik deutlich verbessern. Sie werden bei Störungen der Frakturheilung eingesetzt. Diese Wirkung kann durch Implantation eines Drahtes um die Fraktur verstärkt werden.
[3] Die Stromform DF und Hochvoltströme mit 100 Hz können zur Behandlung vegetativ bedingter Kopfschmerzen eingesetzt werden.
[4] Die Muskelatrophie stellt nur dann eine Indikation dar, wenn die faradische Erregbarkeit noch vorhanden ist.
[5] PHS ist eine unspezifische Diagnosestellung. Die Wahl der Stromform hängt von der jeweiligen betroffenen Struktur ab. Diese lässt sich durch die physiotherapeutische Befund- und Untersuchungstechnik ermitteln.
[6] ▸Kap. 14.3.4
[7] Im Stadium 1 (entzündliches Stadium) zur Resorptionssteigerung Stromform CP, in Stadium 2 (Minderdurchblutung) Strom DF zur gangliotropen Applikation.
[8] Zur Vorbereitung manualtherapeutischer Mobilisationstechniken durch Senkung hypertoner Muskulatur

Tab. 4.4 Kontraindikationen für die Behandlung mit niederfrequenten Strömen. R = regional begrenzte Kontraindikation, Z = zeitlich begrenzte Kontraindikation.

Erkrankung	Diadynamische Ströme				URS	Impulsgalvanisation			Stochastisch	MENS	HV
	MF	DF	CP	LP		IG 30	IG 50	FM			
Depression					R	R					
Entzündliche Hauterkrankung	R	R	R	R	R	R	R	R	R		
Elektronische Implantate, Schrittmacher	R	R	R	R	R	R	R	R	R	R	R
Infektions-, fieberhafte Erkrankungen	Z	Z	Z	Z	Z	Z	Z	Z	Z		Z
Herzerkrankungen	R	R	R	R	R	R	R	R	R	R	R
Morbus Bechterew	Z	Z	Z	Z	Z	Z	Z	Z	Z		Z
Psychose	Z	Z	Z	Z	Z	Z	Z	Z	Z	Z	Z
Rheumatisches Fieber	Z	Z	Z	Z	Z	Z	Z	Z	Z		Z
Schwangerschaft	R/Z	R/Z	R/Z	R/Z	R/Z	R/Z	R/Z	R/Z	R/Z	Z	Z
Sensibilitätsstörungen	R	R	R	R	R	R	R				
Strahlenschäden der Haut	R	R	R	R	R	R	R	Z	Z		R

Kontraindikationen (►Tab. 4.4)

Absolute Kontraindikationen gibt es im strengeren Sinne nicht, wenn unter Einhaltung gewisser Voraussetzungen die beschriebenen Reizströme angewendet werden. Es werden regional und zeitlich begrenzte Kontraindikationen im Folgenden aufgeführt.

Erläuterungen

- **Depression:** Das durch die Ströme URS und IG 30 erzeugte Druckgefühl kann bei depressiven Patienten mit schmerzhaften Wirbelsäulenerkrankungen zur Verstärkung der Symptomatik führen.
- **Entzündliche Hauterkrankungen:** In den entzündlichen Hautarealen ist der Hautwiderstand herabgesetzt. Dadurch entsteht eine starke sensible Belästigung. Zudem besteht eine erhöhte Verätzungsgefahr.
- **Herzschrittmacher und andere elektronische Implantate:** Bisher gibt es keine allgemein verbindliche wissenschaftliche Studie, in der beschrieben wird, welche Reaktionen bei welchem Schrittmacher ausgelöst werden. Aus diesem und forensischen Gründen wird von der Behandlung abgeraten. Sollte eine Elektrotherapie dennoch dringlich erforderlich und verordnet sein, ist genau dokumentarisch festzuhalten, wie weit die Elektroden von den elektrischen bzw. elektronischen Teilen entfernt sind. Bei einem Abstand der Elektroden von 50 cm dürfte nach dem derzeitigen Stand der Erkenntnisse keine störende Irritation auftreten. Intensitäten von 50 mA dürfen dabei nicht überschritten werden. Darüber hinaus sollten zur weiteren Absicherung die Angaben des Operateurs sowie die des Herstellers zu Rate gezogen werden.
- **Infektionserkrankungen:** Eine Ausbreitung sowie ein erneutes Aufflammen der infektiösen Erkrankung könnten provoziert werden.
- **Herzerkrankungen:** Irritationen des Reizleitungssystems sind bei einer transkardialen Durchströmung möglich.
- **Morbus Bechterew:** Da ein Schub im Allgemeinen zeitlich nicht genau zu begrenzen ist, kann eine Elektrotherapie einen Schub verstärken oder erneut auslösen.
- **Psychose:** Aufgrund einer häufig gestörten Interaktionsfähigkeit können die erforderlichen Parameter nicht eindeutig bestimmt werden.

- **Rheumatisches Fieber:** vgl. Morbus Bechterew; im fieberhaften Schub keine Elektrotherapie durchführen.
- **Schwangerschaft:** In den ersten und letzten 3 Monaten keine segmentale Applikation unter Th7 durchführen, damit keine Beeinträchtigung der Nidation entsteht bzw. keine vorzeitige Wehentätigkeit ausgelöst wird.
- **Sensibilitätsstörungen:** Durch Beeinträchtigung der sensiblen Rückmeldung kann nur eine erschwerte, indikationsbezogene Dosierung erfolgen.
- **Strahlenschäden:** Die durch eine Bestrahlung vorgeschädigte Haut sollte durch die elektrolytischen Vorgänge nicht weiter geschädigt werden.

Übungsfragen

1. Warum ist vor der Behandlung von postkommotionellen Kopfschmerzen eine intrakraniale Blutung auszuschließen?
2. Mit welchen Strömen ist nach einer Osteosynthese eine Schmerzbehandlung möglich?
3. Welche Stromform und welche Elektrodenanlage wenden Sie bei der Sudeck-Dystrophie im Stadium II an?
4. Warum soll ein depressiver Patient nicht mit URS im Bereich der Wirbelsäule behandelt werden?
5. Warum stellen kardiologische Erkrankungen eine regional begrenzte Kontraindikation dar?
6. Warum ist in den ersten und letzten 3 Monaten der Schwangerschaft eine Elektrotherapie im Bereich unter Th7 kontraindiziert?

Mittelfrequente Ströme

5

Der Bereich mittelfrequenter Ströme umfasst die Frequenzen zwischen **1 000 Hz und 300 000 Hz.** Gildemeister definierte erstmals den Begriff Mittelfrequenz (1944) für den Bereich von 1 000 Hz bis 100 000 Hz. Mittelfrequenz ist eine medizinspezifische Bezeichnung, die in der Elektrotechnik nicht so weit verbreitet ist.

5.1 Grundlagen

Mittelfrequente Ströme zeichnen sich durch eine gute Verträglichkeit aus; selbst bei hoher Dosierung ist die sensible Belästigung durch die Ströme relativ gering. Die Begründung hierfür leitet sich vom kapazitiven Widerstand der Haut ab. Der **kapazitive Widerstand** ist der **Widerstand in Abhängigkeit von der Frequenz.** Die Maßeinheit für die Kapazität ist 1 Farad.

Der Widerstand verhält sich zur Frequenz umgekehrt proportional, d. h., bei niedrigen Frequenzen steigt der Hautwiderstand, während er bei höheren Frequenzen abnimmt (▶ Abb. 5.1).

J. Dumoulin und G. de Bisschop stellten in einer Messung fest, dass sich bei einer Elektrodenfläche von 100 cm^2 und einer Kapazität von 1 Mikrofarad bei einem Wechselstrom von 50 Hz ein Widerstand von 3 200 Ω ergab und bei 4 000 Hz nur noch ein Widerstand von 39,8 Ω gemessen wurde.

In der Therapie werden bei den gängigen Verfahren Frequenzen zwischen 4 000 Hz und 8 000 Hz eingesetzt. Neuere Verfahren gehen sogar bis 32 000 Hz. Bei den genannten Frequenzen ist der **Widerstand** so **gering,** dass hohe Stromstärken verabreicht werden können. Diese haben zur Folge, dass auch **tiefer liegende Gewebe** durchströmt werden.

Mittelfrequente Ströme sind nullliniensymmetrische Wechselströme; dadurch ist eine **Verätzungsgefahr ausgeschlossen.** Sollte jedoch eine galvanische Komponente oder monophasische Stromformen abgegeben werden, z. B. bei dem in der Schweiz verbreiteten Gerät NOVODYN®, ist eine Verätzungsgefahr wieder gegeben.

Wechselströme mit 100 000 Hz führen noch zu einer Reizung erregbarer Strukturen, obwohl ihre einzelnen Perioden kürzer sind als die absolute Refraktärzeit des gereizten Substrats. Normalerweise könnte ein Einzelimpuls eine Erregung nicht erreichen. Kommt eine Reizung dennoch zustande, ist diese auf die Summation vieler kurzer Perioden zurückzuführen. Diese Erkenntnis bezeichnet man als **Gildemeister-Effekt oder Summationseffekt:** Mehrere kleine Reize wirken als ein starker Reiz.

5.2 Wirkungen

Neben einer mittelfrequenten Trägerfrequenz entsteht eine Wirkfrequenz im niederfrequenten Bereich. Erreicht wird dies durch die Amplitudenmodulation und die Interferenz (▶ Kap. 5.4, ▶ Kap.

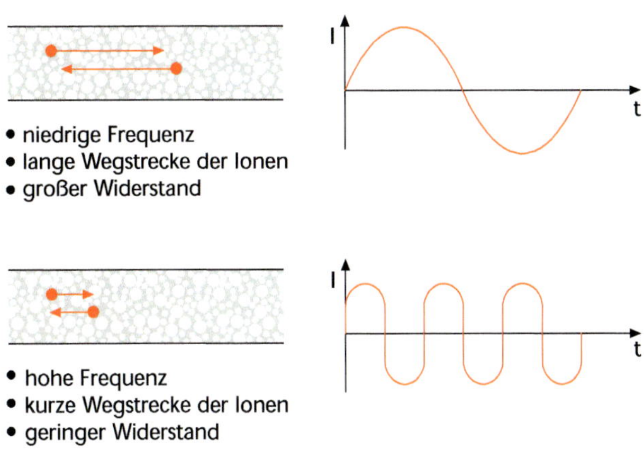

Abb. 5.1 Frequenzabhängiger Widerstand [M600]

Tab. 5.1 Nieder- und mittelfrequente Wirkungen

Niederfrequente Wirkungen	Mittelfrequente Wirkungen
Trägerfrequenz 4000–8000 Hz Wirkfrequenz siehe Wirkung	Frequenz 4000–8000 Hz
• Analgesie 50–200 Hz • Muskelstimulation: – Dynamische Funktion 20–30 Hz – Statische Funktion 30–50 Hz – Muskelrelaxation 100 Hz • Ödemreduktion 3,5–10 Hz • Förderung der Reinnervation 10–20 Hz	• Analgesie • Antiphlogistisch • Ödemreduktion • Förderung der Regeneration • Steigerung der Zellfunktionen

5.5). Die Wirkungen der mittelfrequenten Ströme im niederfrequenten bzw. mittelfrequenten Bereich sind der ► Tab. 5.1 zu entnehmen.

5.2.1 Niederfrequente Wirkungen

Analgesie Eine dominante Wirkung der MF-Therapie ist die analgetische Wirkung (► Kap. 2.2). Durch die gute Verträglichkeit der Ströme ist bei entsprechender Dosierung eine massive Schmerzlinderung bis hin zur mehrtägigen Schmerzfreiheit zu erreichen. Hauptwirkwege sind der Plateaueffekt und die zentrale Hemmung.

Muskelstimulation Muskulatur, die mit MF-Strömen gereizt werden soll, muss faradisch erregbar sein. Alternativ dazu kann auch der MF-Test nach Lange aussagen, ob eine Reizung möglich ist (► Kap. 8.1).Quergestreifte Muskulatur reagiert auf Reize von 20–60 Hz, während die glatte Muskulatur auf Frequenzen von 0,5–5 Hz anspricht. Beide Muskelfasertypen relaxieren bei 100 Hz.

Ödemreduktion Für die Ödemreduktion sind mehrere Wirkwege möglich. Über die Aktivierung der Muskelpumpe mit 3,5 Hz wird der Abbau beschleunigt. Arbeitet man über den Wirkweg der Sympathikusreizung, kommt die Frequenz von 10 Hz zum Einsatz. Moderne Geräte kombinieren beide Wirkwege in einem speziellen Ödemprogramm.

Förderung der Reinnervation Voraussetzung für dieses Behandlungsziel ist eine Therapiedauer von 30 Minuten und mehr. Die Elektroden werden so platziert, dass das geschädigte Areal eng umschrieben durchströmt wird. Die Intensität soll sensibel überschwellig sein, motorisch aber unterschwellig bleiben.

5.2.2 Mittelfrequente Wirkungen

Analgesie Mittelfrequente Ströme bewirken eine Schmerzlinderung über die Verteilung der Schmerzmediatoren im Gewebe (Schütteleffekt, ► Kap. 2.2). Wegen der geringen sensiblen Belästigung haben sich diese Ströme bei akuten Schmerzzuständen bewährt.

Antiphlogistische Wirkung Durch Anregung des Zellstoffwechsels werden entzündliche Prozesse in ihrem Abbau beschleunigt. Der Rückgang der Entzündungszeichen ist oft schon nach einer Behandlung zu erkennen. Diese Wirkung stößt an ihre Grenzen, wenn es sich um systemische Entzündungen handelt.

Ödemreduktion Ebenfalls durch den Schütteleffekt werden die Diffusionsvorgänge begünstigt und somit eine schnellere Ödemreduktion erreicht.

Förderung der Regeneration Durch die vermehrte Zufuhr von Nährstoffen werden regenerationsfähige Gewebe in ihrer Funktion unterstützt.

Steigerung der Zellfunktionen Enzyme und Koenzyme, z. B. das cAMP, werden durch mittelfrequente Ströme aktiviert und so der Zellstoffwechsel verbessert.

Merke

- Mittelfrequente Ströme mit niederfrequenter Wirkung erzielen eine Reaktion im Muskel- und Nervengewebe.
- Reine mittelfrequente Ströme haben eine Wirkung auf den Zellstoffwechsel.
- Je mehr sich die Frequenz dem hochfrequenten Spektrum nähert, desto mehr tritt die thermische Wirkung in den Vordergrund.

Übungsfragen

1. In welchem Frequenzbereich ist die Mittelfrequenz angesiedelt?
2. Was wird als kapazitiver Widerstand bezeichnet?
3. Was wird unter dem Gildemeister-Effekt verstanden?
4. Was ist eine Trägerfrequenz?
5. Mit welcher Frequenz ist eine Aktivierung der Muskelpumpe zu erreichen?
6. Warum eignen sich akute Schmerzustände für die Behandlung mit MF-Strömen?
7. Wie lange ist die Behandlungsdauer zur Förderung der Reinnervation bei einer peripheren Nervenläsion?
8. Welche Hertzzahl wird zum Aufbau der quergestreiften Muskulatur benötigt?

5.3 Unmodulierte Ströme

Die einfachste Form mittelfrequenter Ströme sind die „reinen“ MF-Ströme oder die unmodulierten Ströme (▸ Abb. 5.2). Es handelt sich um ein Ein-Kreisverfahren, d. h., es gelangt nur **ein Stromkreis** zur Anwendung.

Die Stromform wird von jedem MF-Gerät abgegeben. Die Frequenzen sind unterschiedlich, je nach Hersteller zwischen 4000 und 8000 Hz. Die Wirkung verteilt sich auf das gesamte durchflossene Gebiet, ist aber elektrodennah am intensivsten.

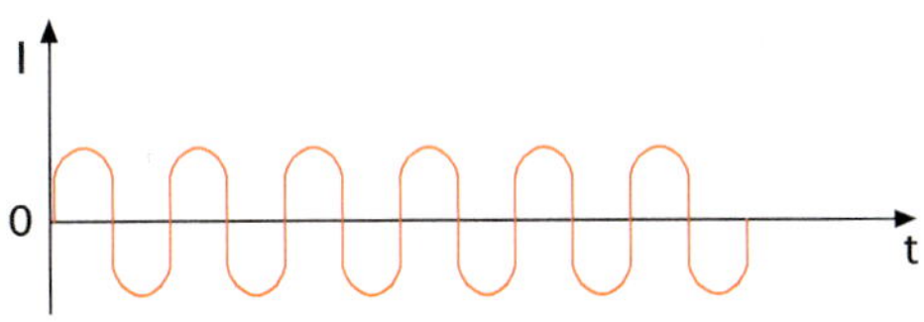

Abb. 5.2 Unmodulierter Strom bzw. reine MF [M600]

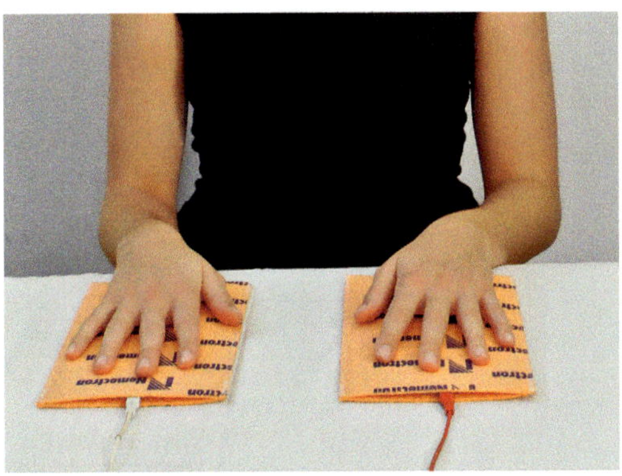

Abb. 5.3 Unmodulierte Mittelfrequenz zur Behandlung einer leichten Polyneuropathie [K334]

Wirkungen

Unmodulierte MF-Ströme wirken nur bedingt als Reizströme, d. h. zur Auslösung von motorischen Reaktionen sind diese nicht geeignet. Ihre Hauptwirkung ist die **Stoffwechselförderung.**

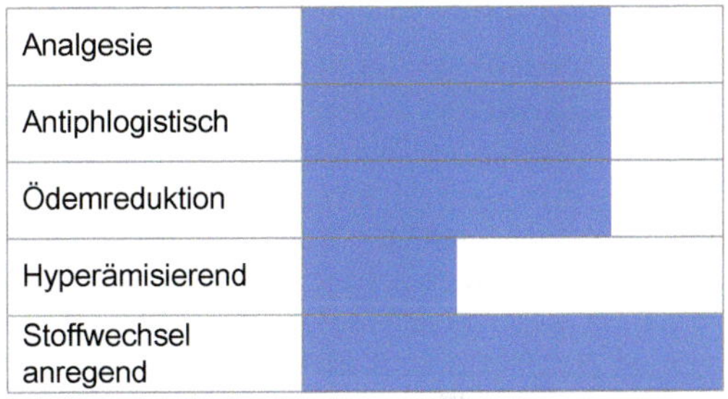

Für unmodulierte Ströme werden transregionale Elektrodenanlagen eingesetzt, wie sie von anderen Stromarten bekannt sind. Am Beispiel einer leichten Polyneuropathie wird eine Durchflutung der oberen Extremität gezeigt (▸ Abb. 5.3).

Eine weitere Form unmodulierter mittelfrequenter Stromarten ist der Endosan®-Strom (▸ Abb. 5.4). Dieser wurde von der Firma Nemectron entwickelt. Zwei MF-Ströme mit 4000 Hz laufen deckungsgleich, sodass es endogen zu einer annähernden Intensitätsverdoppelung kommt. Dabei müssen sich die beiden Stromkreise endogen kreuzen. Dies bezeichnet man als **Zwei-Kreisverfahren.** Durch die Intensitätsmaxima der MF-Ströme wird eine erhebliche **Tiefenwirkung** erreicht.

Mit großem Erfolg werden diese Ströme in der **Sportphysiotherapie** eingesetzt.

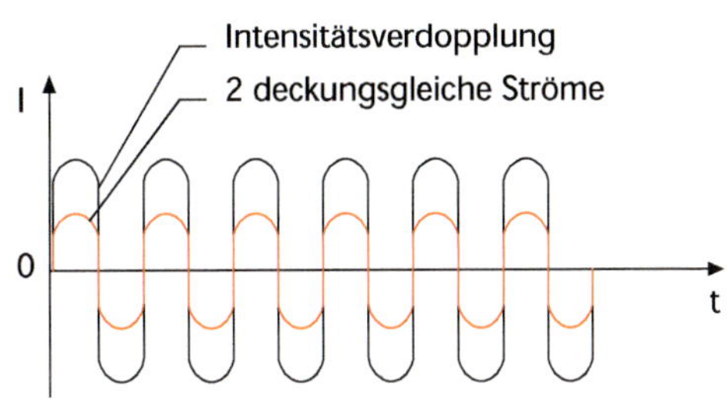

Abb. 5.4 Endosan®-Strom [M600]

5.4 Amplitudenmodulierte Ströme (AMS)

Bei diesen Stromformen wird die Mittelfrequenz genutzt, um eine niederfrequente Wirkung reizarm im Körper zu erreichen. Durch die unterschiedlichen Stromstärken der MF-Impulse entstehen ein An- und Absteigen der Impulsfolgen und dadurch eine eigene Frequenz im NF-Bereich (▶ Abb. 5.5).

AMS-Ströme werden im **Ein-Kreisverfahren** appliziert. Zwischen den beiden Elektroden kommt es zu einer eindeutigen Definition des durchströmten Gebiets, d. h., die Feldkonzentration ist im gesamten Gebiet gleichmäßig.

Die Trägerfrequenzen liegen zwischen 4 000 und 8 000 Hz, während sich die Wirkfrequenz im biologischen Spektrum zwischen 0,5 und 250 Hz bewegt. Die Wirkungen sind frequenzabhängig und können der ▶ Tab. 5.1 entnommen werden.

Wenn die faradische Erregbarkeit erhalten ist, besteht die Möglichkeit, auch mit mittelfrequenten Strömen bzw. AMS eine Muskelstimulation durchzuführen (▶ Abb. 5.6).

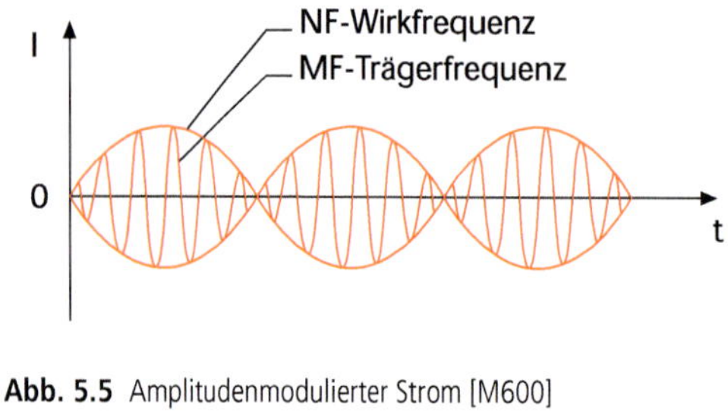

Abb. 5.5 Amplitudenmodulierter Strom [M600]

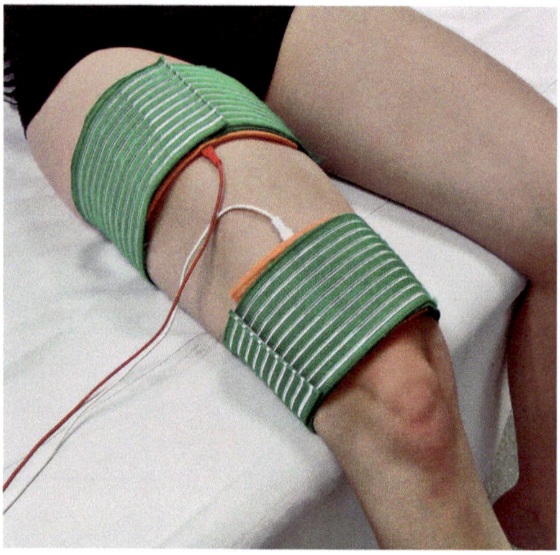

Abb. 5.6 Amplitudenmodulierter Strom (NF, 20 Hz) zur Muskelstimulation des M. quadriceps femoris [K334]

5.5 Interferenzströme

Unter dem Begriff Interferenz versteht man das **Überlagern von Wellen.** Die Ursprünge gehen auf den österreichischen Physiker Nemec zurück. Die Interferenz zählt zu den ältesten Verfahren in der Mittelfrequenztherapie. Durch Überlagerung zweier mittelfrequenter, frequentdifferenter Ströme entsteht endogen um die Schnittstelle das Therapiefeld (▶ Abb. 5.7).

In dem Therapiefeld entsteht eine **niederfrequente Wirkung.** Dies geschieht durch die **Phasenverschiebung** der beiden MF-Ströme. Wenn der Wellenberg eines Stromkreises dem Wellental des zweiten Stromkreises gegenübersteht, kommt es zur Aufhebung der Stromwirkung; dies wird auch als **subtraktive Superposition** bezeichnet. Verlaufen die Wellenberge der beiden Ströme deckungsgleich, kommt es zur Addition der Intensität; man spricht von der **additiven Superposition.** Durch die Phasenverschiebung werden alle möglichen gegenüber liegenden und überlagernden Positionen erreicht, sodass ein neuer Strom mit einer Frequenz im niederfrequenten Spektrum entsteht. Dieser Strom wird als **Schwebung** bezeichnet.

Die **Indikationen** leiten sich für alle MF-Verfahren aus ▶ Kapitel 5.2 ab.

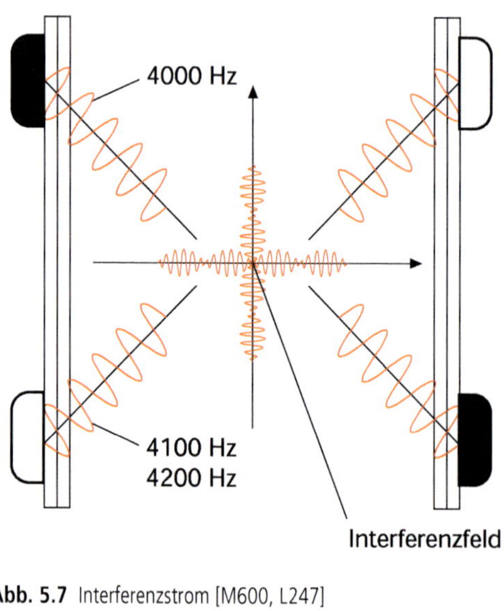

Abb. 5.7 Interferenzstrom [M600, L247]

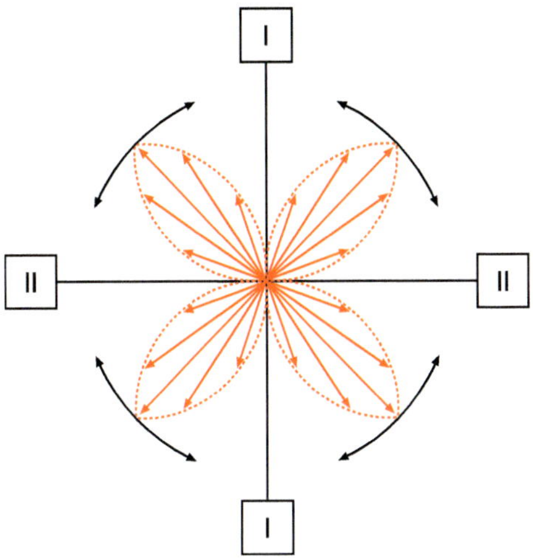

Abb. 5.8 Dynamisches Interferenzfeld [M600, L247]

Kontraindikationen sind elektronische Implantate sowie frische Thrombosen. Während einer Schwangerschaft darf der Uterus nicht durchflutet werden.

Vektor-Dynamik – Endodyn®

Durch unterschiedliche Intensitäten in den beiden Stromkreisen werden die Wirklinien des Interfrequenzfeldes rhythmisch verschoben. So entsteht aus einem statischen Interferenzfeld ein **dynamisches Feld.** Dadurch wird eine Akkommodation vermieden und ein gleichmäßiges Therapiefeld erzielt (► Abb. 5.8).

Elektrodenanlage

Bei der Applikation der Elektroden ist darauf zu achten, dass das Behandlungsgebiet in den Therapiefeldern um die Schnittstelle liegt. Eine Vielzahl verschiedener Elektroden ermöglicht eine gezielte Therapie. In der Regel werden die vier Elektroden quadratisch oder rechteckig angelegt. Aber auch bei einer linearen Applikation entsteht ein Interferenzfeld (► Abb. 5.9).

Stereodynamische Interferenz

Grundgedanke dieser Technik ist es, dass sich die Ionen im Körper in alle Richtungen, also dreidimensional, bewegen. Um dieses räumliche Verfahren umzusetzen, werden drei mittelfrequente Wechselströme (5000 Hz) verwendet. Die Behandlung erfolgt über **drei Stromkreise,** die dem Körper über zwei Elektrodensets bzw. Sternelektroden zugeführt werden (► Abb. 5.10). Die Reizorte können am Gerät durch die Tasten Endo- bzw. Exogen im Körper verlagert werden.

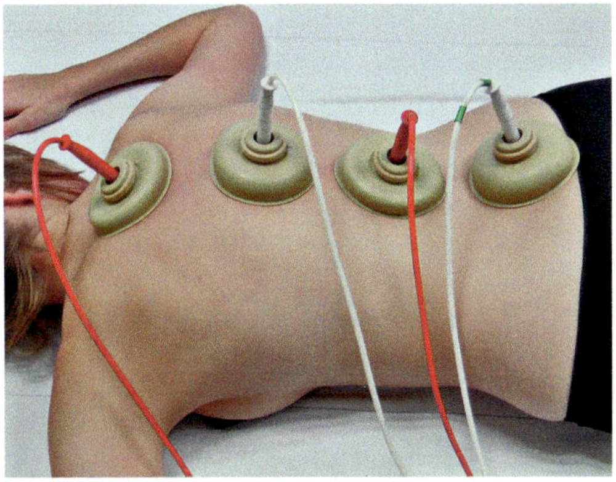

Abb. 5.9 Lineare Applikation von Interferenzströmen an der Wirbelsäule [K334]

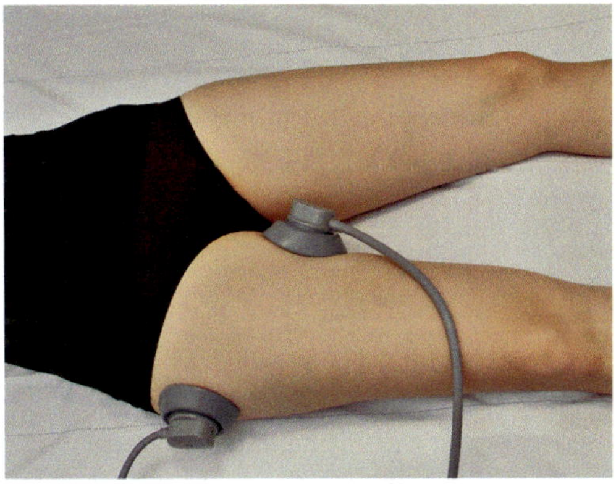

Abb. 5.10 Durchflutung des Hüftgelenks mit stereodynamischer Interferenz. In den Vakuumelektroden befinden sich jeweils 3 Elektrodenflächen. Bei Gelenkdurchflutungen ist eine Überlagerung der 3 Stromkreise zu gewährleisten. Daher müssen die Kabelansätze der zuführenden Patientenkabel voneinander weg weisen, wie hier nach kranial und kaudal oder auch nach dorsal und ventral. [K334]

5.6 Sonderformen der Mittelfrequenztherapie

5.6.1 Hochtontherapie (HiToP®)

Die Hochtontherapie ist eine **Weiterentwicklung der Mittelfrequenztherapie.** HiToP® steht für die englische Bezeichnung „High Tone Power Therapy“, was als Hochton-Leistungstherapie übersetzt

wird. Entwickelt wurde dieses Therapieverfahren von dem Neurologen Dr. med. Hans Ulrich May, der auch die Patentrechte besitzt. Die Geräte werden in Deutschland von der Firma gbo (Gerätebau Odenwald) in Rimbach hergestellt.
Schon sehr früh erkannte Siegfried Koeppen (1935), dass Wechselströme mit höheren Frequenzen diverse Wirkungen auf den Zellstoffwechsel haben. Die Ströme wurden als **Tonfrequenzströme** bezeichnet, da die Frequenzen bis in den Tonfrequenzbereich 16–20 000 Hz (Hörspektrum) reichten. Diese Stromform setzte sich nicht durch. Dafür prägte sich etwas später der Begriff Mittelfrequenzströme ein. Dieser wurde von Gildemeister kreiert und von Nemec für seine Interferenzströme weiter verwendet (► Kap. 5.5). May beschäftigte sich zunächst mit den Mittelfrequenzströmen und entwickelte dann 1988 die Hochtontherapie.

Technische Grundlagen SimulFAM®i

Bei amplitudenmodulierten Strömen ändert sich die Frequenz und die Stromstärke bleibt gleich. In der Regel sind die Modulationsfrequenzen von 0,5 bis 250 Hz und die Trägerfrequenzen zwischen 4 000 und 8 000 Hz zu finden. Bei der Hochtontherapie werden die Frequenz und die Stromstärke gleichzeitig, also simultan, verändert. Bei ansteigender Frequenz kann auch die Stromstärke gesteigert werden, weil bei höheren Frequenzen die sensible Belästigung geringer ist (► Kap. 5.1). Die **simultane Frequenz- und Amplitudenmodulation** wird als SimulFAM®i bezeichnet. Der letzte Buchstabe „i" bedeutet, dass sich die Intensität erhöht.
Das Hochtongerät arbeitet im Frequenzbereich zwischen 4 096 und 32 768 Hz. Der Durchlauf der Frequenzen erfolgt über 3 Oktaven in 72 Vierteltonschritten zu je 1 Sekunde. Der aus der Musik bekannte Begriff „Oktave" wird auch in der Hochfrequenztechnik genutzt, als Angabe für einen Frequenzbereich, dessen obere und untere Grenzfrequenz ein Verhältnis von 2 : 1 aufweisen. In der Musik ist der Kammerton A auf die Frequenz von 440 Hz festgelegt. Das nächst höhere A liegt bei genau 880 Hz; somit eine Oktave höher. Durch diese verschiedenen Frequenzen werden im Körper alle geladenen Teile in unterschiedliche Schwingungen versetzt, die dann die unterschiedlichsten Wirkungen auslösen. Während bei der klassischen vertikalen Stimulation meist nur eine Frequenz zur Verfügung steht, kommt es beim SimulFAM®i zu einem Frequenz-Scan.
Dabei geht man in der Praxis wie folgt vor: Mit der unteren Frequenz von 4 096 Hz die maximal vom Patienten tolerierte Stromstärke hochregeln. Es wird ein angenehmes Kribbeln verspürt. Danach mit der mittleren Frequenz von 16 384 Hz die Stromstärke wiederum erhöhen, bis die gleiche sensible Reaktion wahrgenommen wird. Diese ermittelten Intensitätswerte werden vom Gerät registriert. Im Anschluss erfolgt ein Durchlaufen von 16 384 bis 32 768 Hz in Vierteltonschritten. Dann wird das gesamte Spektrum von der höchsten bis zur niedrigsten Frequenz in beide Richtungen kontinuierlich durchlaufen. Ein Durchlauf dauert 144 Sekunden.

Wirkungen

Die Wirkungen sind sehr vielfältig. Es werden lokale und auch allgemeine Wirkungen beschrieben. Durch die schnellen Schwingungen werden die in den Körperflüssigkeiten gelösten Substanzen wie Mineralien, Vitamine, Nähr- und Schlackenstoffe sowie Schmerz- und Entzündungsmediatoren im Körper verteilt. Das bedeutet, dass der **Zellstoffwechsel** begünstigt wird. Durch die Verteilung der Schmerzmediatoren werden **Schmerzen reduziert** (► Kap. 2.2). Der Entzündungsabbau wird unterstützt und das **Abheilen von Wunden** dadurch beschleunigt. Somit können z. B. lokale Entzündungen oder Schmerzen behandelt werden. Bei einer Ganzkörperanlage kommt es zu einer **Verbesserung des Allgemeinbefindens,** z. B. bei psychosomatischen Erkrankungen.

Technische Grundlagen SimulFAM®X

Bei der zweiten Therapiemöglichkeit, dem SimulFAM®X, werden wie bei der klassischen Elektrotherapie Muskeln, Nerven und andere Gewebe gereizt. Aufbauend auf die von SimulFAM®i bekannten Frequenzen von 4 096 bis 32 768 Hz werden beim SimulFAM®X niederfrequente Reizwirkungen erzeugt.

Wirkungen

Die **Stoffwechsel** verbessernden Wirkungen des SImulFAM®i bleiben auch beim SimulFAM®X bestehen. Neben dieser Wirkung sind frequenzabhängige Wirkungen zu beobachten:

- 0,1–1,5 Hz: langsame Muskelbewegung → zur Detonisierung und Anregung der Muskelpumpe
- 3 Hz: Aktivierung der Lipolyse
- 10 Hz: Vasokonstriktion → zur Ödembehandlung

- 20 Hz: Muskelstimulation → zur Behandlung der diabetischen Polyneuropathie
- 100 Hz: Analgesie, nach dem Prinzip der Gegenirritation

Indikationen und Kontraindikationen

Folgende **Hauptindikationen** werden empfohlen:
- Schmerzen
- Chronische Entzündungen
- Degenerative Erkrankungen, z. B. Arthrosen
- Periphere und zentrale Störungen des Nervensystems
- Schlaffe und spastische Muskulatur
- Ödeme
- Psychosomatische Erkrankungen
- Funktionelle Störungen in den Verdauungsorganen, z. B. Obstipation, Meteorismus
- Asthma bronchiale
- Psoriasis, Neurodermitis
- Strahlenschäden
- Schlafstörungen
- Funktionelle Herzrhythmusstörungen
- Diabetes mellitus und diabetische Polyneuropathien
- Borreliose
- Adipositas
- Chronisch venöse Insuffizienz

Als **Kontraindikationen** werden genannt:
- Akute Phasen bei allgemeinen oder lokalen Infektionserkrankungen
- Herzerkrankungen mit massiven Herzrhythmusstörungen
- Schwangerschaft
- Elektronische Implantate, z. B. Herzschrittmacher

Merke

Metallimplantate wie Nägel, Schrauben, Endoprothesen oder die Spirale dürfen bei der Hochtontherapie im Behandlungsgebiet liegen.

Dauer

Während die herkömmlichen elektrotherapeutischen Maßnahmen eine Behandlungsdauer von 20–30 Minuten aufweisen, beträgt die empfohlene Regeldauer bei der Hochtontherapie **60 Minuten.**

Häufigkeit

Die Häufigkeit ist **diagnoseabhängig.** So ist die Hochtontherapie z. B. bei der diabetischen Polyneuropathie im Sinne einer Medikation zu sehen. Nicht selten wird hier von Patienten, die ein Heimgerät besitzen, berichtet, dass die Geräte **täglich** zum Einsatz kommen. Gleiches gilt für Patienten mit chronischen Schmerzen. Die Häufigkeit der Behandlungen liegt in der Regel bei **2–3 Therapien pro Woche.**

Dosierung

Je nach Therapieziel wird die sensible oder motorische Reizschwelle überschritten. Ein unangenehmes Stromgefühl darf in keinem Fall auftreten.

Elektrodenanlage

Es werden je nach Krankheitsbild bis zu 4 Kanäle gleichzeitig zur Stromabgabe genutzt. Dabei können bis zu 10 Elektroden eingesetzt werden (▸ Abb. 5.11). Jedoch ist eine Applikation mit nur 2 Elektroden ebenfalls möglich, die weniger zeitintensiv ist (▸ Abb. 5.12). Auf Viskoseschwammtaschen kann verzichtet werden. Die Elektrodenplatten sind mit Wasser oder NaCl-Lösung zu benetzen. Die beiden Verfahren SimulFAM®i und SimulFAM®X können auch gleichzeitig während einer Therapiesitzung appliziert werden.

Hintergrundinformation

Die Hochtontherapie ist eine Selbstzahlerleistung. Einige Sozialversicherungsträger übernehmen bei klarer Indikationsstellung und nach vorheriger Anfrage Teile der Kosten.

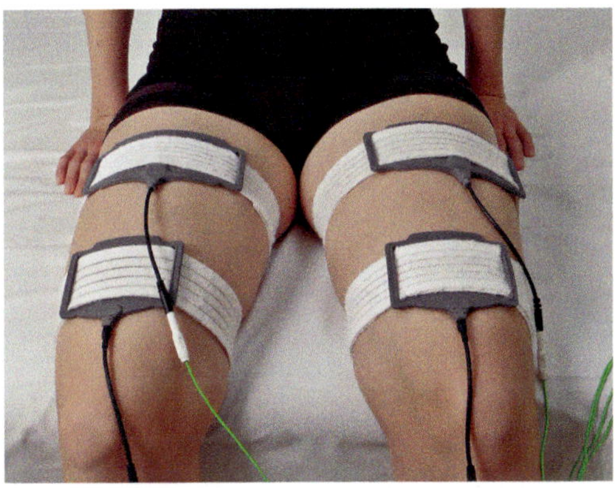

Abb. 5.11 Hochtontherapie bei Polyneuropathie [K334]

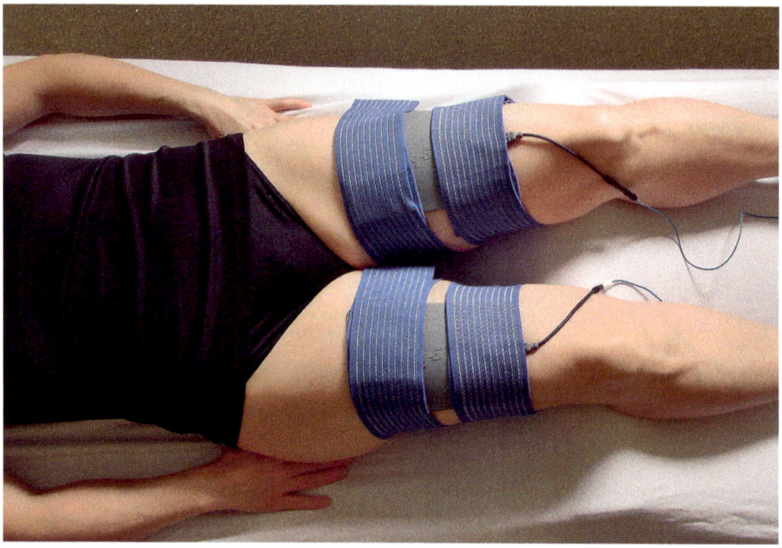

Abb. 5.12 Variante der Hochtontherapie mit nur 2 Elektroden [K334]

Spezifisch auf einen Patienten ausgerichtete Heimgeräte können von der Herstellerfirma bezogen werden.

WEITERFÜHRENDE LITERATURHINWEISE

Reichstein L, Nickell S, Ziegler D, Scherbaum WA, Martin S. Effektive treatment of symptomatic diabetic polyneuropathy by high-frequency external muscle stimulation. J Diabetologia. 2005; 48 (5): 824–828.

5.6.2 WYMOTON®-Verfahren

Ein primär auf die Reizung der Skelettmuskulatur ausgerichtetes Verfahren war die WYMOTON®-Therapie. Die Untersuchungen der physiologischen Wirkweise dieser **reinen Wechselströme** auf die Skelettmuskeln gehen auf die Initiatoren des Wymoton®-Verfahrens Wyss und Senn zurück.

Übungsfragen

1. Welche Wirkungen haben unmodulierte MF-Ströme?
2. Wo entsteht das Interferenzfeld?
3. Was ist eine subtraktive Superposition?
4. Welche Aufgabe hat der Vektor oder Endodyn®?
5. Was ist eine stereodynamische Interferenz?
6. Beschreiben Sie die technischen Grundlagen des SimulFAM®X.

6 Transkutane elektrische Nervenstimulation (TENS)

Die Verweildauer der Patienten in den Kliniken wird u. a. durch das DRG-System immer kürzer. Somit hat sich die **Heimbehandlung** mit TENS-Geräten mehr und mehr durchgesetzt. Diese Geräte werden von den Krankenkassen in der Produktgruppe 09 geführt und sind damit vom Arzt verordnungsfähig. TENS-Geräte sind keine Heilmittel, sondern **Hilfsmittel.** Wichtig ist die fachgerechte Einweisung und begleitende Kontrolle durch das geschulte Therapiepersonal.

6.1 TENS-Verfahren bei Hautschädigungen und Funktionsstörungen der Haut

Im Wesentlichen werden hier drei Therapieziele verfolgt:

- Leitungswasser-Iontophorese zur Behandlung der Hyperhidrosis (übermäßige Schweißabsonderung)
- Gleichstromtherapie zur Behandlung chronischer Wunden
- Interferenzstrombehandlung der Psoriasis

6.1.1 Hyperhidrosis-Behandlung

Für die Hyperhidrosis-Behandlung wird die **Leitungswasser-Iontophorese** empfohlen und mit sehr guten Erfolgen eingesetzt. Der Begriff ist irreführend, weil es sich um keine Iontophorese handelt, sondern um eine Galvanisation. Da die Patienten in gewissen Zeitabständen eine Auffrischung der Therapie benötigen, ist eine Heimbehandlung geradezu ideal. Das Gerät besteht aus zwei Fuß- oder Handwannen mit Elektroden, die an ein batteriebetriebenes Gerät angeschlossen werden. Schon nach einigen Behandlungen zeigt sich eine deutliche Reduzierung der Schweißbildung (► Kap. 14.6.1).

6.1.2 Behandlung chronischer Wunden

Es ist seit längerem bekannt, dass der Gleichstrom zur Verbesserung der **Wundheilung** geeignet ist. In mehreren Studien wurde die Effektivität der Therapie nachgewiesen. Das Indikationsspektrum reicht vom Ulcus cruris venosum bis zu schlecht heilenden chronischen Hautdefekten. Diese alternative Wundbehandlung gehört allerdings ausschließlich in die Hände von erfahrenen Therapeuten im Umgang mit der Elektrotherapie respektive der Galvanisation!

Bedingung ist das **sterile Arbeiten.** Wegen des besseren Handlings ist es empfehlenswert, eine zweite Person, z. B. Angehörige, mit der Durchführung der Therapie zu beauftragen. Vor der Behandlung ist die **Reinigung der Wunde** notwendig. Der Wundrand ist mit einer Salbe zu schützen. In die Wunde wird eine **sterile Kompresse** gelegt und mit **physiologischer Kochsalzlösung** getränkt. Darauf kommt die Elektrode; ihre Polarität ist abhängig vom Wundzustand. Die Behandlung wird mit der **Kathode eingeleitet,** solange der Wundgrund schmierig eitrig belegt ist. Zeigt sich eine ausreichende Granulationsbildung, wird mit der **Anode weiter behandelt.** Um auch die Wirkungen der Kathode beizubehalten, wird im dreitägigen Wechsel umgepolt (► Tab. 6.1).

Die Dosierung erfolgt sensibel unterschwellig bis schwellig. Die Dauer der Behandlung liegt zwischen 30 und 120 Minuten und kann mehrmals täglich erfolgen (1–3-mal/Tag).

Um eine höhere Stromstärke applizieren zu können, gibt es medizinische Geräte, die eine gepulste, elektrische Wundstimulation erlauben. Die Impulsfrequenz beträgt z. B. 64 Hz oder 128 Hz, die Impulsdauer 140 Mikrosekunden.

Tab. 6.1 Wirkungen bei der Behandlung chronischer Wunden

Anode	Kathode
• Förderung der Epithelisierung • Vasokonstriktorion • Reduktion der Mastzellen in der Wunde	• Ödemreduktion • Abbau von nekrotischen Gewebsteilen • Anregung der Wundgranulation: Anregung des Fibroblastenwachstums und der Kollagensynthese

6.1.3 Interferenzstrombehandlung der Psoriasis

Durch klinische Untersuchungen wurde der Nachweis erbracht, dass Interferenzströme schon nach kurzer Behandlungsdauer eine Konzentrationsveränderung des intrazellulären Botenstoffes cAMP (zyklisches Adenosinmonophosphat) und die Freisetzung von Interleukin 8 bewirken. Diese Stoffe stehen in einem direkten Zusammenhang mit dem Krankheitsbild der Psoriasis. Bei einer Frequenz von 100 Hz und einer Trägerfrequenz von 4 000 Hz wurde das Maximum der Wirkung beobachtet (► Kap. 14.6.2).

Übungsfragen

1. Welche drei Therapieziele werden bei den TENS-Verfahren bei Hautschädigungen bzw. Funktionsstörungen der Haut unterschieden?
2. Mit welcher Polarität wird die Wundbehandlung mit Gleichstrom eingeleitet?
3. Wie wird bei der Wundbehandlung mit Gleichstrom dosiert?
4. Welche Stoffe stehen im direkten Zusammenhang mit dem Krankheitsbild der Psoriasis und können mit den TENS-Inferenzstrombehandlungen aktiviert werden?

6.2 TENS-Verfahren zur Schmerztherapie

Seit Mitte der 70er-Jahre sind die TENS-Verfahren zur Schmerztherapie in Deutschland bekannt und kommen in vielen schmerztherapeutischen Einrichtungen zum Einsatz. Dabei handelt es sich um z. B. 9-Volt-Batterieblock-betriebene Kleingeräte, deren meist selbstklebende Elektroden **segmental** oder **im Schmerzgebiet** selbst appliziert werden.

Die Wirkung der verschiedenen Ströme zur Schmerztherapie beruht auf den physiologischen Wirkungen des Stromes auf den menschlichen Organismus (► Kap. 2.1). Die TENS-Verfahren zur Schmerztherapie müssen als Medikation gesehen werden und sollten bei Einsetzen des Schmerzes mindestens **20–40 Minuten** appliziert werden.

Dies kann je nach Schmerzausprägung und Häufigkeit der Schmerzen **ein- bis viermal täglich** vorgenommen werden. Bleiben die gewünschten Therapieziele aus, ist das Verfahren für mindestens **4 Wochen** weiter durchzuführen, wobei verschiedene Elektrodenpositionierungen sowie der Wechsel von verschiedenen Stromfrequenzbereichen eingesetzt werden sollten.

TENS-Ströme stehen sowohl in monophasischer als auch in biphasischer Rechteckimpulsform zur Verfügung. In ► Tab. 6.2 sind exemplarisch einige TENS-Ströme aufgeführt.

Die besten Ergebnisse wurden bei subakuten und chronischen Schmerzen des **Bewegungsapparats** erzielt, aber auch der **Spannungskopfschmerz** sowie die **sympathische Reflexdystrophie** gehören zum Behandlungsspektrum der TENS-Verfahren.

Die Geräte der TENS-Verfahren zur Schmerztherapie sind **Krankenkassenleistungen.** Es muss darauf geachtet werden, dass der Patient eine ausreichende Aufklärung durch den Therapeuten erfährt und eine ständige Kontrolle der Elektrodenpositionierung durch das nicht ärztliche Therapiepersonal erfolgt. ► Abb. 6.1 zeigt die Elektrodenpositionierung bei Spannungskopfschmerzen in entspannter Ausgangsstellung, um eine zusätzliche Halteaktivität zu vermeiden.

Tab. 6.2 TENS-Ströme zur Schmerztherapie

Strom	Impulsdauer [ms]	Pausendauer [ms]	Frequenz [Hz]	Impulsform	Schwellungen/ Min.	Schwelldauer [s]	Schwellplateau [s]	Schwellpausendauer [s]
TENS 1	0,5	12,0	80	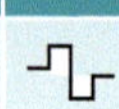	–	–	–	–
TENS 2 (frequenzmoduliert)	0,4	7,01–11,5	84–135	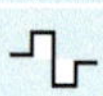	–	–	–	–
TENS 3 (Burst)	0,4	26,63	37	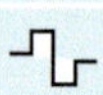	120	0,25	0,25	0,25
TENS 4	0,1	6,5	137	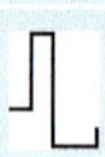	–	–	–	–

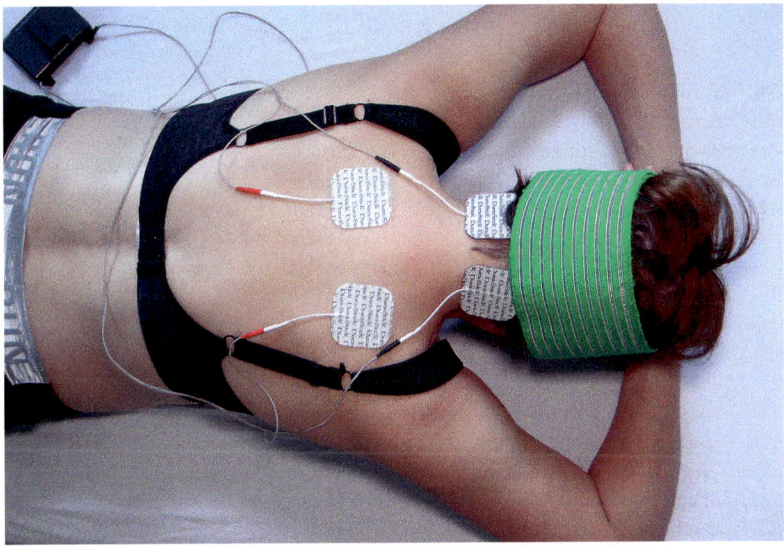

Abb. 6.1 TENS-Therapie bei Spannungskopfschmerzen [K334]

Einige Geräte der TENS-Verfahren zur Schmerztherapie erlauben es dem Patienten, über eine im Gerät integrierte Schmerzskala, analog der VA-Skala, seinen aktuellen Schmerz festzulegen und nach jedem Einsatz neu zu bestimmen. Darüber hinaus kann der Schmerztherapeut über ein im Gerät vorhandenes Speicherelement Häufigkeit, Dosis und Anwendungszeit der einzelnen „Schmerzmedikationen" des Patienten abrufen. Das ist ein wesentliches Moment für die Dokumentation der Effektivität (▸ Kap. 3). Dieser Effektivitätsnachweis wird auch zusehends mehr von den Kostenträgern gefordert, sodass langfristig bei den zur Heimtherapie vorgesehenen TENS-Geräten dieses Speichermodul o. ä. Systeme unabdingbar sein werden.

6.2.1 TENS bei Geburtsschmerzen und Wehenschmerzen

Neueren Berichten zufolge werden TENS-Geräte auch bei Geburtsschmerzen und Wehenschmerzen als nichtmedikamentöse Therapie eingesetzt.
Die Wirkmechanismen sind in den entsprechenden Kapiteln der Schmerzverarbeitung beschrieben.
Hierbei muss die werdende Mutter selbstverständlich den Rat ihres Gynäkologen oder ihrer Hebamme beachten, um das Kind nicht zu gefährden.
Meist werden TENS-Geräte in der **Eröffnungsphase** des Geburtsvorgangs eingesetzt.
In der Bundesrepublik Deutschland ist dieses Verfahren während der Geburt noch nicht so verbreitet, während in Großbritannien von jeder fünften Schwangeren das Verfahren zu einem bestimmten Zeitpunkt angewandt wird.
Wird das TENS während der **Austreibungsphase** appliziert, werden die Elektroden im Sakralbereich platziert. Altherkömmliche Ängste, dass die CTG (Cardiotocography)-Messung dadurch beeinträchtigt werden könnte, sind zwischenzeitlich durch das Ablösen modernerer Messgeräten und anderer Technologien nicht mehr von Relevanz.

WEITERFÜHRENDE LITERATURHINWEISE

Bjordal JM, Johnson MI, Ljunggreen AE. Transcutaneous electrical nerve stimulation (TENS) can reduce postoperative analgesie consumption. A metaanalysis with assessment of optimal treatment parameters for postoperative pain. Europan Journal of Pain. 2003; 7 (2): 181–188.

Kröling P. Gottschild S. TENS hebt die Druckschmerzschwelle in Abhängigkeit von elektrischen und topischen Parametern. Phys Rehab Kur Med. 1999; 9: 48–55.

Übungsfragen

1. Wo werden die Elektroden bei den TENS-Verfahren zur Schmerztherapie appliziert?
2. Welche Möglichkeiten haben Sie, wenn die gewünschten Therapieziele bei der Schmerztherapie ausbleiben?
3. Bei welchen Krankheitsbildern werden die besten Ergebnisse mit den TENS-Verfahren zur Schmerztherapie erreicht?

6.3 TENS-Verfahren zur Stimulation der Muskulatur

Adjuvant zum rehabilitativen Behandlungsverfahren kann die Elektromyostimulation (EMS) bei **postoperativen Funktionsstörungen,** zur Steigerung der Durchblutung und der damit verbunden Stoffwechselleistung sowie der Kraft und Koordination eingesetzt werden. Einige Autoren sehen sie als passive Therapiemaßnahme bei „reflektorischen Paresen" („funktionellen Paresen") zur Minimierung der Muskelatrophie. Die „funktionelle" Parese entsteht durch postoperative Schmerzen, weil die Muskulatur nicht mehr funktionell eingesetzt wird, was zu einer Atrophie führt (▸ Kap. 2.4). Durch eine zielgerichtete Therapie kann die Elektromyostimulation als additive Maßnahme beim propriozeptiven Training in die aktive Rehabilitation integriert werden. Somit stellen **muskuläre und neuronale Dysfunktionen** unterschiedlicher Genese eine Indikation für die unterstützende Elektromyostimulation in der Physiotherapie dar.

Wichtig bei dem Einsatz der TENS-Verfahren ist die Vermeidung unklar definierter Therapieziele, einem undifferenziert abgegrenzten Einsatz der zur Verfügung stehenden Variablen (Stromform, Dosierung, Stromstärke, Wiederholungen) und einer nicht ausreichenden Instruktion der Patienten.

Physiologische Wirkungsweise

Ein wesentlicher Vorteil bei den Indikationen Funktionsminderung an Gelenken, Kraftdefizit, Atrophie, Muskeldysbalance oder Innervationsschwäche ist, dass der Patient nach entsprechender Einweisung in das Handling des Geräts eine Selbstbehandlung durchführen kann. Eine Vielzahl von Studien belegt die physiologische Wirkung der Elektromyostimulation, die mittels klinischer und apparativer Untersuchungen verifiziert wurde.

Der physiologische Hintergrund der Elektromyostimulation ist die **neuromuskuläre Erregung** über die **motorische Endplatte.** Als chemischer Energiespeicher dient das ATP, das in mechanische Energie umgewandelt wird und sich in Form von Kontraktions- und Bewegungsvorgängen widerspiegelt. Durch die wahlweise einzustellenden Frequenzen können die unterschiedlichen Motoneurone „angesteuert" werden.

Bei den TENS-Geräten, die frühestmöglich, z. B. postoperativ während des Klinikaufenthalts, zum Einsatz kommen sollten, werden Ströme abgegeben, die biphasischen Schwellströmen entsprechen. Gleichzeitig gibt es auch Geräte, bei denen sich die Parameter der Ströme so verändern lassen, dass Einzelimpulse im Sinne von Exponenzialströmen mit längerer Impulsdauer abgegeben werden können. Hier ist noch einmal darauf hingewiesen, dass diese Ströme über die meist mitgelieferten speziell beschichteten Klebeelektroden appliziert werden. Es ist besondere Sorgfalt darauf zu legen, dass das Beschichtungsmaterial, das eine Verätzung bei längeren Impulsen verhindern soll, stets intakt ist und dass ggf. durch Austausch der Elektrode die erforderliche Sicherheit wieder gewährleistet wird. Aus forensischen Gründen ist ebenso darauf zu achten, dass das Haltbarkeitsdatum der Elektroden nicht überschritten wird.

Funktionelle Elektrostimulation (FES)

Mithilfe der funktionellen Elektrostimulation (FES) lassen sich **zentrale Paresen** behandeln. Hierbei steht die Wiederherstellung motorischer Funktionen im Vordergrund. Die Stimulation erfolgt mit biphasischen Rechteckimpulsen mit einer Impulsdauer von 0,25 ms und einer Frequenz von 20 Hz.

Die FES wird vor dem Hintergrund durchgeführt, dass bei zentralen Lähmungen, z. B. nach Querschnitts- oder Halbseitenlähmungen, die periphere Nerv-Muskel-Einheit durch äußere elektrische Stromimpulse erregbar bleibt. Die Stromimpulse werden wie bei der Schmerztherapie mittels selbst klebender Oberflächenelektroden appliziert, die die fehlende supranukleare Kontrolle ersetzen sollen. Die FES ist hier als adjuvante Therapie, z. B. beim Stehen am Rollator zu sehen, die das aktive physiotherapeutische Übungsprogramm im Stand und Gang ergänzt.

Peroneus-Stimulator

Sowohl bei zentralen als auch bei peripheren Paresen ist der Peroneus-Stimulator ein Mittel zum Behinderungsausgleich. Die sich teilweise noch im Einsatz befindlichen Peroneus Stimulatoren, mit den Klebeelektroden, wurde abgelöst durch ein völlig **neu konzeptioniertes Verfahren.**

Dieses „Hightech"-Verfahren, bietet dem Patienten mit zentralen Störungen ein wesentlich komfortableres Handling mit dem neuen **Peroneus-Stimulator.** Besonders bewährt hat sich dieses Verfahren bei Patienten mit Zustand nach Schlaganfall oder bei Multiple-Sklerose-Patienten. Das neuartige Verfahren wurde von Bioness konzipiert und wird über die Fa. Otto Bock vertrieben.

Anwendung

In eine Unterschenkelmanschette, die mit Klettverschluss befestigt wird, kommt der externe Stimulator. Die Manschette umschließt die Patella. Der Stimulator ist akkubetrieben. In der Unterschenkelmanschette befinden sich großflächige Baumwollelektroden, die vor Einsatz angefeuchtet werden müssen.

Die Stimulationsparameter werden vom Therapeuten gewählt, sodass der Patient nur noch die Intensität zu verändern hat. Die Grundeinstellung liegt bei 5 s Stimulationsphase und 5 s Pause. Die **Intensität** kann entweder direkt am Stimulator, der an der Manschette sitzt, oder über eine Fernbedienung vorgenommen werden. Die Weiterentwicklung ist, dass Patienten die Intensität auch über eine App über ihr Smartphone regulieren können.

Hebt der Patient den Fuß der betroffenen Seite an, beginnt die Stimulation. Die Übertragung der Stimulationssignale von den Elektroden erfolgt über Bluetooth. Somit entfällt die Kabelverbindung zwischen den ehemaligen Klebeelektroden zum Stimulator. Wird die Ferse wieder aufgesetzt, endet die Stimulation. Das unter Verwendung eines Fersenschalters, der im Schuh des Patienten liegt.

Das Verfahren kann auch ohne Fersenschalter eingesetzt werden. Der Stimulator hat einen **Winkel- und Beschleunigungssensor,** sodass die Bewegung hierdurch ermittelt werden kann.

Die Frage, ob der **Fersenschalter** eingesetzt werden soll oder nicht, stellt sich häufig. Sicherlich ist es für die meisten Patienten angenehmer, wenn sie in ihrem Schuh nicht noch einen Fersenschalter tragen müssen. Jedoch berichten Therapeuten, dass sie sich den Fersenschalter zum therapeutischen Nutzen machen, z.B. wenn Schlaganfallpatienten ihre Körperwahrnehmung noch nicht oder nicht erlangt haben und nur die nicht betroffene Seite belasten. So „kribbelt" es bei Einsatz eines Fersenschalters auf der betroffenen Seite (da der Stimulator in der Spielbeinphase elektrische Impulse sendet) und sobald der Patient beide Beine gleichmäßig belastet, lässt das „Kribbeln" nach (Stimulationsende in der Standbeinphase).

Optional kann das Gerät auch als **Zwei-Kanal-Stimulator** eingesetzt werden. Als zweite Komponente kommen hier die Supination und Pronation hinzu.

Darüber hinaus gibt es zwischenzeitlich vergleichbare Systeme der **Funktionellen Elektro Stimulation (FES)** auch für die **Hand.** Hierbei ist das Verfahren natürlich wesentlich komplexer, weil nicht über einen Fersenschalter gearbeitet werden kann. Der Patient bekommt einen Ohrklipp und über das Kopfnicken werden die elektrischen Impulse zur Stimulation der Hand ausgelost. Der Impulssignaltransport wird wieder über Bluetooth ermöglicht (▸ Abb. 6.2, ▸ Abb. 6.3).

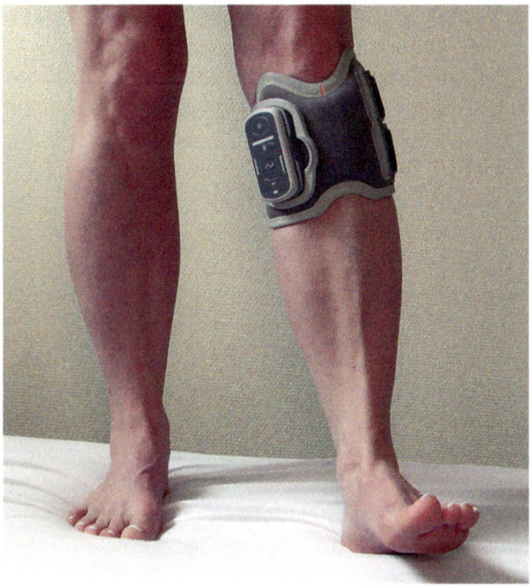

Abb. 6.2 Peroneus-Stimulator: Phase der Kontraktion [K334]

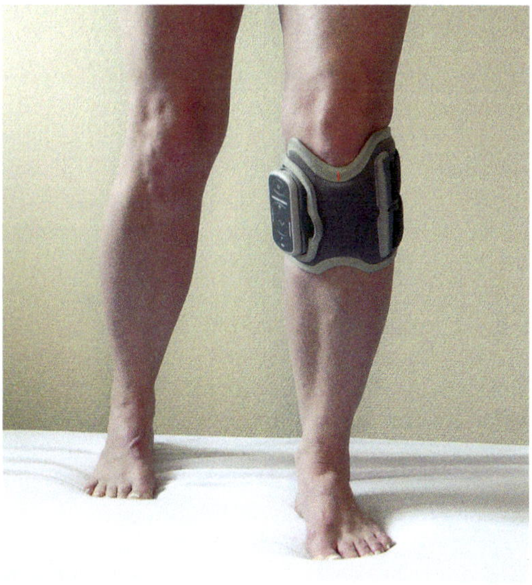

Abb. 6.3 Peroneus-Stimulator: Phase des Abrollens [K334]

Übungsfragen

1. Was versteht man unter der „funktionellen" Parese bei den TENS-Verfahren zur therapeutischen Stimulation der Muskulatur?
2. Worauf ist bei den TENS-Geräten zur therapeutischen Stimulation der Muskulatur mit Selbstklebeelektroden zu achten, bei denen sich die Parameter bis hin zu einem Exponentialstrom verändern lassen?
3. Was versteht man unter dem Begriff FES?
4. Beschreiben Sie das Ziel der FES.

6.4 TENS-Verfahren bei Inkontinenz

Überblick

Die Behandlung der Harn- und Stuhlinkontinenz stellte schon immer eine besondere Herausforderung für Ärzte und nichtärztliche Therapeuten dar. Dabei liegen die Ursprünge der Elektrostimulation in der Urologie und gehen bis in das 19. Jahrhundert zurück. Der dänische Chirurg Saxtorph beschrieb 1878 die endovesikale Elektrotherapie bei der atonen Blase. Der geschichtliche Rückblick zeigt, dass respektive seit den 60er-Jahren des letzten Jahrhunderts vielseitige Methoden entwickelt wurden. Die meisten von ihnen werden heute nicht mehr angewandt. Die unterschiedlichen Erfahrungen haben aber die aktuellen Entwicklungen maßgeblich beeinflusst.

Zunächst konzentrierte sich die Elektrostimulation auf eine **transkorporale Stimulation** mit Exponentialströmen. Diese Ströme wurden deshalb gewählt, weil die glatte Muskulatur wie die entartete Skelettmuskulatur auf Impulse mit längeren Impulsdauern reagiert. Durch den verlängerten Impulsanstieg wurde gleichzeitig verhindert, dass sich die (gesunde) Bauchmuskulatur anstelle der Blasenmuskulatur kontrahierte. Die Kathode als Reizelektrode wurde oberhalb der Symphyse platziert, die Anode im Bereich des Kreuzbeins.

Weitere Versuche, eine direkte Reizung der Verschlussmuskulatur zu erzielen, wurden zunächst bei Stuhlinkontinenz und später auch bei Harninkontinenz mit einer zellstoffumwickelten Handstückelektrode unternommen. Als Anode diente eine bis zu 200 cm^2 große Elektrode auf dem Bauch. Eine diagnostische Differenzierung, ob eine Reizung mit dem faradischen Strom oder mit dem Exponentialstrom vorgenommen werden musste, konnte an der Kontraktionsqualität erkannt werden und war individuell verschieden.

Caldwell (1963) entwickelte **implantierbare Stimulatoren,** die durch kontinuierliche Reizung die tonische Aktivität der quergestreiften Muskulatur am Blasenauslass kräftigen sollten. Aufgrund der schlechten Langzeitergebnisse wurde von diesen Methoden der implantierten Stimulatoren Abstand genommen. Von Hopkins und Lightwood (1968) wurde zur Behandlung der Stuhlinkontinenz eine anal zu positionierende Elektrode entwickelt, die auch als Anal-Plug bezeichnet und später auch für die Behandlung der Harninkontinenz eingesetzt wurde.

Stimulatoren (Elektroden), die **vaginal** und **anal** zum Einsatz kamen, sollen durch Reizung der motorischen Fasern der Nn. pudendi über Kontraktion der Beckenbodenmuskulatur zur Kontinenz führen. Tanagho (1990) zeigte an tierexperimentellen Untersuchungen, dass durch die Langzeitelektrostimulation der Beckenbodenmuskulatur die Anzahl der weniger ermüdbaren Slow-twitch-Fasern zunahm, die vor allem zur Aufrechterhaltung des Muskeltonus dienen. Alle Therapieerfahrungen zeigten jedoch, dass die Elektrostimulation als Langzeitbehandlung über Wochen und Monate durchgeführt werden muss, um den gewünschten Erfolg zu erzielen, was aber oftmals zu einer geringeren Akzeptanz durch die Patienten führt.

Klinische Studien um die Arbeitsgruppe aus Göteborg und Laibach (Plevnik und Janez, 1979; Fall 1984) zeigten, dass mit den Geräten, die ursprünglich für die Reizung des Beckenbodens zur Behandlung der Harnstressinkontinenz entwickelt wurden, auch eine hemmende Wirkung auf den Detrusor ausgeübt werden kann. Somit wurde eine Behandlung der **Urge-Inkontinenz** und der damit verbundenen Drangsymptomatik ermöglicht.

Nach der Entwicklung von sanduhrförmigen Stöpseln als Elektrodenträger zur Stimulation der Verschlussmuskulatur begann die Entwicklungsphase von Elektroden, bei denen **beide Pole in einer Elektrode** vereint sind. Von walnussgroßen V4A-Stahlelektroden bis hin zu ellipsenförmigen sterilisierbaren Sonden sind zwischenzeitlich sämtliche Formen an Elektroden zur direkten **intravaginalen** und **anorektalen** Reizung vorhanden.

Kritisch wurde die Elektrostimulation bei der Harn- und Stuhlinkontinenz insofern betrachtet, da sie zunächst nur als passive Maßnahme gesehen wurde und die Kontrolle der Eigenaktivität des Patienten fehlte.

Aktuelle Formen von Elektrostimulation und Biofeedback

Zunächst wurden für die **Stuhlinkontinenz Biofeedback-Geräte** mit entsprechenden Elektroden entwickelt. An den Elektroden befinden sich Sensoren, die die willkürlichen motorischen Potenziale ableiten und als **optische oder akustische Signale** wiedergeben. Die Effektivität eines Biofeedback-Trainingsprogramms zur konservativen Behandlung der Stuhlinkontinenz wurde in mehreren Studien an konsekutiv inkontinenten Patienten belegt (Enck & Bossert). Die Einstellung der Ausgangsempfindlichkeit des Geräts wird dabei individuell auf den Patienten abgestimmt. Die Patienten werden angewiesen, durch die Anspannung der Analmuskulatur die Anzahl der aktivierten Leuchtdioden zu erhöhen. Das Ergebnis wird in Mikrovolt dokumentiert.

Bei der Anleitung zum Biofeedback-Training ist darauf zu achten, dass es bei der Durchführung der Übungen nicht zum Anspannen der Bauch- oder der Gesäßmuskulatur kommt.

Die ausschließliche Elektromyostimulation wird bei der **Stuhlinkontinenz** lediglich als **initiale Behandlung** gesehen, damit der Patient die willkürliche Fähigkeit wiedererlangt, die Verschlussmuskulatur (M. sphincter ani) anzuspannen.

Bei der **Harninkontinenz** zeigte sich darüber hinaus eine Verbesserung des Therapieerfolgs, wenn die Elektromyostimulation zur Verbesserung der Beckenbodenperzeption vor dem physiotherapeutischen Beckenbodentraining durchgeführt wurde. Somit wird die Elektromyostimulation sowohl bei der Harnstress-Inkontinenz als auch bei der Urge-Inkontinenz als sinnvolle **additive Maßnahme** bestätigt. Genauere Hinweise zur weiblichen und männlichen Harn- und Stuhlinkontinenz finden sich in ▸ Kap. 14.5.2 und ▸ Kap. 14.1.3.

Aufgrund der Studien und dokumentierten Erfahrungsberichte stehen zwischenzeitlich die ersten Geräte zur Verfügung, die beide Verfahren (Elektromyostimulation und Biofeedback) zur Behandlung der Harn- und Stuhlinkontinenz erlauben. Diese sind auch unter dem Begriff der **EMG-getriggerten Elektrostimulation** bekannt. Hierbei kontrahiert der Patient, soweit er dazu in der Lage ist, seine Verschlussmuskulatur. Wird der eingestellte Wert der Ausgangsempfindlichkeit des Biofeedbackanteils nicht erreicht, setzt automatisch ein Strom ein und vollendet die Kontraktion.

In der Regel handelt es sich bei den elektrischen Strömen der oben beschriebenen Geräte um niederfrequente tetanisierende (ca. 30 Hz) biphasische Rechteck- oder Dreieckimpulse mit einer kurzen Impulsdauer. Seltener werden auch monophasische Impulsströme eingesetzt. Darüber hinaus werden transkorporale Stimulationen mit interferenten Strömen durchgeführt.

Untersuchungen der Inkontinenzbehandlung mit TENS-Elektrostimulatoren bei neurogenen Ursachen sind noch nicht abgeschlossen. Ebenso ist die Inkontinenzbehandlung bei querschnittsgelähmten Patienten nicht analog der oben beschriebenen Behandlung zu sehen.

Übungsfragen

1. Was ist Voraussetzung bei der Inkontinenzbehandlung, um den gewünschten Therapieerfolg zu erreichen?
2. Wie arbeiten Biofeedback-Geräte?
3. Was versteht man unter dem Begriff der EMG-getriggerten Elektrostimulation zur Behandlung der Inkontinenz?
4. Mit welchen Stromformen (Frequenzen) wird die Behandlung mit analen bzw. vaginalen Elektroden durchgeführt?

7 Reizung des Nerv-Muskel-Systems

Eine der wesentlichen Säulen der Elektrotherapie ist die Reizung des Nerv-Muskel-Systems. Anatomische, physiologische und pathophysiologische Kenntnisse sind für die Stimulation von Bedeutung sowie die technische Voraussetzung des Handlings und der Geräte. Anhand der muskulären Antwort wird die Stimulation bestätigt. Die in ►Kap. 2.4 beschriebenen Grundlagen dienen als Basiswissen für die folgenden Kapitel.
Um motorische Störungen adäquat zu behandeln, ist ein genauer physiotherapeutischer Befund unabdingbar. Wenn Störungen des Nerv-Muskel-Systems vorliegen, wird dieser Befund durch die Elektrodiagnostik erweitert. Sowohl periphere als auch zentrale Störungen lassen sich elektrotherapeutisch beeinflussen.

7.1 Differenzialtherapeutisches Vorgehen

Um ein differenziertes therapeutisches Vorgehen zu gewährleisten, sind die Wechselwirkungen zwischen Ursachen und Folgen der motorischen Störungen zu berücksichtigen.

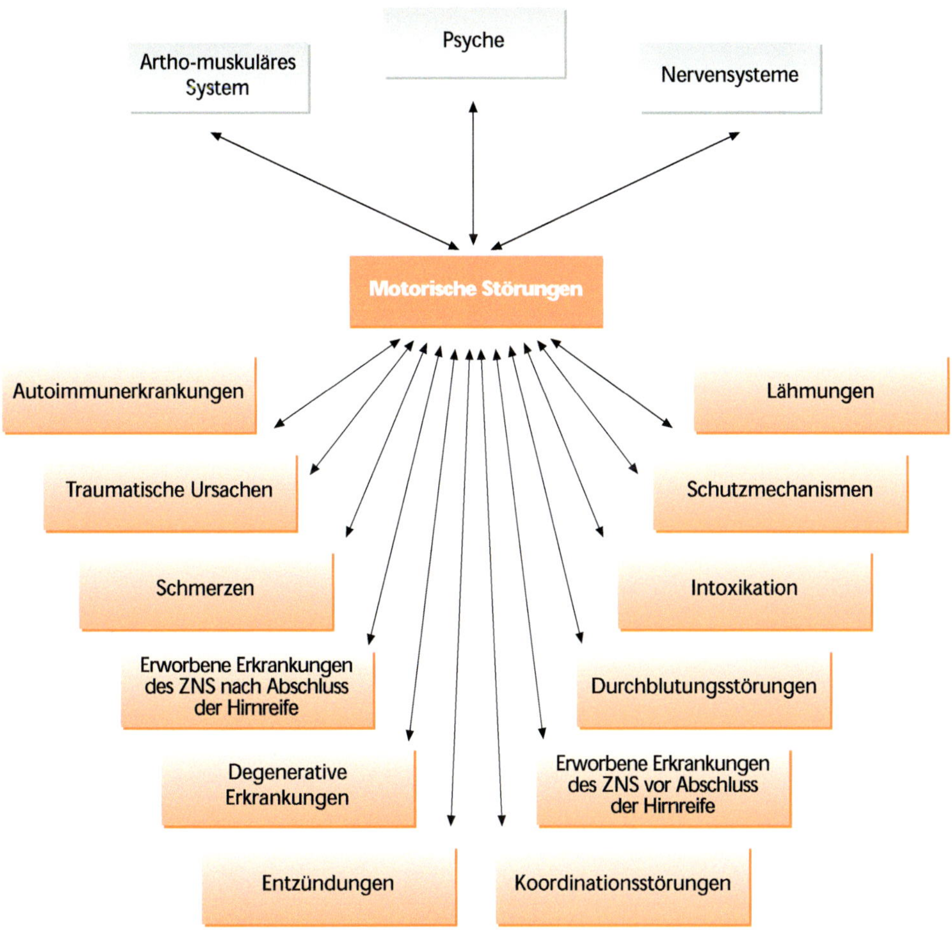

Abb. 7.1 Ursachen und Folgen einer motorischen Störung und Wechselwirkungen [M600]

► Abb. 7.1 zeigt die Ursachen, die zu motorischen Störungen führen können. An allen motorischen Störungen sind immer die Psyche des Patienten, die Nervensysteme und das arthromuskuläre System beteiligt. Sie sind immer in ihren Wechselwirkungen zu sehen.
► Abb. 7.2 zeigt den Weg vom Befund zu einer adäquaten Therapie. An erster Stelle steht der **physiotherapeutische Befund,** bei dem das Hauptaugenmerk auf der Tonusprüfung, der Prüfung der Reflexe, der Umfangmessung und der Bestimmung der MFT-Werte liegt. Darüber hinaus wird die Oberflächen- und Tiefensensibilität bestimmt.
Als erste elektrotherapeutische Maßnahme erfolgt die Messung der **faradischen Erregbarkeit.** Ist diese nicht vorhanden, wird die **galvanische Erregbarkeitsprüfung** durchgeführt. In jedem Fall ist das Erstellen einer **I/t-Kurve** unerlässlich (► Kap. 8).
Als weitere Messung ergänzt ein **Biofeedback** die Ergebnisse der I/t-Kurve (► Kap. 9). Die ermittelten Resultate führen den kundigen Therapeuten bei entsprechender Geräteausstattung zu der adäquaten Therapie.
Hierzu ist anzumerken, dass bei zentralen Paresen mit spastischer Ausprägung die elektrodiagnostischen Maßnahmen nur von erfahrenen Therapeuten durchgeführt werden. Zur Ausschlussdiagnostik muss bei unklaren Verhältnissen eine I/t-Kurve erstellt werden. Die für die Therapie zur Verfügung stehenden Stromformen bei zentralen Schädigungen sind in ► Kap. 2.4.4 und ► Kap. 7.4 beschrieben. In der Regel sind die Mehrkanalsysteme und die EMG-getriggerte Stimulation (► Kap. 9) geeignet. Mehrkanalsysteme werden eingesetzt, weil durch getrennt regelbare Stromkreise sowohl eine Detonisierung der Agonisten als auch eine Bahnung der geschwächten Antagonisten erreicht werden kann.

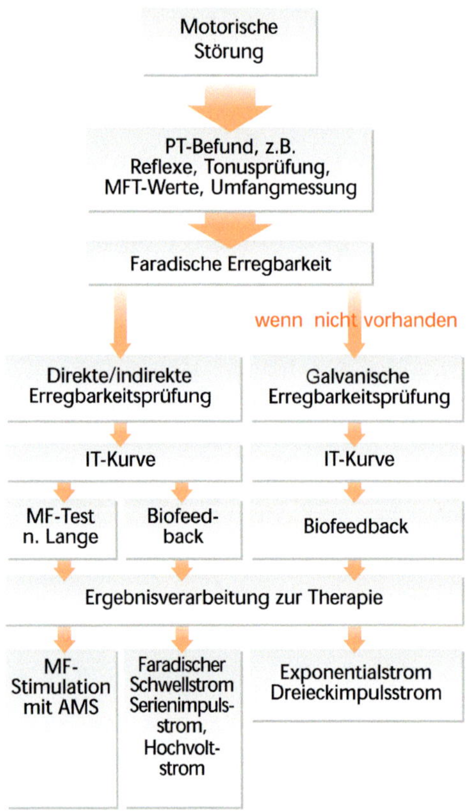

Abb. 7.2 Vom Befund zur Therapie. Aufgrund der Vielzahl der für die Stimulation zur Verfügung stehenden Stromformen konnten nicht alle Stromformen aufgeführt werden. Anhand der Daten der Stromformen in ► Kap 7.4 wird der kundige Therapeut eine entsprechende Zuordnung finden. [M600]

Übungsfragen

1. Nennen Sie mindestens sechs Ursachen, die zu motorischen Störungen des arthromuskulären Systems, der Psyche und des Nervensystems führen können.
2. Beschreiben Sie Ihre Vorgehensweise bei einer motorischen Störung, wenn die faradische Erregbarkeit nicht mehr vorhanden ist.
3. Beschreiben Sie die therapeutische Vorgehensweise bei einer motorischen Störung nach erfolgter faradischer Erregbarkeitsprüfung und vorhandener faradischer Erregbarkeit.
4. Wann führen Sie eine I/t-Kurve zur Diagnostik bei zentralen Paresen durch?
5. Nennen Sie Verfahren zur Stimulation bei zentralen Paresen.

7.2 Praktische Hinweise zur Muskelreizung

Der Patient muss in einer **bequemen und „aufrechten" Haltung** (in Anlehnung **an die Brügger-Therapie**) gelagert sein, die eine optimale Stimulation ermöglicht.
Dabei ist stets darauf zu achten, dass sich der zu stimulierende Muskel bzw. die Muskelgruppe in **vorgedehnter Stellung** befindet. Nach der Diagnostik und Stimulation ist die Funktionsstellung wie-

der einzunehmen, ggf. mit einer entsprechenden Orthesenversorgung (z. B. Peroneusschiene).

Die Elektrodengröße muss dem jeweiligen Muskelquerschnitt angepasst sein.

Bei der **monopolaren Elektrodenanlage** liegt die Reizelektrode auf dem Nervenreizpunkt (NRP; ► Abb. 7.3) oder dem Muskelreizpunkt (MRP; ► Abb. 7.4). Die Gegenelektrode liegt in der Peripherie und ist flächenmäßig größer als die Reizelektrode (indifferent).

Bei der **bipolaren Elektrodenanlage** liegen zwei flächengleich große Elektroden im Bereich des geschädigten Muskels (► Abb. 7.5). Dabei gibt es zwei Versionen:

- Die Reizelektrode liegt auf dem Muskelreizpunkt, die Gegenelektrode in unmittelbarer Nähe.
- Die Reizelektrode liegt distal, die Gegenelektrode proximal (ursprungsnah).

Durch von der Norm abweichende Widerstände kann die Stimulation erschwert werden. Von daher sind die in ► Tab. 7.1 angegebenen Kriterien zu berücksichtigen. Hautreinigung, Elektrodendruck und -unterlagerung sind unbedingt zu beachten, da neuere Geräte bei Widerstandveränderungen mit einer Unterbrechung des Stromflusses reagieren. Dies hat zur Folge, dass die Einstellung der Stromstärke neu vorgenommen werden muss. Vorbereitend können bei sensiblen Patienten auch hyperämisierende Maßnahmen durchgeführt werden. Dazu eigenen sich insbesondere die Galvanisation oder die Infra-Rot-Bestrahlung.

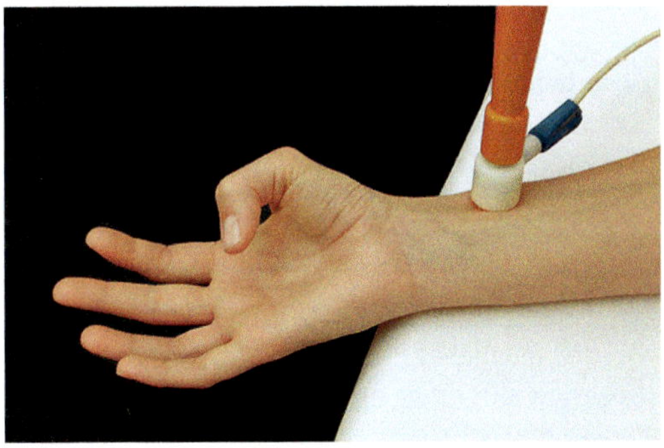

Abb. 7.3 Monopolare Reizung am Nervenreizpunkt (indirekte Reizung) [K334]

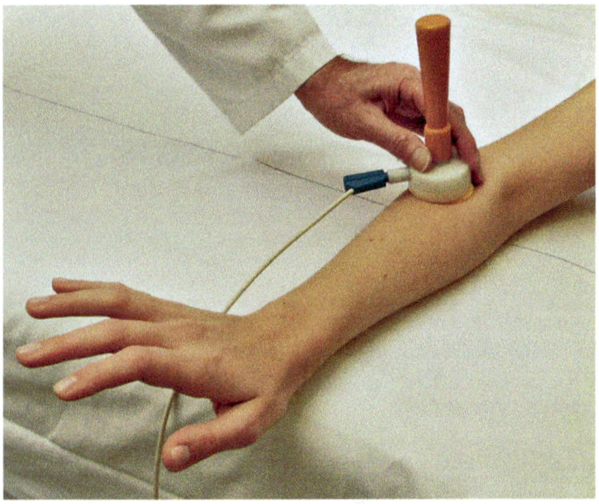

Abb. 7.4 Monopolare Reizung am Muskelreizpunkt (direkte Reizung) [K334]

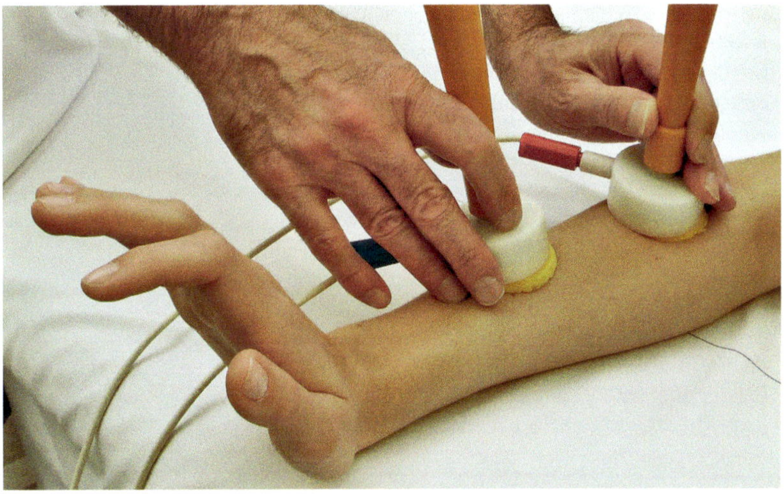

Abb. 7.5 Bipolare Reizung: Beide Elektroden liegen im Bereich des geschädigten Muskels. [K334]

Tab. 7.1 Beeinflussung der Widerstände zur Optimierung der Muskelstimulation

Widerstand	NaCl	Gel	Hautreinigung	Elektrodendruck	Elektrodenunterlagerung
Senkung Hautwiderstand		X[1]	X[2]	X	
Senkung Übergangswiderstand	X			X	X
Senkung Elektrodenwiderstand	X[3]			X	X

[1] Hierbei können Elektrolytgele eingesetzt werden, wie sie auch bei der Ableitung eines EMGs Verwendung finden. Dabei ist darauf zu achten, dass sie völlig in die Haut eingerieben werden.

[2] Achtung: Die Hautreinigung darf nicht mit Desinfektionsmitteln, Wundbenzin o. Ä. durchgeführt werden. Es besteht die Gefahr von Nebenwirkungen, z. B. Allergien oder Verätzungen. Eine Reinigung mit pH-Wert-neutralen Seifenpräparaten ist ausreichend.

[3] Hierbei handelt es sich nicht nur um das Anfeuchten der Elektroden, sondern um die Vorbereitung der Elektrodenunterlagerung (Viskoseschwammtaschen) mittels physiologischer Kochsalzlösung (NaCl).

Übungsfragen

1. Worauf ist bei der Stimulation hinsichtlich der Ausgangsstellung des zu behandelnden Muskels bzw. der Muskelgruppe zu achten?
2. Wo liegt die Reizelektrode bei der monopolaren indirekten Reizung?
3. Wie ist die Elektrodenpositionierung bei der bipolaren Reizung?
4. Nennen Sie Faktoren, die auf den Hautwiderstand, den Übergangswiderstand und auf die Elektrodenwiderstände Einfluss haben.

7.3 Nerven- und Muskelreizpunkte

Bei der Elektrostimulation wird zwischen einer indirekten Reizung am Nervenreizpunkt (NRP) und einer direkten Reizung am Muskelreizpunkt (MRP) unterschieden (► Kap. 7.2; ► Abb. 7.6, ► Abb. 7.7, ► Abb. 7.8).

Bei der **indirekten Reizung** muss das **Nerv-Muskel-System intakt** sein. Als Antwort auf den elektrischen Reiz erfolgt eine Reaktion einer Muskelgruppe oder der Muskel mit der niedrigsten Reizschwelle reagiert vorrangig. Bei der Stimulation am Nervenreizpunkt ist häufig schon mit geringer Stromstärke eine Reaktion zu erwarten.

Die indirekte Reizung dient oftmals zur funktionellen Stimulation. Sollte keine Reaktion erfolgen, ist das Nerv-Muskel-System unterbrochen und man reizt direkt.

Bei der **direkten Reizung** liegt die Reizelektrode auf dem Muskelreizpunkt, auch als „Motopunkt" bezeichnet. Der Muskelreizpunkt liegt an der Eintrittsstelle des Nervens in den Muskel. In der Regel entspricht dies der geometrischen Mitte des Muskelbauchs. Als Antwort reagiert der gereizte Muskel mit einer **blitzartigen Kontraktion.**

Sowohl bei der indirekten als auch bei der direkten Reizung ist die aktive Elektrode in der Regel die Kathode. Bei der Reizung mit einem Wechselstrom und biphasischen Strömen ist das präzise Aufsuchen des Muskelreizpunktes nicht erforderlich. Um eine Kontraktion zu erreichen, muss der MRP lediglich im durchströmten Gebiet liegen. Bei den letztgenannten Strömen ist die gewünschte Reaktion allerdings nur zu erreichen, wenn die faradische Erregbarkeit noch erhalten ist.

Merke

Bei adipösen Patienten und an der unteren Extremität ist die Reizung grundsätzlich schwieriger, weil zwischen Elektrode und Muskel eine dickere Gewebeschicht liegt. Das Gleiche gilt für Patienten mit lokalen Gewebsflüssigkeitseinlagerungen. Hier empfiehlt sich vor der Stimulation eine resorptionsfördernde Therapie.

Übungsfragen

1. Was versteht man unter einer indirekten Reizung?
2. Was wird als die direkte Reizung bezeichnet?
3. Wie reagiert die nicht geschädigte Muskulatur auf eine direkte Reizung?
4. Warum ist eine Reizung an der unteren Extremität oftmals schwieriger durchzuführen?

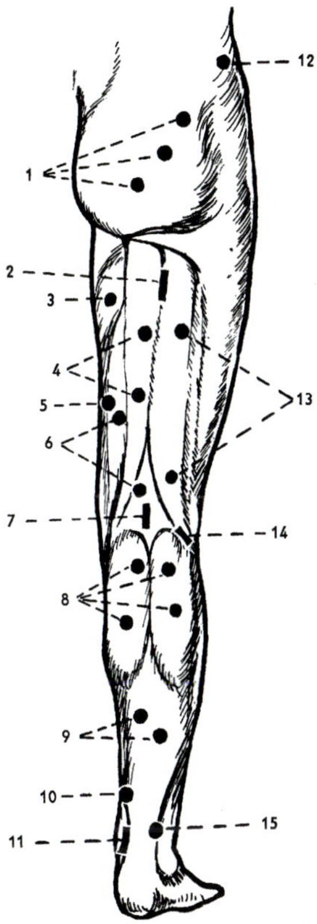

1) Gluteus maximus
2) N. ischiadicus
3) Adductor magnus
4) Semitendinosus
5) Gracilis
6) Seminembranosus
7) N. tibialis
8) Gastrocnemius
9) Soleus
10) Flexor digitorum longus
11) N. tibialis
12) Gluteus medius
13) Biceps femoris
14) N. fibularis
15) Fibularis brevis

1) Tensor fasciae latae
2) N. femoralis
3) Pectineus
4) Sartorius
5) Rectus femoris
6) Vastus lateralis
7) N. fibularis
8) Peroneus brevis
9) Extensor digitorum longus
10) Extensor hallucis longus
11) Extensor digitorum brevis
12) Interossei
13) N. obturatorius
14) Adductor longus
15) Gracilis
16) Adductor magnus
17) Vastus medialis
18) Gastrocnemius
19) Tibialis anterior
20) Tibialis posterior
21) Extensor hallucis brevis
22) Abductor hallucis

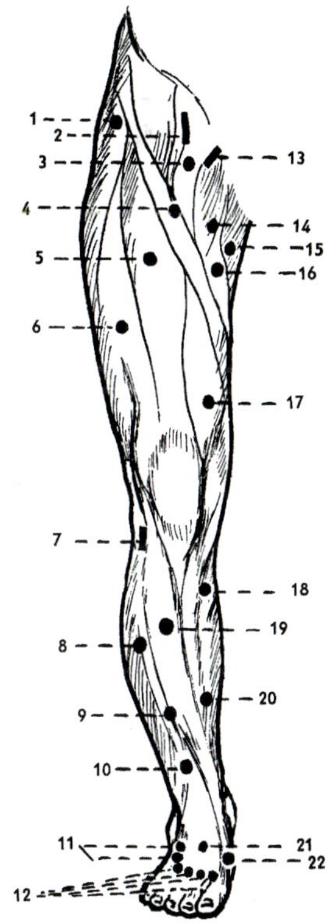

Abb. 7.6 Nerven- und Muskelreizpunkte der unteren Extremität [G002]

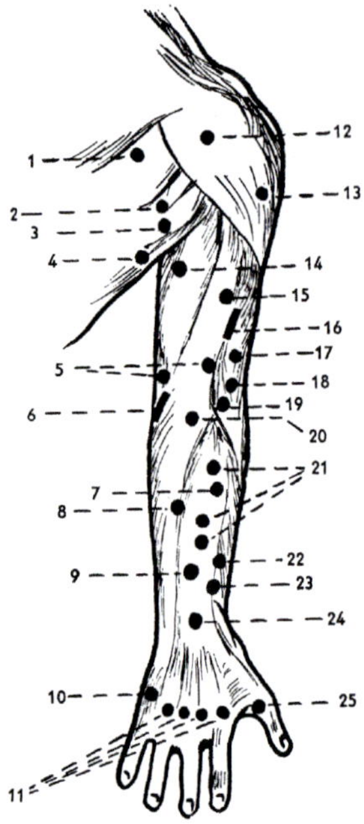

1) Infraspinatus
2) Teres minor
3) Teres major
4) Latissimus dorsi
5) Triceps, Caput mediale
6) N. ulnaris
7) Extensor carpi radialis brevis
8) Extensor carpi ulnaris
9) Extensor digitorum V
10) Abductor digitorum V
11) Interossei dorsales
12) Deltoideus, Pars spinalis
13) Deltoideus, Pars acromialis
14) Triceps, Caput longum
15) Triceps
16) N. radialis
17) Brachialis
18) Brachioradialis
19) Extensor carpi radialis longus
20) Anconeus
21) Extensor digitorum communis
22) Abductor pollicis longus
23) Extensor pollicis brevis
24) Extensor pollicis longus
25) Adductor pollicis

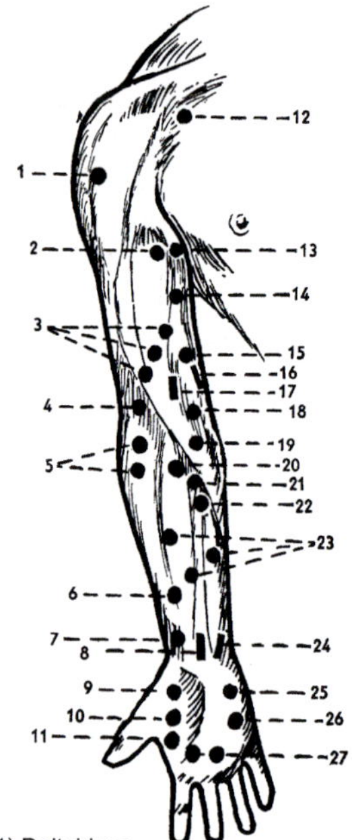

1) Deltoideus
2) Coracobrachialis
3) Biceps
4) N. brachialis
5) Brachioradialis
6) Flexor pollicis brevis
7) Pronator quadratus
8) N. medianus
9) Abductor pollicis brevis
10) Flexor pollicis brevis
11) Adductor pollicis
12) Deltoideus
13) Triceps, Caput longum
14) Triceps
15) Triceps, Caput mediale
16) N. ulnaris
17) N. medianus
18) Pronator teres
19) Flexor digitorum profundus
20) Flexor carpi radialis
21) Palmaris longus
22) Flexor carpi ulnaris
23) Flexor digitorum superficialis
24) N. ulnaris
25) Abductor digitorum V
26) Interosseus palmaris III
27) Interossei palmares et lumbricales

Abb. 7.7 Nerven- und Muskelreizpunkte der oberen Extremität [G002]

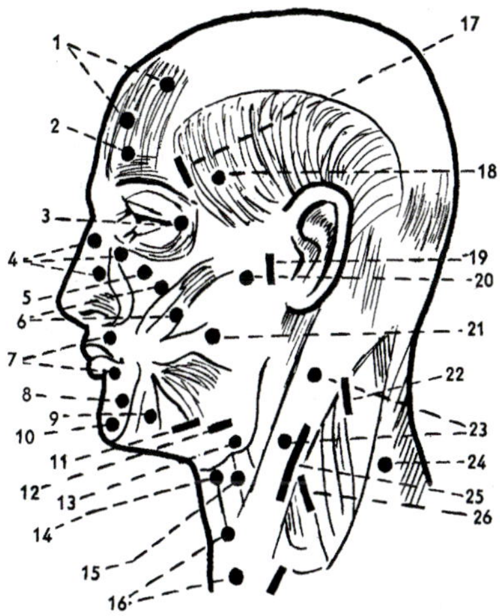

1) Frontalis
2) Corrugator supercilii
3) Orbicularis oculi
4) Nasales
5) Levator anguli oris
6) Zygomaticus
7) Orbicularis oris
8) Depressor labii inferioris
9) Depressor anguli oris
10) Mentalis
11) N. facialis
12) N. hypoglossus
13) Platysma
14) Omohyoideus
15) Thyreohyoideus
16) Sternohyoideus
17) N. facialis (Stamm)
18) Temporalis
19) N. facialis (Stamm)
20) Masseter
21) Risorius
22) N. accessorius
23) Sternocleidomastoideus
24) Trapezius
25) N. phrenicus
26) Plexus brachialis

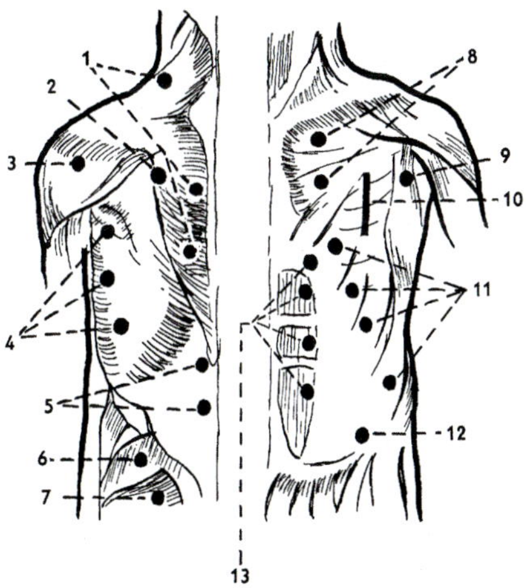

1) Trapezius
2) Infraspinatus
3) Deltoideus
4) Latissimus dorsi
5) Erector trunci
6) Gluteus medius
7) Gluteus maximus
8) Pectoralis major
9) Latissimus dorsi
10) N. thoracicus longus
11) Obliquus abdominis externus
12) Obliquus abdominis internus et transversus
13) Rectus abdominis

Abb. 7.8 Nerven- und Muskelreizpunkte von Kopf und Rumpf [G002]

7.4 Stromformen zur Muskelreizung

Dem Therapeuten stehen zur Applikation **verschiedene Ströme** zur Verfügung (► Tab. 7.2). Die aufgeführten Ströme sind nach keiner Wertigkeit geordnet. Diese Vielzahl von Strömen zur Myostimulation mag den Leser auf den ersten Blick verwirren. Bei genauerem Hinsehen erkennt man, dass viele Ströme die gleichen oder ähnlichen Parameter aufweisen. Entscheidend für die Therapie ist, dass die Reizparameter so gewählt sind, dass Aktionspotenziale ausgelöst werden und Kontraktionen zustande kommen. Da der Muskel sich im Laufe der Erkrankung verändern kann, müssen auch die Reizparameter angepasst werden. Je nach Befund der elektrotherapeutischen Untersuchung wird die erforderliche Stromform ausgewählt. Zu berücksichtigen ist das Stimulationsergebnis in Abhängigkeit von der Reaktionslage des Patienten.

Dazu ein **Beispiel** aus der Praxis: Ein Patient mit einer Parese hat ein Reizzeitbedarf von 300 ms. Es wird bei der Erstbehandlung eine Pausendauer von 2000 ms zugeordnet. Somit müssen Exponential- oder Einzelimpulsströme verwendet werden. Nach 2 Wochen intensiver Reizstromtherapie ist die Impulsdauer auf 100 ms gesunken. Nach weiteren drei Wochen auf 10 ms. Jetzt kommen Serienimpulsströme zur Anwendung. Wiederum einige Wochen später ist die faradische Erregbarkeit erreicht und es kann mit faradischen Schwellströmen gearbeitet werden. Es wurden also 3 verschiedene Stromformen eingesetzt. Dazu bedarf es eines Austestens, welcher Strom und welche Impulsdauer gerade benötigt werden. Dieses muss nicht täglich erfolgen, aber 1–2-mal in der Woche bei täglicher Behandlung.

Eine weitere Einschränkung der Stromformen ergibt sich auch gerätetechnisch. Nicht alle Geräte bieten das gesamte Spektrum möglicher Stromformen. So reduziert sich die Anzahl der Stromformen durch die therapeutische Notwendigkeit und durch das gerätebedingte Angebot. Wichtig ist aber, dass die vorhandenen Möglichkeiten genutzt werden und der Therapeut sich nicht auf eine oder zwei Stromformen festlegt.

Tab. 7.2 Stromformen zur Muskelreizung

Gesunde Muskeln bzw. faradische Erregbarkeit 0,05–1 ms	Mäßig erhöhter Reizzeitbedarf (1,1–30 ms)	Erheblich erhöhter Reizzeitbedarf (31–2000 ms)
• Faradischer Strom • Faradischer Schwellstrom • Serienimpuls • Mittelfrequente amplitudenmodulierte Ströme • Hochvolt • Funktionelle Elektrostimulation	• Serienimpulsströme • Spezialströme • Russische Stimulation • Stimulation nach Eichhorn	• Exponentialstrom • Dreieckimpulsstrom • Galvanisch • LIB-Ströme

Faradischer Strom (►Abb. 7.9)

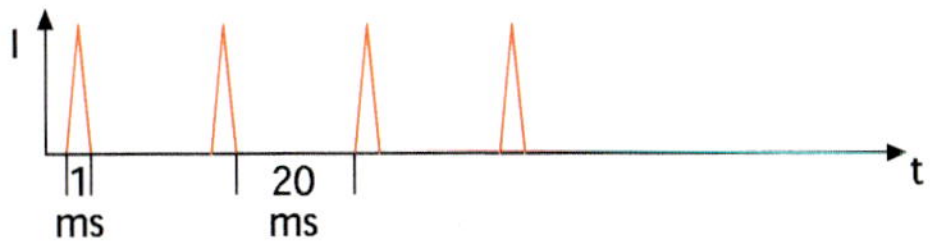

Abb. 7.9 Faradischer Strom [M600]

Synonyme:	Neofaradischer Strom, stabiler faradischer Strom
Charakter:	Monophasischer Dreieckimpuls
Technische Daten:	Impulsdauer 1 ms Pausendauer 20 ms Frequenz 47,61 Hz Schwellung – Schwellpause –
Stimulationsergebnis:	Blitzartige Reaktion bis hin zur Verschmelzungskontraktion
Besonderheiten:	Zur Muskelstimulation nur mit Unterbrecherelektrode einsetzbar
Hintergrundinformation:	Stabiler faradischer Strom ist auch in einigen hydroelektrischen Voll- und Teilbädern vorhanden.

Faradischer Schwellstrom (►Abb. 7.10)

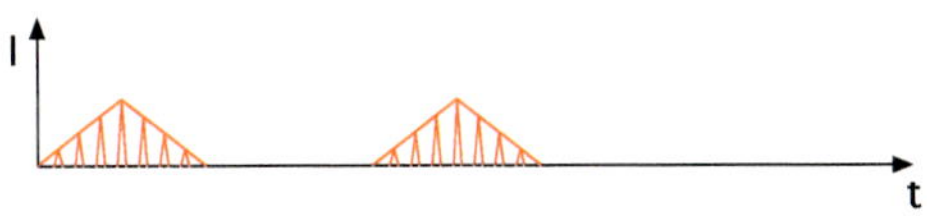

Abb. 7.10 Faradischer Schwellstrom [M600]

Charakter:	Monophasischer Dreieckimpuls
Technische Daten:	Impulsdauer 1 ms Pausendauer 20 ms Frequenz 47,61 Hz Schwellung z. B. 1 s Schwellpause z. B. 2 s Schwellfrequenz z. B. 20 Schwellungen/Min.
Stimulationsergebnis:	Kontraktion während der Schwellung
Besonderheiten:	Schwellfrequenz ist gleich Übungsfrequenz, daher den Muskel nicht überlasten, bei Ermüdung Schwellfrequenz senken
Hintergrundinformation:	Einige Geräte bieten die Möglichkeit, Schwellfrequenzen einzuschalten. Schwellung und Schwellpause haben dabei oft ein Verhältnis von 1 : 1. Wenn Schwellung und Schwellpause einstellbar sind, sollte die Pause gleich lang oder länger sein.

Serienimpulsstrom (►Abb. 7.11)

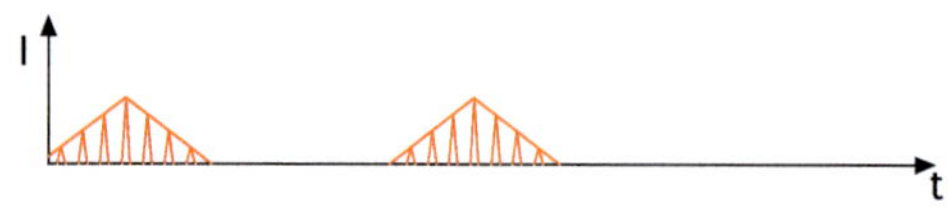

Abb. 7.11 Serienimpulsstrom [M600]

Synonym:	Spezialstrom
Charakter:	Monophasischer Dreieckimpuls
Technische Daten:	Impulsdauer 0,2–30 ms Pausendauer 10–100 ms Frequenz 99,8–7,6 Hz Schwellung z. B. 1 s Schwellpause z. B. 2 s Schwellfrequenz z. B. 20 Schwellungen/Min.
Stimulationsergebnis:	Homogene Kontraktion bei hoher Frequenz, tetanisierende Kontraktion bei niedriger Frequenz
Besonderheiten:	Als Modifikation zum faradischen Schwellstrom geeignet
Hintergrundinformation:	• Zu hohe Frequenzen können zu einer zu schnellen Ermüdbarkeit der Muskulatur führen. • Die Impulsdauer kann aus der I/t-Kurve ermittelt werden.

Galvanischer Strom (►Abb. 7.12)

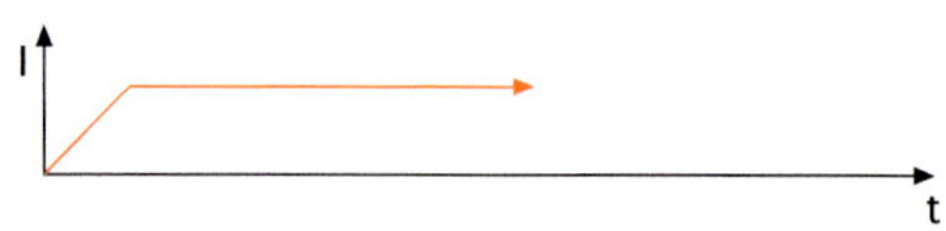

Abb. 7.12 Galvanischer Strom [M600]

Synonym:	Gleichstrom
Charakter:	Monophasischer Gleichstrom
Technische Daten:	Impulsdauer – Pausendauer – Frequenz 0 Hz
Stimulationsergebnis:	Einmalige Kontraktion beim Einschalten bzw. beim Ausschalten
Besonderheiten:	Sinnvoller Einsatz nur mit Unterbrecherelektrode (sehr selten eingesetzt, da hohe sensible Belästigung)
Hintergrundinformation:	Eine Vielzahl anderer Stromformen eignet sich besser zur Muskelstimulation. Der Strom ist hier nur der Vollständigkeit halber aufgeführt. Die Stärken des galvanischen Stroms sind in anderen Wirkungen zu sehen (► Kap. 4.1).

Dreieckimpulsstrom (▸Abb. 7.13)

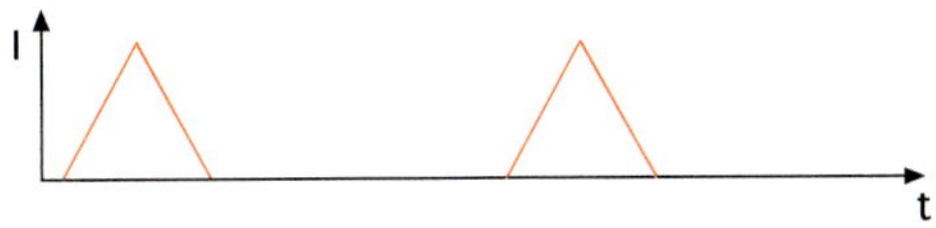

Abb. 7.13 Dreieckimpulsstrom [M600]

Synonym:	Einzelimpulsstrom
Charakter:	Monophasischer Dreieckimpuls
Technische Daten:	Impulsdauer 30–1 200 ms Pausendauer 100–3 000 ms Frequenz 7,6–0,23 Hz
Stimulationsergebnis:	Verzögerte Kontraktion zum Impuls
Besonderheiten:	• Verätzungsgefahr, daher gut abpolstern. • Brennendes Gefühl kann bei längeren Impulsen auftreten.
Hintergrundinformation:	Seit geraumer Zeit haben einige Gerätehersteller das Spektrum für die Impuls- und Pausendauern erheblich verlängert. Ein therapeutischer Nutzen ist darin nicht zu sehen.

Exponentialstrom (▸Abb. 7.14)

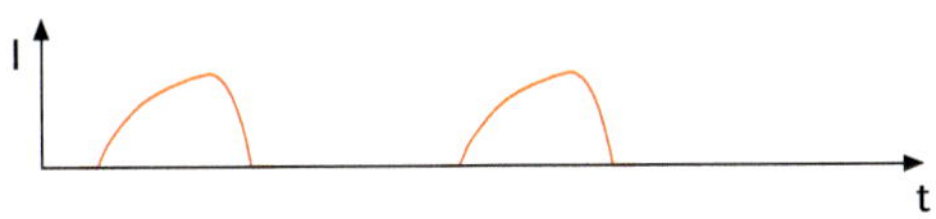

Abb. 7.14 Exponentialstrom [M600]

Synonym:	Einzelimpulsstrom
Charakter:	Entsprechend einer Exponentialfunktion monophasisch
Technische Daten:	Impulsdauer z. B. 300 ms Pausendauer z. B. 2 000 ms Frequenz 0,434 Hz
Stimulationsergebnis:	Träge Kontraktion auf jeden Einzelimpuls
Besonderheiten:	• Verätzungsgefahr, daher gut abpolstern • Verhältnis Impuls zur Pausendauer mindestens 1 : 3
Hintergrundinformation:	• Die Anstiegssteilheit kann noch zusätzlich verändert werden. • Die Impulsdauer kann zwischen 30 und 2 000 ms verändert werden. Die Pausendauer ist entsprechend dem Verhältnis 1 : 3 anzupassen. Die optimale Impulsdauer lässt sich aus der I/t-Kurve ermitteln (▸ Kap. 8).

Stimulation nach Eichhorn (►Abb. 7.15)

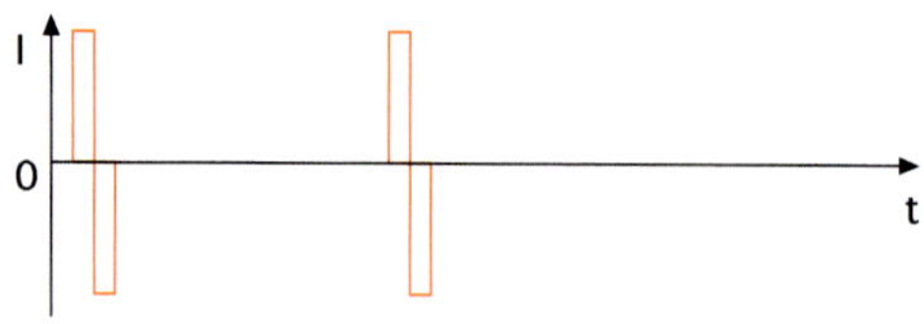

Abb. 7.15 Stimulation nach Eichhorn [M600]

Synonym:	SMS = Starke Muskel-Stimulation
Charakter:	Biphasischer symmetrischer Rechteckimpuls
Technische Daten:	Impulsdauer 10 ms Pausendauer 100 ms Frequenz 9,9 Hz
Stimulationsergebnis:	Tetanisierende Kontraktion
Besonderheiten:	Es besteht die Möglichkeit, diesen Strom auch zu schwellen.
Hintergrundinformation:	• Empirisch entwickelte Stromform für eine jugendliche Patientin mit einer zentralen Störung. Die hohe sensible Belästigung bei SMS-Strömen führt zu einer geringen Akzeptanz bei den Patienten. Dennoch sollte bei entsprechender Indikationsstellung auf diese Ströme nicht verzichtet werden. • In Abwandlung von diesem Strom gibt es Variationen mit längeren Impuls- und Pausendauern.

Hochvoltstimulation (HVS) (►Abb. 7.16)

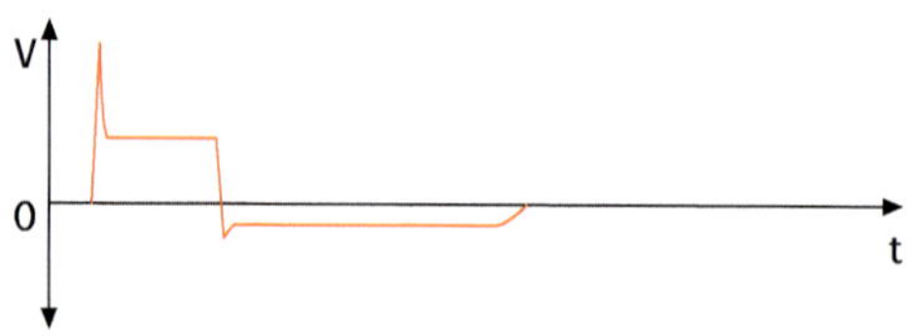

Abb. 7.16 Hochvoltstimulation [M600]

Synonym:	Dyna-Wave
Charakter:	Extrem kurzer Dreieckstrom, biphasisch
Technische Daten:	Frequenz: 20–80 Hz
Stimulationsergebnis:	Kontraktionen für die Dauer der Schwellung
Besonderheiten:	Stromform ist sensibel angenehm.
Hintergrundinformation:	• Keine Verätzungsgefahr • Einsatz bei Metallimplantaten möglich • Bei Geräten ohne Schwellimpulsgeber (nur konstante Abgabe) löst der Strom eine Dauerkontraktion aus, die über die Verschmelzungskontraktion bis hin zum Tetanus führen kann; in diesem Fall ist der Strom nicht geeignet. • Die faradische Erregbarkeit muss vorhanden sein.

Amplitudenmodulierter Strom (AMS) (▶Abb. 7.17)

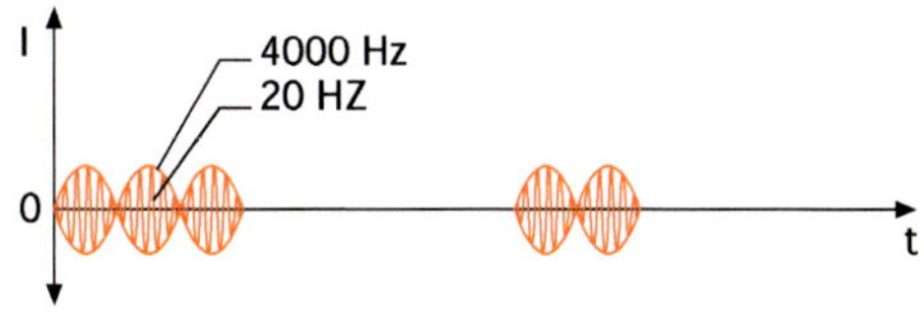

Abb. 7.17 Amplitudenmodulierter Strom (AMS) [M600]

Synonym:	Amplitudenmodulierte Frequenz
Charakter:	Biphasische mittelfrequente Impulse
Technische Daten:	Trägerfrequenzen 4 000–8 000 Hz (MF) Wirkfrequenzen 20–80 Hz (NF) Schwellung z. B. 10 s Schwellpause z. B. 20 s Schwellfrequenz z. B. 2 Schwellungen/Min.
Stimulationsergebnis:	Kontraktion für die Dauer der Schwellung
Besonderheiten:	Stromform sehr gut verträglich
Hintergrundinformation:	• AMS eignet sich nur dann, wenn die faradische Erregbarkeit erhalten ist, also bei gesunder Muskulatur oder beginnender Parese. • Durch die Mehrkanaltechnik einiger Geräte ist eine funktionelle Stimulation, z. B. an zwei Extremitäten oder Muskelgruppen, möglich.

Russische Stimulation (▶Abb. 7.18)

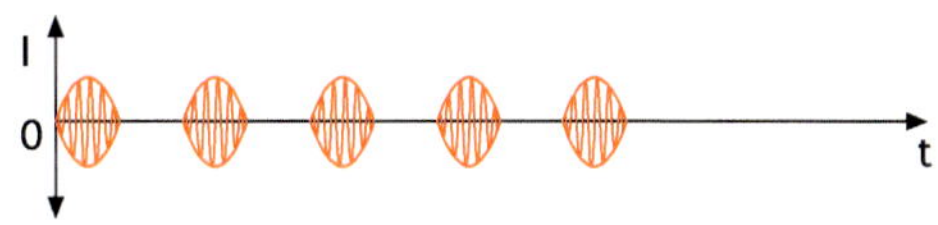

Abb. 7.18 Russische Stimulation [M600]

Synonym:	Elektroneuromuskuläre Stimulation (ENMS)
Charakter:	Biphasische mittelfrequente Impulse
Technische Daten:	Trägerfrequenz 2 500 Hz (MF) Wirkfrequenz 50 Hz (NF) Pausendauer 10 ms Impulsdauer 10 ms Schwellung z. B. 12 s Schwellpause z. B. 30 s
Stimulationsergebnis:	Kräftige Kontraktion für die Dauer der Schwellung
Besonderheiten:	Einsatz zur Stimulation von großen Muskelgruppen, wird v. a. in der Sportmedizin verwendet
Hintergrundinformation:	Die faradische Erregbarkeit muss vorhanden sein.

Zweikanal-Stimulation, Spasmotron® nach Hufschmidt (►Abb. 7.19)

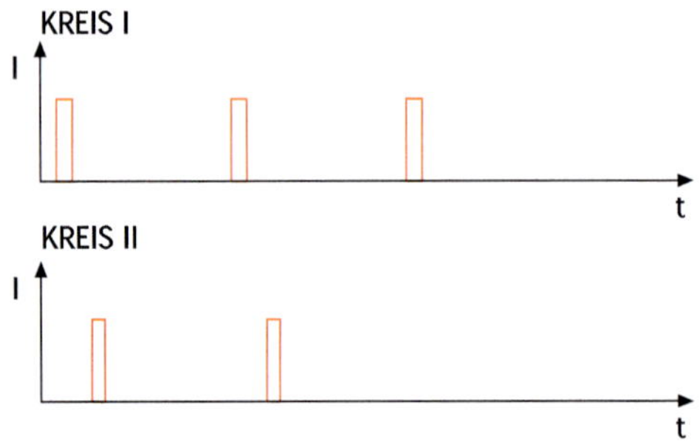

Abb. 7.19 Zweikanal-Stimulation, Spasmotron® nach Hufschmidt [M600]

Charakter:	Monophasische Rechteckimpulse
Technische Daten:	Impulsdauer 0,01–0,5 ms Reizfrequenz 0,2–0,8 Hz an der unteren Extremität 1–2 Hz an der oberen Extremität Verfahren Zwei-Kreis-Stimulation des spastischen Muskels und der Antagonisten
Stimulationsergebnis:	Bei 50 % der behandelten Patienten zeigt sich eine länger andauernde Senkung der Spastizität.
Besonderheiten:	Es wurde eine Förderung der Antagonisten beobachtet.
Hintergrundinformation:	• Das Gerät Spasmotron® wird nicht mehr produziert. Es befinden sich aber noch Geräte im Einsatz. Neuere Geräte greifen diese Stromform wieder auf. • Der Strom hat eine relativ hohe sensible Belästigung, ist aber dennoch für viele Patienten eine Möglichkeit, nebenwirkungsfrei ihre Spastik zu kontrollieren.

Zweikanal-Stimulation, nach Jantsch (►Abb. 7.20)

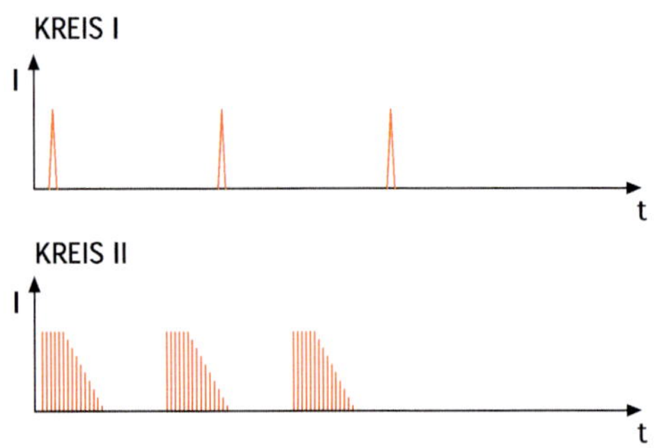

Abb. 7.20 Zweikanal-Stimulation, nach Jantsch [M600]

Charakter:	Kreis I monophasischer Dreieck-Einzelimpuls Kreis II monophasischer Serienimpuls
Technische Daten:	Kreis I: Impulsdauer 5 ms Pausendauer 15 ms Frequenz: 50 Hz Kreis II: Dauer des Serienimpulses 1 000 ms Verfahren Zweikreis-Stimulation des spastischen Muskels und der Antagonisten

Stimulationsergebnis:	Senkung der Spastik, Aktivierung der Antagonisten
Hintergrundinformation:	Es handelt sich um eine Weiterentwicklung des Verfahrens nach Hufschmidt mit verträglicheren Strömen.

EMG-getriggerte Elektrostimulation (▸Abb. 7.21)

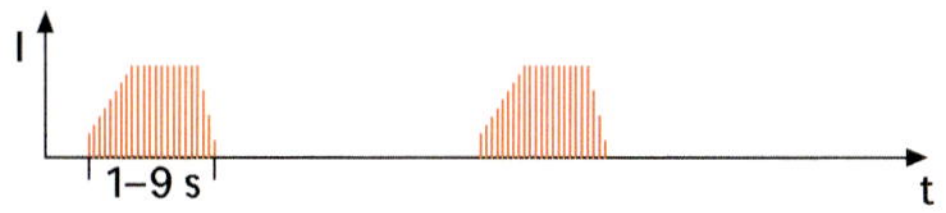

Abb. 7.21 EMG-getriggerte Elektrostimulation [M600]

Synonyme:	EMG-gesteuerte Elektrostimulation, EMG-initiierte Elektrostimulation
Charakter:	Biphasischer oder monophasischer Rechteckimpuls
Technische Daten:	Impulsdauer 40–400 ms, alternativ 200–1 000 μs Pausendauer 30 s Frequenz 30 Hz, alternativ 10–90 Hz Schwellimpulsdauer 1–9 s Impuls/Pause 1 : 3
Stimulationsergebnis:	Kräftigung der Muskulatur, Motivationssteigerung durch Feedback
Besonderheiten:	Kombination aus Stimulation und Feedback
Hintergrundinformation:	Die EMG-getriggerte Elektrostimulation dient zur Behandlung von Inaktivitätsatrophien, schlaffen Lähmungen in der Reinnervationsphase, der Inkontinenz und bei zentralen Lähmungen.

LIB-Ströme nach Mokrusch (LIB = long impulse bidirectional) (▸Abb. 7.22)

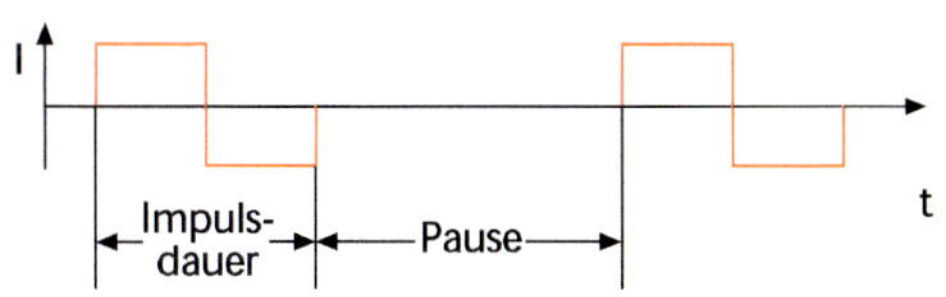

Abb. 7.22 LIB-Ströme nach Mokrusch [M600]

Charakter:	Biphasischer Rechteckimpuls
Technische Daten:	Impulsdauer 30–50 ms Pausendauer 70–50 ms Frequenz 10–16 Hz Intensität 20–60 mA
Stimulationsergebnis:	10 s tetanische Stimulation, 70 s Pause
Besonderheiten:	LIB-Ströme eignen sich besonders für die Stimulation schlaff gelähmter Muskulatur mit axonalem Untergang im Bereich des zweiten motorischen Neurons ohne Zeichen der Reinnervation (häufig bei jungen Männern nach Zweiradunfällen).
Hintergrundinformation:	Trainingsplan: 2 × 3–6 Min./Tag pro Muskelgruppe

Thomas Bochdansky unter Mitarbeit von Frank-P. Bossert und Klaus Vogedes

8 Elektrodiagnostik

Entscheidend für den Erfolg einer Elektrostimulation ist die gezielte Elektrodiagnostik, also die Diagnostik von Erkrankungen bzw. Störungen mit elektrischen Methoden. Ein Vorteil neben der Verlaufskontrolle der Parese ist, dass die relevanten Therapieparameter aus der I/t-Kurve abzulesen sind.

8.1 Einteilung der Elektrodiagnostik

Die Elektrodiagnostik umfasst **4 Arten:**

- Aktive Form (Reizstromdiagnostik)
- Passive Form (Aktionsstromdiagnostik)
- Kombinierte Form (Elektroneurografie)
- Widerstandsmessung (Widerstandsdiagnostik)

Aktive Form (Reizstromdiagnostik)

Es werden **elektrische Impulse** über die Haut an das erregbare Gewebe (Muskeln, Nerven) **abgegeben** und die **motorische Reaktion beurteilt.**

Passive Form (Aktionsstromdiagnostik)

Es werden **elektrische Impulse** über die Haut oder über eingestochene Nadelelektroden **registriert,** die durch die elektrische Aktivität der entsprechenden Organe (Muskeln, Nerven, Gehirn) entstehen.

Im medizinischen Alltag wird diese Form v. a. als EKG zur Beurteilung der Herzfunktion eingesetzt. Weitere häufige Diagnoseformen sind das EEG (Elektroenzephalogramm) zur Beurteilung der Hirnfunktion oder das EMG (Elektromyogramm) für die periphere Muskultur.

Bei der EMG-Diagnostik gibt es zwei Arten von Elektroden: Oberflächenelektroden und Nadelelektroden. Das ermöglicht, die Muskelaktivität einerseits großflächig und andererseits im Detail zu untersuchen, also „makroskopisch" und „mikroskopisch" – je nach klinischer Fragestellung.

Kombinierte Form (Elektroneurografie)

Es werden **elektrische Impulse** über die Haut an die Nerven **abgegeben** und die **elektrischen Impulse** über die Haut oder über eingestochene Nadelelektroden **registriert,** die durch die Muskelaktivität entstehen.

Über zwei kleine Stimulationselektroden werden kurze elektrische Impulse an einen oberflächlich liegenden Nerv abgegeben und dadurch ein Aktionspotenzial ausgelöst. Dieses breitet sich entlang des Nervens in beide Richtungen aus und bewirkt dann über die motorische Endplatte eine Muskelkontraktion, die mit zwei weiteren Oberflächenelektroden oder auch einer Nadelelektrode entsprechend dem EMG registriert wird. Somit kann die **Nervenleitgeschwindigkeit** errechnet werden, wenn die Distanz zwischen zwei Stimulationsorten und dem Ableitort bekannt ist. Dabei muss noch die Zeit für die Überleitung der motorischen Endplatte berücksichtigt werden. Die Nervenleitgeschwindigkeit kann sowohl für motorische als auch für sensible Nerven errechnet werden.

Widerstandsmessung (Widerstandsdiagnostik)

Es wird ein definierter, **nicht reizwirksamer Strom** über die Haut abgegeben und der sich verändernde **Widerstand** bzw. die **Impedanz** des Gesamtorganismus oder z. B. von den Extremitäten **gemessen.**

Der elektrische Widerstand (= Impedanz) des Gewebes eines Extremitätenabschnitts verändert sich mit dem Wassergehalt und somit auch mit dem **Blutvolumen.** Dieses ändert sich mit jedem Pulsschlag und so kann der Blutfluss auch indirekt gemessen werden (Rheografie).

Eine zunehmend an Bedeutung gewinnende Form ist die **Bioimpedanzanalyse.** Da die Leitfähigkeit (Widerstand) neben dem Blutfluss u. a. auch vom **Elektrolytgehalt** der gesamten Gewebsflüssigkeit und dem **Fettgehalt** abhängt, können mit dieser Methode auch Analysen der Körperzusammensetzung (Muskulatur, Fettgehalt, Wasser) vorgenommen werden.

8.2 Geschichtliche Entwicklung

In der Entwicklung der Elektrodiagnostik war es Ernst Neumann in Königsberg, der 1864 eine Erklärung für den Unterschied im Stimulationsverhalten zwischen normalen und gelähmten Muskeln fand, der bereits vorher von Eduard Baierlacher beschrieben wurde und den Wilhelm Erb als

„Entartungsreaktion" beschrieb. Es dauerte dann wieder einige Jahre, bis man neben der Intensität auch den Zeitfaktor in die elektrophysiologischen Überlegungen einbezog, was zur damaligen Zeit heftige Diskussionen auslöste.
1892 wies der holländische Physiker J. L. Hoorweg darauf hin, dass die Nervenerregbarkeit auch eine Funktion der Zeit ist und Georg Weiss erarbeitete den Zusammenhang zwischen minimaler Energie und Muskelkontraktion. Sein dafür gebauter Apparat wurde von Louis Lapicque weiterentwickelt. Dieser weist auch auf die Bedeutung der Untersuchungen von Adolf Fick hin, der ebenfalls beschrieb, dass die Dauer des Stromflusses für die Erregung entscheidend ist.
Gemeinsam mit seiner Frau führte dann Louis Lapicque die Begriffe Rheobase und Chronaxie in die elektrophysiologische Terminologie ein. Dabei ist die **Rheobase** der Schwellenwert („fließende Basis") der Stromstärke, über der eine Reizantwort stattfindet. Den Begriff **Chronaxie** entwickelte er aus dem griechischen Wort „chronos" (= Zeit) und „axia" (= Wert).
Der spätere Nobelpreisträger Edgar D. Adrian in London berichtete 1916 über den Unterschied zwischen der Intensitäts-Zeit-Kurve (strength-duration-curve) bei gesunden und erkrankten menschlichen Muskeln und Georges Bourguignon verfasste 1923 eine bedeutende Abhandlung über die Chronaxie.
Für das Verständnis der Reizstromdiagnostik ist ein weiterer Begriff von Bedeutung: die **Akkommodation.** Er wurde in die Elektrophysiologie von Walther Nernst 1908 eingeführt, der beobachtete, dass langsam ansteigende elektrische Impulse zu einer veränderten Reizantwort führten. Beschrieben wurde dieses Phänomen, dass relativ hohe Stromstärken beim langsamen Stromstärkenanstieg zu keiner Reizantwort führten, bereits 1798 von Johann W. Ritter. Das ist ein Verhalten, das gelähmte Muskeln in deutlich geringerem Ausmaß zeigen. Das beschrieb auch Emil Reiss 1911. Letztlich war es das große Verdienst von Hans Jantsch aus Wien, die Akkommodation bzw. Akkommodabilität 1957 systematisiert in die moderne Reizstromdiagnostik einzuführen. Langsam ansteigende Stromimpulse wurden von seinem Lehrer Kowarschik 1948 als „Exponentialstrom" bezeichnet, andere Bezeichnungen sind Dreieckstrom oder Dreieckimpuls.

8.3 Klassische Elektrodiagnostik

Unter der „klassischen" Elektrodiagnostik versteht man die Prüfung der muskulären Erregbarkeit mit faradischen und galvanischen Strömen.

8.3.1 Faradische Prüfung

Für die faradische Prüfung verwendet man Einzelimpulse von ca. 1 ms und Pausen von 20 ms. Diese werden in der Stromstärke auf- und abgeregelt. Die Schwelldauer und -pause betragen jeweils ca. 1 s. Sie entsprechen weitestgehend den Schwellströmen bei der Therapie.
Wenn die kontraktilen Filamente mit einer blitzartigen Kontraktion reagieren, spricht man vom Erhalt der faradischen Erregbarkeit. Somit ist die Innervation noch gegeben. Bleibt die vorbeschriebene Reaktion aus und die Zuckung ist träge oder wurmförmig bzw. kommt es zum Durchschlagen auf die Antagonisten, bezeichnet man das als Erlöschen der faradischen Erregbarkeit.
Durch die kurze Abfolge der Dreiecksimpulse kann es zu einer Verschmelzungskontraktion kommen und letztlich zur tetanischen Kontraktion („Tetanus").

8.3.2 Galvanische Erregbarkeitsprüfung

Die galvanische Erregbarkeitsprüfung ist mittels zweier verschiedener Verfahren durchzuführen:

- Bei der klassischen Methode wird unter Verwendung einer Unterbrecherelektrode der galvanische Strom in seinem Stromfluss unterbrochen; es kommt beim Erhalt der galvanischen Erregbarkeit zu einer blitzartigen Kontraktion.
- Da die vorbeschriebene Methode sensibel äußerst belästigend ist, hat sich das Verfahren mit Einsatz eines Rechteckimpulses längerer Dauer von 500–1 000 ms etabliert.

Dabei wird unterschieden zwischen

- **Indirekter** Prüfung: Die Stimulation erfolgt über den Nerv, der den Muskel versorgt
- **Direkter** Prüfung: Die Stimulation erfolgt über den Muskel.

Die Stimulation erfolgt dabei:

- **Unipolar** mit einer kleinen Punktelektrode und einer („inaktiven") Gegenelektrode von mehr als 100 cm^2. Die aktive Punktelektrode ist die Kathode und wird über dem motorischen Punkt des Muskels (Areal mit den meisten motorischen Endplatten) platziert.

- **Bipolar** mit zwei Punktelektroden (können zwei Punktelektroden nicht parallel eingesetzt werden, kann die Anode auch als Plattenelektrode zum Einsatz kommen). Die Kathode wird dabei ebenfalls über dem motorischen Punkt platziert.

Indirekte Prüfung

Wird über einen **Nerv stimuliert,** kann eine Muskelkontraktion nur bei intakter Nerv-Muskel-Einheit erfolgen. In erster Linie werden oberflächlich liegende periphere Nerven stimuliert. Diese sind auch durch mechanische Läsionen am ehesten gestört.

Begonnen wird immer mit einer **faradischen Prüfung.** Ist die Antwort positiv, d. h., der zugehörende Muskel kontrahiert sich, liegt keine wesentliche Störung der Nerven-Muskel-Einheit vor. Kleinere Störungen bzw. Teilparesen können jedoch damit nicht ausgeschlossen werden. Kommt es aber mit einem Schwellstrom (faradischen Strom) zu einer Muskelaktivität, liegt keine gröbere periphere Störung vor.

Bei der **galvanischen Prüfung** wird die Muskelzuckung auch qualitativ beurteilt. Ist diese „blitzartig", ist von einem gesunden Muskel auszugehen, ist sie jedoch träge und eher wurmförmig, ist die Nerv-Muskel-Einheit geschädigt. Gelingt es, den Muskel mit einem galvanischen Strom (Rechteck oder Dreieck) zu einer Einzelzuckung zu bringen, jedoch nicht faradisch zu erregen, ist das als Indiz für eine periphere Nervenläsion zu werten und es muss eine weiterführende Diagnostik erfolgen.

> **Merke**
>
> Mit der indirekten Prüfung kann eine relativ schnelle und einfache Beurteilung, ob eine Nervenläsion vorliegt, auch mit einem einfachen Therapiegerät vorgenommen werden.

Verwendet man eine unipolare Elektrodenanordnung, so kann auch je nach Polarität der aktiven Elektrode die Zuckungsfolge untersucht werden. Sie erfolgt nach dem Pflüger-Zuckungsgesetz. Die niedrigste Schwelle hat dabei die Kathodenschließungzuckung (KSZ), gefolgt von der Kathodenöffnungszuckung (KÖZ); d. h., es kommt sowohl beim plötzlichen Einschalten als auch beim plötzlichen Ausschalten des Stroms zu einer Zuckung. In Analogie erfolgt das auch unter einer unipolaren Anode (ASZ; AÖZ). Dabei ist jedoch die Schwelle für die AÖZ geringer als bei der ASZ (▸ Kap. 2.4.1). Werden zwei gleich große Elektroden verwendet, ist dieses Phänomen v. a. bei geschädigter Muskulatur auch bei der therapeutischen Anwendung gelegentlich zu beobachten und sollte bei der Interpretation beachtet werden.

Die Bedeutung der indirekten Prüfung liegt v. a. darin, sich im Seitenvergleich sehr rasch einen ersten Überblick zu verschaffen. Die Methode kann auch dann verwendet werden, wenn eine direkte Anwendung auf der Muskulatur aus verschiedenen Gründen (z. B. Hautläsionen) nicht erfolgen kann.

Direkte Prüfung

Die direkte Prüfung erfolgt zumeist mit bipolarer Stimulation **am Muskel.** Dabei wird die Kathode im proximalen Bereich des Muskels angesetzt, wo sich zumeist auch der motorische Punkt (MRP) befindet, und die Anode am Übergang vom Muskel zur Sehne.

Die direkte Erregbarkeitsprüfung gibt Aufschluss darüber, ob Muskel und motorische Endplatte noch funktionsfähig sind. Damit können sehr einfach und schnell die faradische bzw. galvanische Erregbarkeit und die Qualität der Zuckung beurteilt werden.

Der Verlust der direkten und indirekten faradischen Erregbarkeit wird auch als **Entartungsreaktion** (EAR) nach Erb bezeichnet. Ist die indirekte Erregbarkeit erhalten und nur die direkte nicht vorhanden, spricht man auch von einer partiellen EAR.

Da jedoch die Ergebnisse nur schwer objektivierbar sind und die therapeutischen Konsequenzen letztlich nur mit einer verfeinerten Diagnostik gezogen werden können, hat diese Form der sog. „klassischen" Reizstromdiagnostik ihren klinisch-praktischen Wert nur in einer schnellen Überblicksdiagnostik.

8.4 Moderne Elektrodiagnostik

8.4.1 Definitionen

Bei der „modernen" Version steht die Bestimmung von Rheobase, Chronaxie und Akkommodation im Vordergrund.

Rheobase

Unter Rheobase versteht man die **Schwellenstromstärke** eines Impulses längerer Dauer, die gerade noch eine **Zuckung auslöst** (Minimalzuckung).
Der Impuls ist ein Rechteckimpuls, dessen Dauer zwischen 500 und 1 000 ms liegt. Aufgrund des grundsätzlichen Kurvenverhaltens der Intensitäts-Zeit-Kurve (I/t-Kurve) ist es bei diesen Zeiten klinisch-diagnostisch unerheblich, ob die längeren oder die kürzeren Zeiten verwendet werden. Für den Patienten sind jedoch 500 ms angenehmer als 1 000 ms bei gleicher diagnostischer Aussagefähigkeit. Verwendet werden dabei Geräte in Constant-current-Schaltung; die Maßeinheit wird in Milliampère (mA) angegeben. Die Elektrodenanordnung ist zumeist bipolar.
Es sollte darauf geachtet werden, immer **die gleiche Muskelzuckung** zu **beurteilen.** Das gilt sowohl für die Intensität der Zuckung als auch für den Ort. Einzelne Muskelfasern können Unterschiede in den Reizparametern haben. Grundsätzlich sollte die erste spür- oder sichtbare Muskelzuckung als Referenz dienen. Oft ist diese erste Zuckung (Minimalzuckung) jedoch schwer beurteilbar. In der Praxis ist es daher ratsam, zuerst die Stromstärke bis zu einer deutlichen Zuckung zu erhöhen und dann diese bis zur Minimalzuckung zu reduzieren. Wird die Stromstärke dann wieder geringfügig erhöht, erhält man verlässlichere Werte.
In der Literatur finden sich verschiedene Versuche, die absolute Höhe der Rheobase diagnostisch anzuwenden. Tatsächlich unterliegt diese jedoch großen Schwankungen und ist von verschiedensten Faktoren (z. B. Elektrolytzusammensetzung, Temperatur, Hautdicke, Fettdicke) abhängig, sodass letztlich keine selektiven differenzialdiagnostischen Konsequenzen in der klinischen Praxis gezogen werden können.
Die Bedeutung der Rheobasemessung liegt vor allem in der Bestimmung eines Ausgangswerts für die folgenden Messungen. Bei einiger klinischer Erfahrung kann auch schon die Qualität der Zuckung erste Hinweise auf Störungen geben.

Chronobase (Hauptnutzzeit)

Die Chronobase, gemessen in Millisekunden, stellt den klinisch relativ schwer zu bestimmenden **Fußpunkt** der Rechteckimpulskurve dar. Sie wird als Hauptnutzzeit bezeichnet, d. h. die **kürzeste mögliche Impulsdauer für die Bestimmung der Rheobase.**

Chronaxie

Geht man von der Bestimmung der Rheobase mittels Rechteckimpulsen von 1 000 oder 500 ms aus, benötigt man bei Verkürzung der Reizdauer zunehmend höhere Impulsstromstärken; die I/t-Kurve steigt von rechts nach links an. Dieser Anstieg hat entsprechend den Angaben von Hoorweg und Weiss den Charakter einer Hyperbel. Auch wenn in der Wissenschaft exaktere Beschreibungen z. B. von Katz erfolgt sind, hat sich in der klinischen Praxis das Modell einer Hyperbel nach Hoorweg und Weiss bewährt. Sie wird angegeben als

$$I = a + b/t$$

I = Impulsstromstärke
a ≈ Rheobase
b ≈ Chronaxie
t = Impulsdauer
Die Chronaxie ist ein willkürlich angenommener Wert, gemessen in Millisekunden, der die **Impulsdauer** beschreibt, die bei der **doppelten Rheobasestromstärke** erforderlich ist, um eine minimale Zuckung zu erzielen.
Durch die Bestimmung von Rheobase und Chronaxie ist unter der Annahme eines Hyperbelmodells die Rechteck-I/t-Kurve ausreichend beschrieben. Das gilt allerdings nur für eine homogene Muskulatur. Wenn hingegen Teile eines Muskels denerviert sind, muss trotzdem eine detailliertere I/t-Kurve erhoben werden.
Ein geschädigter Muskel hat unterschiedlich stark geschädigte motorische Einheiten, sodass sich für die unterschiedlichen motorischen Einheiten auch jeweils unterschiedliche Rechteck-I/t-Kurven ergeben, die sich dann in der klinischen Praxis überlagern. Das ergibt scheinbare Knickbildungen für die Kurven, also Pseudochronaxien.
In der klinischen Praxis wird die Zeitachse logarithmisch und die Stromstärkenachse linear dargestellt. Dies ermöglicht eine bessere Übersicht.
Die Chronaxie erlaubt eine relativ genaue Beurteilung des Muskelzustands (► Tab. 8.1) und im Zusammenhang mit dem Akkommodationsquotienten bzw. Reizungsdivisor auch eine relativ gute Aussage zur Prognose einer Lähmung.
Eine leichte Störung hat dementsprechend eine gute Prognose, d. h., es ist zu erwarten, dass in wenigen Wochen eine volle Funktionsfähigkeit wieder hergestellt ist. Eine mittelgradige Störung hat eine verzögerte Prognose und es muss mit Reststö-

Tab. 8.1 Chronaxiewerte für die Rechteck-I/t-Kurve

Chronaxie [ms]	Erregbarkeit des Muskels	Klinische Beurteilung
0,05–0,2	Übererregbar	
0,2–0,9	Normal	Normal
1–5	Leicht gestört	Partielle, reversible Störung
5–10	Mittelgradig gestört	Teilweise reversible Störung
10–20	Höhergradig gestört	Gering reversible Störung
> 20	Schwer geschädigt	Nicht reversible Störung

rungen gerechnet werden. Eine endgültige Beurteilung kann erst nach mehreren Monaten und gelegentlich erst nach 1–2 Jahren erfolgen. Höhergradige Störungen führen nur in sehr seltenen Fällen zu einer klinisch relevanten Wiederherstellung und es muss von einem Zeithorizont von bis zu 3 Jahren ausgegangen werden. Für eine exakte Abklärung ist dann in jedem Fall eine EMG-Untersuchung erforderlich.

Akkommodationsfähigkeit (Akkommodabilität)

Die I/t-Kurve mit Dreieckimpulsen hat einen anderen Verlauf als mit Rechteckimpulsen. Bei einem gesunden Nerv-Muskel-System ist die I/t-Kurve mit Rechteckimpulsen bei den kurzen Impulsen bis ca. 50 ms identisch zu der bei den Dreieckimpulsen. Der für die Reizwirkung entscheidende Unterschied im Anstiegsverhalten des Impulses ist zu gering. Dagegen ist der Unterschied zwischen Rechteck (= 90°) und Dreieck umso größer, je breiter (= länger) der Impuls ist (▸ Abb. 8.1).
Dauert der Impuls 500 ms, beträgt im Normalfall der Unterschied zwischen der Rheobase des Rechteckimpulses und der des Dreieckimpulses (≈ Exponentialstrom) das 1,5- bis 3-Fache. Aus dem Verhältnis der beiden Werte bei gleicher Impulsdauer (aus klinischen Gründen der Schmerzminimierung werden 500 ms verwendet) kann man den **Akkommodationsquotienten bzw. Reizungsdivisor** berechnen. Die Höhe dieses Quotienten zeigt die Fähigkeit der Akkommodation (▸ Tab. 8.2). Je niedriger der Reizungsdivisor, desto mehr motorische Einheiten sind geschädigt.
Für 1 000 ms gelten andere Akkommodationsquotienten bzw. Reizungsdivisoren, wie sich aus der I/t-Kurve für Dreieckströme errechnen lassen, da die Kurve mit längeren Impulsen wieder ansteigt. Die I/t-Kurve bei einer gestörten Akkommodationsfähigkeit steigt dagegen nicht wieder an (▸ Tab. 8.2).
Bereits geringe toxische, entzündliche oder mechanische Störungen führen zu einer verminderten Akkommodationsfähigkeit. Ein **reduzierter** Akkommodationsquotient bzw. Reizungsdivisor gilt daher als **erstes Anzeichen einer Nervenläsion.** So können auch mechanische Belastungen z. B. der kleinen Fußmuskulatur (durch Schuhdruck) oder der Thenarmuskulatur (durch Unterarmgehhilfen) bereits zu einem gestörten Reizungsdivisor führen. Ein veränderter Reizungsdivisor ist daher keine Diagnose, sondern lediglich ein erster **Hinweis** auf eine mögliche Störung.

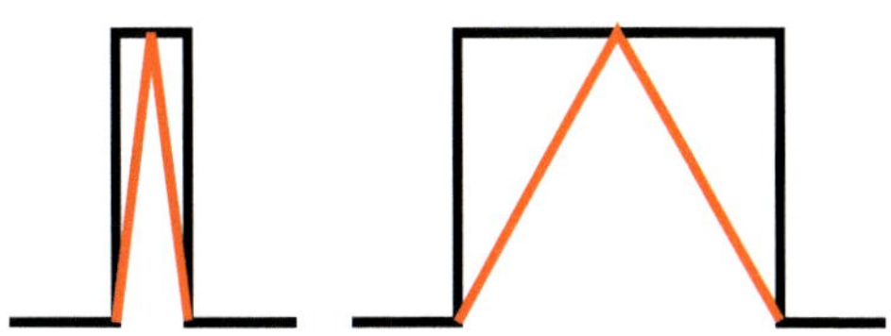

Abb. 8.1 Vergleich von Rechteck- und Dreieckimpulsen bei unterschiedlichen Impulsdauern [M596]

Tab. 8.2 Vergleichswerte der Elektrodiagnostik

Akkommodationsquotient	> 5	3–5	2,9–1,1	< 1	1 000 ms
Reizungsdivisor	3–4	2,5–1,5	1,5–1,1	< 1	500 ms
Akkommodationsfähigkeit	Gesteigert	Normal	Gestört	Verlust	

Ist bei einer klinisch ersichtlichen Lähmung der Reizungsdivisor nicht oder nur gering vermindert, ist von einer guten Prognose auszugehen. Die prognostische Relevanz ist jedoch im Zusammenhang mit der Messung der Chronaxie zu sehen. Ein gesteigerter Wert des Quotienten kommt gelegentlich während der Regenerationsphase vorübergehend vor.

8.4.2 Bestimmung von Rheobase, Chronaxie und Akkommodation

Die Reihenfolge der Untersuchung richtet sich in erster Linie nach den technischen Möglichkeiten der Geräte. In jedem Fall muss aber **zuerst** die **Rheobase** bestimmt werden, da sie Ausgangspunkt für die Bestimmung der weiteren Parameter ist. In einigen Fällen ist es notwendig, die gesamte I/t-Kurve sowohl für Rechteck- als auch für Dreieckströme aufzunehmen. Es genügt in der Regel, die drei Werte (Rheobase, Akkommodation und Chronaxie) pro Muskel zu bestimmen. Das kann bei einiger Übung innerhalb einer Minute durchgeführt werden. Pro Extremität werden die Kennmuskeln untersucht (▶ Tab. 8.3, ▶ Tab. 8.4) und aus der Verteilung der Störung kann sodann eine topische Zuteilung erfolgen. Für pathologische Werte sollte jedenfalls auch noch ein Seitenvergleich durchgeführt werden.

Darüber hinaus können auch alle anderen oberflächlich liegende Muskeln geprüft werden. Das gilt v. a. für den Schultergürtel. Für den Beckengürtel ergibt sich oft das Problem, dass die Muskeln gelegentlich von Fettschichten so überlagert sind, dass eine Reizstromdiagnostik innerhalb akzeptabler Schmerzgrenzen nicht durchgeführt werden kann. Es ist insgesamt ratsam, die Reizung möglichst rasch durchzuführen und sich auf wenige Stimuli zu beschränken, da die Schmerzgrenze individuell sehr unterschiedlich ist. Nur bei der

Tab. 8.3 Kennmuskeln der oberen Extremität

Kennmuskel	Nervenwurzel	Nerv
M. deltoideus	C4–C6	N. axillaris
M. biceps brachii	C5–C6	N. musculocutaneus
M. triceps brachii	C7–C8	N. radialis
M. extensor digitorum	C6–C7	N radialis
M. flexor carpi ulnaris	C7–C8	N ulnaris
M. flexor carpi radialis	C6–C7	N. medianus
M. opponens (Thenar)	C6–C7	N. medianus
M. abductor digiti V (Hypothenar)	C8–Th1	N. ulnaris

Tab. 8.4 Kennmuskeln der unteren Extremität

Kennmuskel	Nervenwurzel	Nerv
M. quadriceps (M. vastus medalis)	L2–L4	N. femoralis
M. biceps femoris	L5–S2	N. tibialis
M. semitendinosus	L5–S2	N. tibialis
M. tibialis anterior	L4–L5	N. peroneus
M. extensor digitorum longus	L5–S1	N. peroneus
M. peroneus brevis und longus	L5–S1	N. peroneus
M. gastrocnemius caput mediale und caput laterale	S1–S2	N. tibialis
M. tibialis posterior	L4–L5	N. tibialis

ersten Reizung sollte eine langsame Steigerung der Stromstärke von Stimulus zu Stimulus gewählt werden, damit der Patient die Art des elektrischen Reizes kennenlernen kann. Nach Erreichen der sensiblen Schwelle sollten einige Impulse zum „Kennenlernen" gespürt werden, sodass danach keine willkürlichen Muskelaktivitäten die elektrisch ausgelösten Zuckungen überlagern.

8.4.3 Erstellung der I/t-Kurve

Die I/t-Kurve dient als Effektivitätsnachweis im Rahmen der physiotherapeutischen Qualitätssicherung. Unterkühlte Hautareale und bestimmte Medikamente können die Erregbarkeit des Nerv-Muskel-Systems beeinflussen.

Zur Erstellung einer I/t-Kurve sind einige praktische Hinweise und Kriterien zu beachten. Der Patient wird in eine **bequeme Lage** gebracht. Der Therapeut sollte eine nicht ermüdende Ausgangsstellung einnehmen. **Ausreichende Lichtverhältnisse** sind erforderlich, um eine objektive Auswertung zu gewährleisten.

Nach Aufsuchen des optimalen Muskelreizpunkts wird eine bipolare Elektrodenanlage vorgenommen, wobei die Elektroden fest fixiert werden (gleichmäßiger Andruck, ausreichende Unterpolsterung; ► Abb. 8.2, ► Abb. 8.3). Ungeeignet für die Durchführung sind Vakuumelektroden, weil durch unterschiedlichen Druck verschiedene Widerstände entstehen können und dadurch das Ergebnis verfälscht wird.

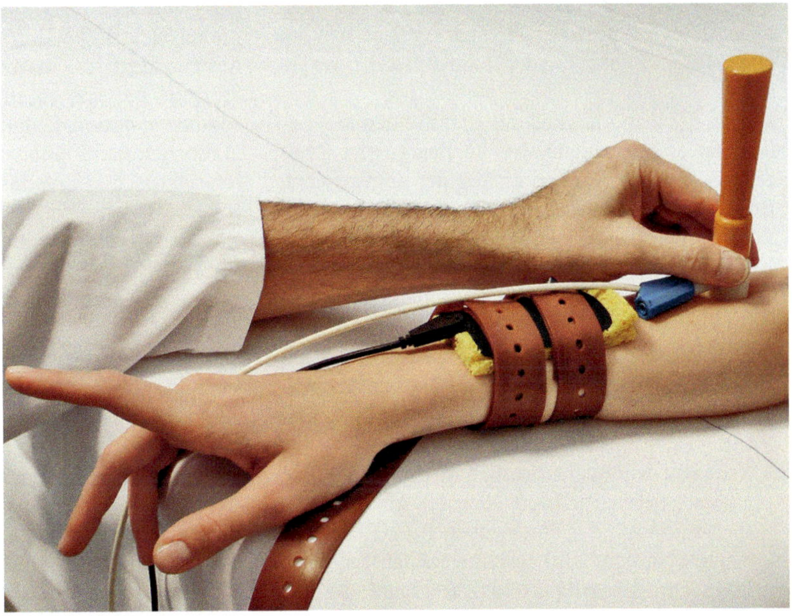

Abb. 8.2 Aufsuchen des optimalen Muskelreizpunkts [K334]

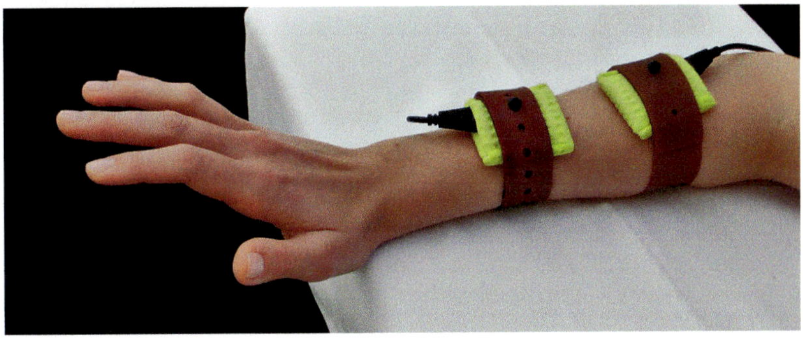

Abb. 8.3 Bipolare Elektrodenanlage mit fixierten Elektroden [K334]

Die Ausgangsstellung des Therapeuten muss in jedem Fall so gewählt werden, dass er das Bewegungsausmaß des Muskels erkennen kann.
Als Messkriterium dient entweder eine **sichtbare Minimalzuckung der Muskulatur** oder eine tastbare vergleichbare Zuckung. Letztere ist allerdings weniger zuverlässig, da das Tastorgan des Therapeuten in der Regel schneller ermüdet als das visuelle. Bei nicht eindeutiger Zuordnung der genannten Messkriterien kann die Minimalzuckung bis zu einer deutlichen Kontraktion im Sinne der Funktionalität gesteigert werden. Eine entsprechende Dokumentation ist dann besonders notwendig, damit die Vergleichbarkeit der Kurven möglich ist.
Die Dokumentation erfolgt auf einem speziellen **I/t-Kurven-Koordinatenblatt** oder als elektronische Aufzeichnung im Gerät. In diesem Koordinatensystem ist auf der Abszisse (x-Achse) die Impulsdauer in logarithmischer Teilung angelegt. Auf der Ordinate (y-Achse) wird die Stromstärke dargestellt.
Wegen der Ermüdbarkeit der zu testenden Muskulatur ist es empfehlenswert, Rechteck- und Dreieckmessung im Wechsel analog der angegebenen Impulsdauer auf der Abszisse vorzunehmen:

- Bei hypersensiblen Patienten kann vorher eine Galvanisation durchgeführt werden.
- Die erste Messung erfolgt mit einem Rechteckimpuls von 500 oder 1 000 ms.
- Die Pausendauer bleibt bei allen Messungen konstant zwischen 500 ms und 2 000 ms, in Abhängigkeit von der Ermüdbarkeit der Muskulatur.
- Tritt eine Minimalzuckung auf, wird die Intensität abgelesen, ihr Wert über der Abszisse vermerkt und mit den Buchstaben RIC (Rechteckimpulscharakteristik) gekennzeichnet.
- Die zweite Messung erfolgt mit einem Dreieckimpuls von 500 bzw. 1 000 ms. Vor Beginn dieser Messung sollte der Patient auf ein Hitzegefühl unter der Elektrode aufmerksam gemacht werden.
- Bei einer vergleichbaren Minimalzuckung wird der Wert des Stroms ebenfalls abgelesen, in die Kurve eingetragen und mit den Buchstaben DIC (Dreieckimpulscharakteristik) gekennzeichnet.
- Unter ständiger Verkürzung der Impulsdauer erhält man zwei Kurven, die als **Rechteckimpulscharakterkurve** (RIC)- bzw. als **Dreieckimpulscharakterkurve** (DIC) bezeichnet werden (► Abb. 8.4).

In Analogie mit der motorischen Reaktion kann auch eine I/t-Kurve für die **sensiblen Nerven** erhoben werden. Das ist aber wesentlich von der Kooperation des Patienten abhängig. Die **Chronaxie** für die sensiblen Nerven liegt im Normalfall zwischen 0,1 und 0,5 ms, bei einer Hypästhesie zwischen 1 und 3 ms und bei einer Hyperästhesie unter 0,1 ms. Je größer die Störung der Sensibilität ist, umso ungenauer wird jedoch diese Methode.
In einem Experiment konnte gezeigt werden, dass auch für die spinalen Nerven eine I/t-Kurve registriert werden kann, die ebenfalls eine hyperbolische Funktion hat. Die Rheobase und Chronaxie verschieben sich auch bei den spinalen Nerven durch mechanischen Druck und unterschiedliche Temperatur.
In den ersten Tagen einer **akuten Nervenschädigung** besteht zwar klinisch bereits eine Lähmung, die reizelektrische Untersuchung zeigt jedoch frühestens nach ca. 1 Woche erste Zeichen einer Störung, die sich zu allererst in der verringerten Akkommodationsfähigkeit äußert. Erst nach ca. 2 Wochen kann eine verlässliche Beurteilung des reizelektrischen Ergebnisses erfolgen. Ebenso verzögert ist dann auch das Ergebnis der Messung während der Regenerationsphase.
Im Verlauf einer **Lähmung** ist die Chronaxie zunehmend verlängert und erst relativ spät verschiebt sich dann auch die Rheobase, da die Anzahl der erregbaren motorischen Einheiten immer weniger wird und sich immer mehr Bindegewebe bildet. Dieses erhöht den elektrischen Widerstand und bewirkt, dass eine höhere Intensität erforderlich ist, um eine für eine Kontraktion ausreichende Stromdichte in den verbleibenden Muskelfasern zu erreichen. Das gilt gleichermaßen für Rechteck- wie für Dreieckimpulse, d. h., der Reizungsdivisor bzw. Akkommodationsquotient verändert sich nicht. Für die Therapie bedeutet das, dass zunehmend höhere Stromstärken angewandt werden müssen.
Ist ein **Muskel isoliert peripher denerviert,** sinkt der Reizungsdivisor bzw. Akkommodationsquotient, während er in den umgebenden Muskeln unverändert hoch bleibt. Wird dieser Muskel nun mit einem Dreieckstrom stimuliert, der zwar oberhalb seiner motorischen Schwelle liegt, jedoch unterhalb der Schwelle für die normal innervierte umgebende Muskulatur, kann der betroffene Muskel **selektiv stimuliert** werden. Durch diese selektive Reizung kann nun ein denervierter Muskel entspre-

NAME: VORNAME: geb.:	Diagnose:	Elektroden:		
			Kathode	Anode
	Nerv:	Position		
	Muskel:			
Station: Ambulant ☐	faradisch erregbar: ☒ nein	Größe		
	direkt erregbar: ja nein			
	indirekt erregbar: ja nein	Kontraktionsqualität:		
It-Kurven Nr.:	Rheobase: mA			
	Akk. Schwellenwert: mA			
Therapeut/in:	Akk. Quotient:			
Erstellung der It-Kurve am:	Chronaxie: ms			

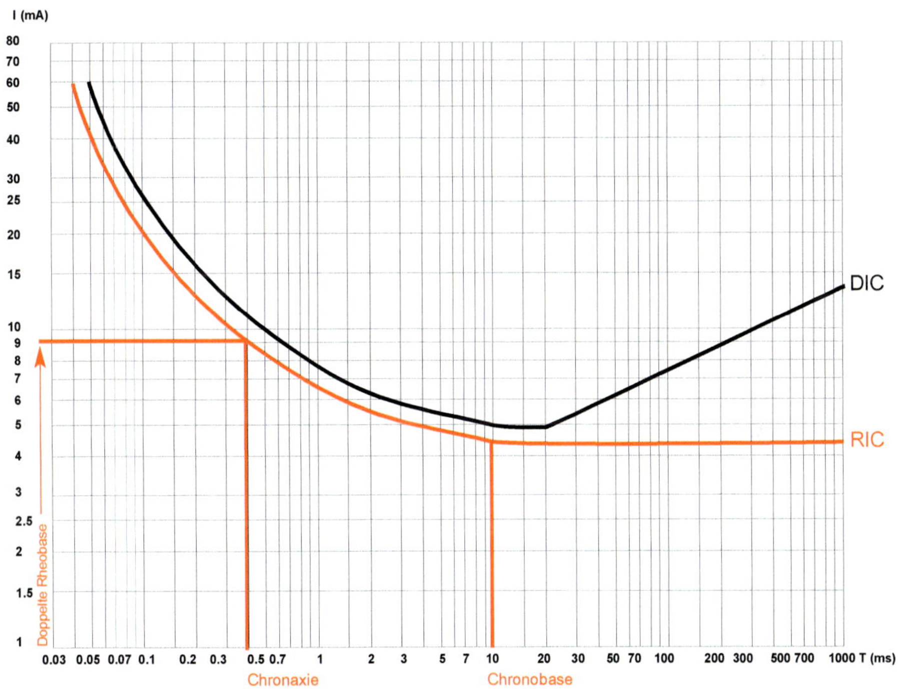

Interpretation: *Verlauf der I/t-Kurve o. B.*
Muskel faradisch erregbar, intaktes Nerv-Muskelsystem

Therapierelevante Daten: keine Elektrostimulation erforderlich

Abb. 8.4 Normaler Verlauf einer I/t-Kurve [M600]

chend bevorzugt (d. h. in der erforderlichen Intensität) behandelt werden, ohne die gesunde Muskulatur zu kontrahieren. Die schwachen Glieder einer Muskelkette können gezielt verbessert werden, sodass in weiterer Folge die Gesamtkette wieder aufgebaut wird. Neben einer Kontrolle, ob sich nun tatsächlich die gelähmte Muskulatur kontrahiert, kann die sensible Belästigung dabei minimal gehalten werden.

8.5 Dokumentation und Interpretation der I/t-Kurve

Das Anfertigen einer I/t-Kurve erfordert Übung und für die Interpretation der Kurve ist eine gewisse Erfahrung Voraussetzung. Ein geschultes Auge für die Beobachtung der Minimalzuckung und das Erkennen eventueller Messfehler sind von höchster Bedeutung. Besonderer Wert ist auf die Gegebenheiten der Anatomie zu legen, da die Zuckungen häufig durch die Funktion synergistischer oder antagonistischer Muskeln verfälscht werden. Erkennt der Therapeut, dass es zum „Durchschlagen" auf den Antagonisten kommt, ist die Messung abzubrechen und dies entsprechend zu vermerken. Das geschieht meist bei den kürzeren Impulsen der Dreieckkurve (DIC).

Merke

Ermüdete Muskulatur weist einen trägen Zuckungscharakter auf. Deshalb stets darauf achten, dass der Muskel vor dem Messverfahren nicht durch andere Therapien ermüdet wird.

Folgende Punkte sind zu beachten:

- Bei der RIC-Kurve hat der Einzelimpuls einen so schnellen Anstieg, dass eine Akkommodation nicht möglich ist.
- Bei einem normalen Verlauf nähert sich unter Verkürzung der Impulsdauer die DIC-Kurve der RIC-Kurve an, weil dann keine Akkommodation mehr möglich ist.
- Bei der Grobbetrachtung der Kurve gibt der rechte Anteil mehr Aussage über die Verhältnisse am Muskel, da der Muskel auf eine längere Impulsdauer reagiert. Der linke Anteil gibt Auskunft über die Verhältnisse am Nerv, da der Nerv bei kürzerer Impulsdauer eine Reaktion zeigt.
- Bis zur Hauptnutzzeit (Chronobase) hat die Rechteckkurve einen parallelen Verlauf zur Abszisse. Danach erfolgt ein Anstieg, da bei der kurzen Impulsdauer die Stromstärke nicht mehr ausreicht, um die gewünschte Reaktion zu erlangen. Der nahezu lineare Anstieg der Dreieckkurve im Bezug zur Rechteckkurve im linken Anteil des Koordinatensystems liegt darin begründet, dass bei derartig kurzer Impulsdauer das Nerv-Muskel-System nicht mehr unterscheiden kann, ob es sich um einen Rechteck- oder Dreieckstromcharakter handelt.

Merke

Durch eine Verlängerung der Impulsdauer, beginnend von der Chronaxie bis hin zur Chronobase, ergibt sich bei ausreichender Kontraktion die optimale Impulsdauer. Die Praxis zeigt, dass ggf. längere Impulsdauern erforderlich werden, um einer vorzeitigen Ermüdung entgegen zu wirken. Wegen der besseren Akkommodation wird ein Dreieckimpuls empfohlen.

- Werden die Dreieckimpulskurven eines gesunden und eines geschädigten Muskels auf das gleiche Formblatt eingetragen, entsteht rechts vom Schnittpunkt der beiden DIC-Linien eine dreieckige Fläche. Diese Schnittfläche wird als sog. **„therapeutisches Dreieck"** bezeichnet, deren obere Begrenzung durch die Kurve des gesunden Muskels und die untere Begrenzung durch die Kurve des geschädigten Muskels bestimmt wird. Wenn Impulsdauer und Stromstärke in diesem Dreieck liegen, kommt es zur selektiven Reizung, d. h., nur die geschädigten Muskelanteile werden bei langsam ansteigenden, also dreiecksförmigen Impulsen, angesprochen. Nicht betroffene Muskeln werden von solchen Impulsen nicht erreicht, da durch den langsamen Anstieg des Dreieckimpulses eine Akkommodation des gesunden Muskels erfolgt.

► Abb. 8.5, ► Abb. 8.6 und ► Abb. 8.7 sind Beispiele von pathologischen I/t-Kurven mit ihren Interpretationen.

NAME: VORNAME: geb.:	Diagnose: V. a. *N. radialis-Parese*	Elektroden:
	Nerv: *N. radialis*	
	Muskel: *M. ext. c. radialis*	
Station: --------- Ambulant ☐	faradisch erregbar: ☒ ja / nein	
	direkt erregbar: ☒ ja / nein	
	indirekt erregbar: ☒ ja / nein	
It-Kurven Nr.: *1*	Rheobase: *5,8* mA	
	Akk. Schwellenwert: *15* mA	
Therapeut/in: ___________	Akk. Quotient: *2,58*	
Erstellung der It-Kurve am:	Chronaxie: *0,25* ms	

	Kathode	Anode
Position	*Muskelreiz-punkt*	*3 QF proximal*
Größe	*3 x 3*	*3 x 3*

Kontraktionsqualität:
sichtbare Minimalzuckung

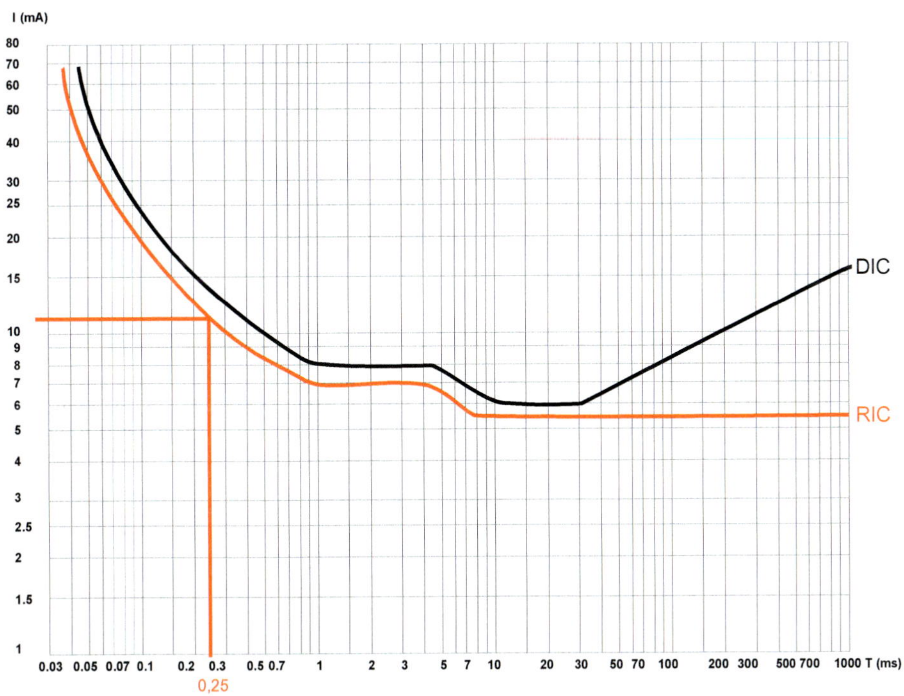

Interpretation: *Der tief angesetzte Knick weist auf eine partielle Schädigung hin. Es ist davon auszugehen, dass nur ein geringer Anteil der Nervenfasern geschädigt ist. Da die Diagnostikwerte (Chronaxie/Quotient) sich annähernd im Normbereich bewegen, ist von einer Druckläsion der N. radialis auszugehen. Endgültige Abklärung bringt eine Folgekurve in frühestens 4 Wochen. Bis dahin wird eine Elektrostimulation empfohlen.*

Therapierelevante Daten: t = 30 ms, R = 100 ms, Serienimpulsstrom

Abb. 8.5 Leichte partielle Schädigung des N. radialis [M600]

NAME: VORNAME: geb.:	Diagnose: V. a. *N. peroneus-Parese*	Elektroden:		
	Nerv: *N. peroneus*		Kathode	Anode
	Muskel: *M. tibialis anterior*	Position	*Muskelreizpunkt*	*3 QF proximal*
Station: Ambulant ☐	faradisch erregbar: ☒ ja ☐ nein	Größe	*3 x 3*	*3 x 3*
	direkt erregbar: ☒ ja ☐ nein			
	indirekt erregbar: ☒ ja ☐ nein	Kontraktionsqualität: *sichtbare Minimalzuckung*		
It-Kurven Nr.:	Rheobase: *4* mA			
Therapeut/in:	Akk. Schwellenwert: *14* mA			
	Akk. Quotient: *3,5*			
Erstellung der It-Kurve am:	Chronaxie: *15* ms			

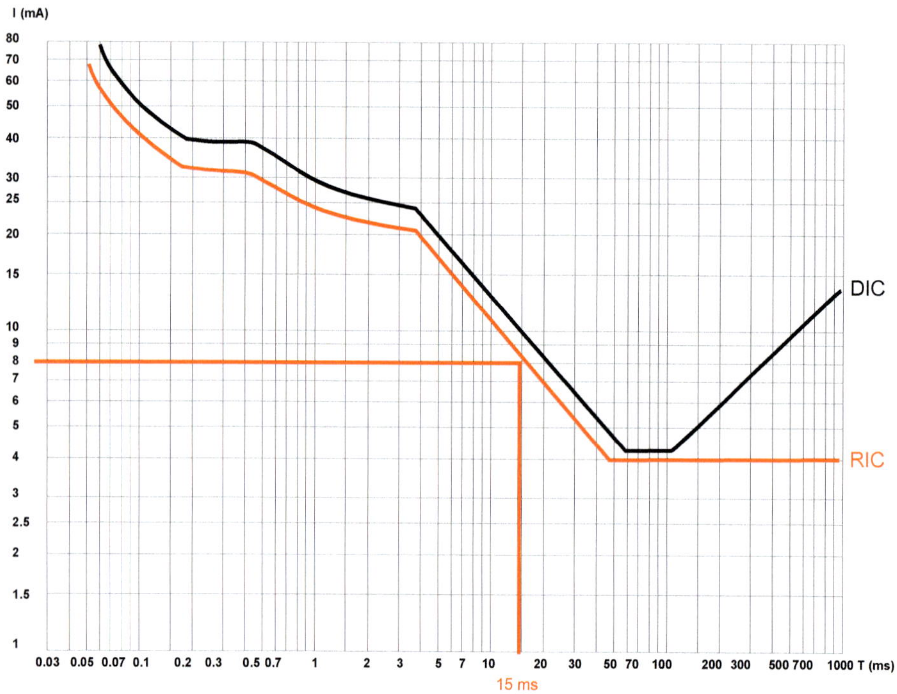

Interpretation: *Der girlandenartige Verlauf zeigt, dass es sich um eine partielle Schädigung handelt. Da die Girlanden sich im oberen Drittel manifestieren, ist davon auszugehen, dass der überwiegende Teil der Nerven schwer geschädigt ist. Einzelne Fasern sind jedoch in Funktion geblieben, dies wird auch durch die indirekte Erregbarkeit bestätigt. Elektrostimulation ist empfehlenswert.*

Therapierelevante Daten: t = 100 ms, R = 2000 ms, Exponentialstrom

Abb. 8.6 Partielle Schädigung des N. peroneus. Der überwiegende Teil der Fasern ist geschädigt. [M600]

NAME: VORNAME: geb.:	Diagnose: V. a. *N. femoralis-Parese*	Elektroden:
	Nerv: *N. femoralis*	
	Muskel: *M. quadriceps*	
Station: Ambulant ☐	faradisch erregbar: ja ~~nein~~	
	direkt erregbar: ~~ja~~ nein	
	indirekt erregbar: ja ~~nein~~	Kontraktionsqualität: *sichtbare Minimalzuckung des Rektus femoris, träger Zuckungscharakter*
It-Kurven Nr.: *1*	Rheobase: *7* mA	
	Akk. Schwellenwert: *8* mA	
Therapeut/in:	Akk. Quotient: *1,14*	
Erstellung der It-Kurve am:	Chronaxie: *200* ms	

	Kathode	Anode
Position	*Muskelreizpunkt*	*5 QF proximal*
Größe	*6 x 6*	*6 x 6*

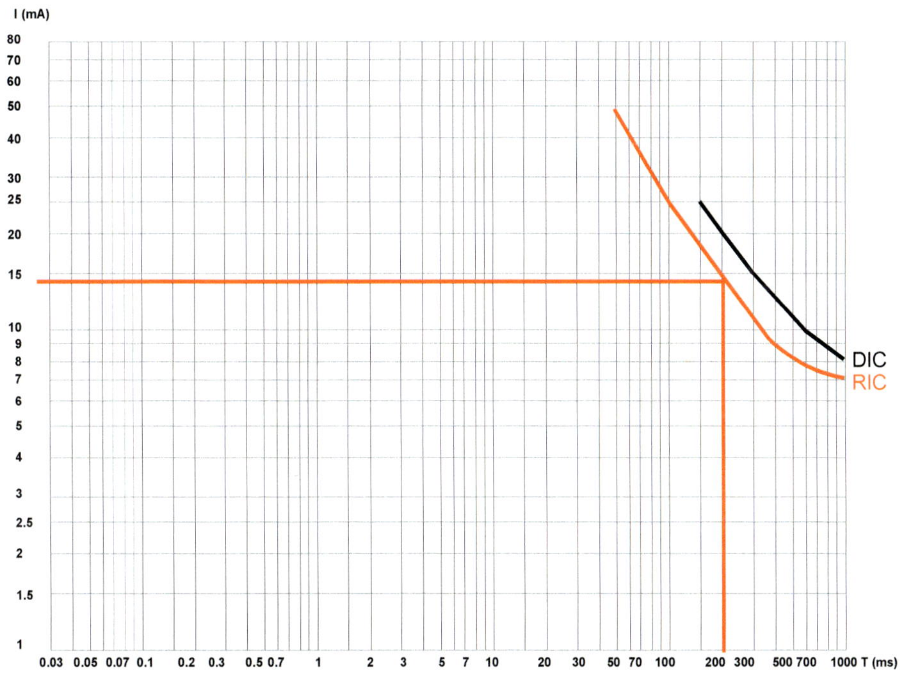

Interpretation: Der Verlauf der It-Kurve sowie die Diagnostikwerte lassen auf eine totale Kontinuitätsunterbrechung des N. femoralis schließen. Zur weiteren Atrophieprophylaxe ist eine Elektrostimulation empfehlenswert.

Therapierelevante Daten: t = 1000 ms, R = 2000 ms, Exponentialstrom

Abb. 8.7 Totale Kontinuitätsunterbrechung des N. femoralis [M600]

8.6 Sonderformen der Elektrodiagnostik

8.6.1 Mittelfrequenztest

Aufgrund der Beobachtung, dass es bei einer Stimulation mit mittelfrequenten Stromformen nur bei einer innervierten Muskulatur zu einer Muskelkontraktion kommt, kann das als einfacher Ja-Nein-Test verwendet werden. Dazu können sowohl 1-Kreis-Mittelfrequenzströme als auch verschiedene Interferenzstromformen verwendet werden. Zum Einsatz kommt ein 300 ms dauernder nulllinearer symmetrischer Trapezimpuls mit einer Trägerfrequenz von 4 000 Hz. Auch bei diesem Test ist auf die Latenz von ca. 10–14 Tagen zu achten, bis sich die Degenerationen zeigen, also der Muskel definitiv nicht mehr erregbar ist. Es ist davon auszugehen, dass wahrscheinlich die gestörte Kapazität der Membranfunktionen, insbesondere der Natrium-Kalium-Kanäle, dafür verantwortlich sein könnte.

Mit diesem Test kann sehr rasch, auch mit einfachen Therapiegeräten, ein Screening erfolgen und die therapeutischen Konsequenzen können bereits gezogen werden.

8.6.2 FAM(™)-Test

Eine neue Form der Elektrodiagnostik mit mittelfrequenten Strömen kommt aus Finnland. Ein Sinuswechselstrom mit einer Trägerfrequenz von 4 000 Hz wird mit einer Modulationsfrequenz von 10 Hz, 50 Hz und 100 Hz amplitudenmoduliert. Die Elektroden liegen jeweils proximal des Handgelenks und des Fußgelenks. Für jede Extremität werden nun drei sensible und drei motorische Schwellen sowie eine Schmerzschwelle für jede der drei Modulationsfrequenzen bestimmt. Die sensiblen Schwellen und die Schmerzschwelle werden vom Patienten angegeben, die motorischen vom Untersucher beurteilt.

Aus den Daten werden mittels eigener Rechnungsalgorithmen Hinweise für die neuromotorische Reaktionslage und die Situation des autonomen Nervensystems gewonnen. Erste Studien zeigen einen Zusammenhang der Daten zu manchen Entzündungsparametern nach physischem Stress oder auch zum Serum-CK nach exzentrischen Belastungen.

8.6.3 Elektrotherapeutische Physioanalytik

Die elektrotherapeutische Physioanalytik nach Ludwig de Meyer kann als Erweiterung der bisherigen klassischen Elektrotherapie und Elektrodiagnostik gesehen werden. Bei diesen Messverfahren werden zwei Parameter zur Unterscheidung zwischen gesunden und geschädigten Muskeln herangezogen: Impulszeit (weniger die Form des Impulses) und Frequenz (nur die therapeutisch wirksame).

Dabei zeigen sich durchgängig nachvollziehbare, unterschiedliche Muster. Bestimmt werden:

- Sensibel schwellige Reaktion
- Motorisch schwellige Reaktion
- Sensible Grenzwertreaktion (erträgliche Schmerzgrenze)

Folgende Messungen werden durchgeführt (▶ Abb. 8.8):

- **Motorische Impulsanalyse** mit Rechteckimpulsen von 0,1–40 ms in Frequenzen von 2 Hz, 5 Hz und 10 Hz für motorisch peripher bedingte Nervenläsionen bzw. -paresen
- **Motorische Frequenzanalyse** mit Rechteckimpulsen von 0,5 ms und 1,5 ms und Frequenzen von 2 Hz, 5 Hz, 10 Hz, 20 Hz, 40 Hz und 70 Hz für motorisch peripher bedingte Nervenläsionen bzw. -paresen im bereits eingetretenen Regenerationsstadium
- **Sensible Frequenzanalyse** mit Rechteckimpuls von 0,5 ms und Frequenzen von 100 Hz, 120 Hz, 140 Hz, 160 Hz, 180 Hz und 200 Hz für sensible bzw. schmerzbedingte Krankheitsbilder dezentraler und zentraler Art

Die Ergebnisse dienen zur Festlegung der optimalen Stromformen für die gezielte Therapie und werden im Laufe der Behandlung auch zur Verlaufskontrolle herangezogen.

Die Elektroden sind ca. 100 cm^2 groß, womit sichergestellt ist, dass der Nerv auf jeden Fall im Stromfeld liegt, weil für die Beurteilung die Relation der Reaktion herangezogen wird. Jede Messung beginnt mit der kleinsten Impulsdauer bzw. der niedrigsten Frequenz und wird bis zum Erreichen der jeweiligen Schwelle in der Stromstärke erhöht. Danach wird die jeweils nächste Impulsdauer bzw. Frequenz eingestellt. Die Werte werden in einer eigenen Software eingetragen.

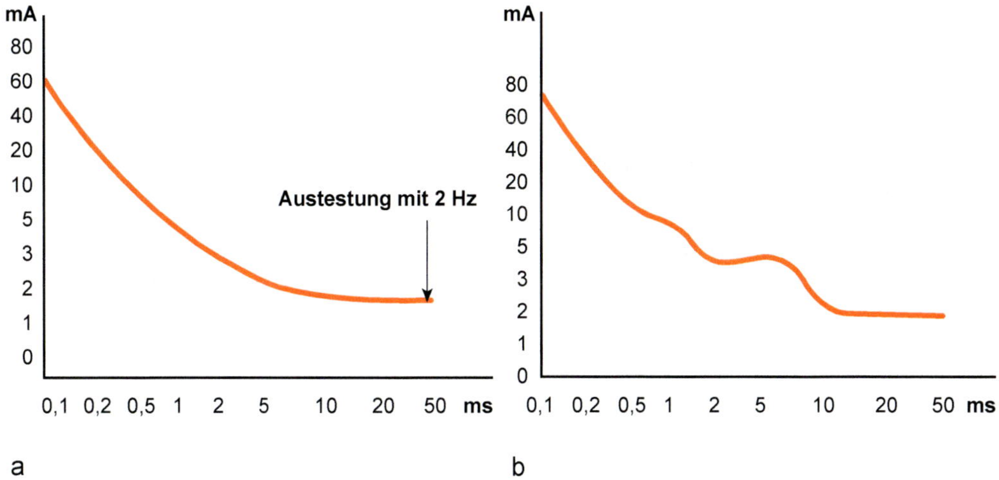

Abb. 8.8 **a** Normaler Verlauf der Kurve bei der Analyse mit 2 Hz, **b** Kurvenverlauf bei motorischer Schädigung [M596]

Zuckt der zu untersuchende (agonistische) Muskel sehr gut, wird dies mit 12 Punkten bewertet. Je geringer die Zuckung ist, desto geringer ist die Punkteanzahl bis zum Wert 7. Kommt es zu keiner agonistischen Zuckung, sondern reagieren andere (antagonistische) Muskelgruppen, wird die Stärke der Zuckung von 0 bis 6 bewertet.
Die Stromform, bei der es gerade zu einer agonistischen Kontraktion kommt, ist die Therapiestromform. Für motorische Läsionen (Denervation) werden niederfrequente Stromformen verwendet, für motorische Schwächen (Innervation) und sensible Läsionen bzw. Irritationen (Schmerzen) niederfrequente oder mittelfrequente Stromformen.

Beispiel: Periphere Drucklähmung des N. radialis

Die Analyse erfolgt auf die gleiche Art, wie sie bei der Erstellung der I/t-Kurve beschrieben wurde (▸ Kap. 8.4.3). Wichtig ist auch bei dieser Untersuchung, die Beurteilung jeweils für eine vergleichbare Muskelzuckung vorzunehmen. Ist der Kurvenverlauf gleichmäßig wie hier im Beispiel einer Analyse mit 2 Hz, zeigt dies eine normale Reaktionslage (▸ Abb. 8.8a). Ist die Kurve jedoch ungleichmäßig, d. h., sind mehrere Stufen festzustellen, deutet dies auf eine uneinheitliche nervale Versorgung des Muskels hin, also eine teilweisen Innervationsstörung (▸ Abb. 8.8b). Bei dieser Untersuchung wird parallel auch noch die Zuckungsqualität beurteilt.
Die Auswertung der Qualität der sichtbaren motorischen Reaktion, also der Muskelzuckung (▸ Abb. 8.9b), zeigt im Vergleich zur Norm (▸ Abb. 8.9a) eine Verschlechterung beginnend bei 20 ms. Ist ein Muskel geschädigt, werden bei einer elektrisch ausgelösten Muskelkontraktion die antagonistischen Muskeln leichter kontrahiert. Sind nur diese ersichtlich bzw. tatsbar, werden diese in den Qualitätsstufen 0 bis 6 beurteilt. Die Qualitätsstufe 7 zeigt eine kleine, die Stufe 10 eine entsprechend deutlich ausgebildete agonische Kontraktion. Die Stufen 11 und 12 zeigen eine fast bzw. komplett normale Kontraktionsqualität. Je schlechter die Kontraktionsqualität ist, desto schlechter ist auch die Prognose einzustufen.
In diesem Beispiel würde eine Stromapplikation auf Gleichstrombasis (= alle niederfrequenten Stromformen) mit einem Rechteckimpuls von ca. 8 ms mit 2 Hz angewendet werden. Nach Eintreten einer Verbesserung und spätestens nach 10 Sitzungen soll eine Kontrollmessung zeigen, ob auch messtechnisch eine Veränderung festzustellen ist. Das bedeutet, dass die jeweilige Elektrotherapie gezielt auf den jeweiligen Regenerationsstatus abgestimmt wird.

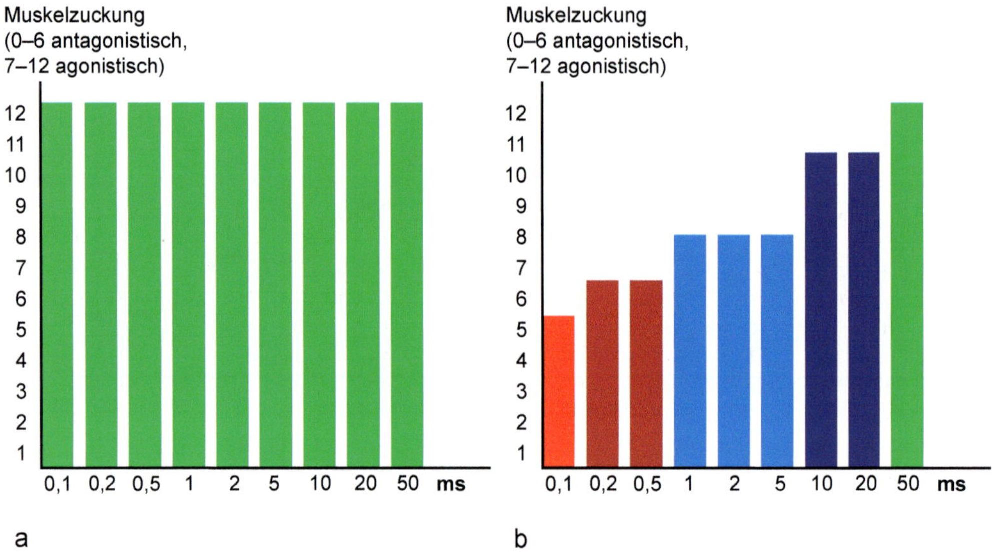

Abb. 8.9 **a** Normalbefund der Muskelzuckung. **b** Pathologischer Befund der Muskelzuckung. [M596]

WEITERFÜHRENDE LITERATURHINWEISE

Schuhfried O, Vacariua G, Paternostro-Sluga T. Die Reliabilität der Chronaxie und des Akkommodationsindex in der Diagnose der Muskeldenervierung. Phys Med Rehab Kuror. 2005; 15 (3): 174–178.

Trnavský G. Experimentelle Überprüfung der Rechteck-I/t-Kurve mit Hilfe der Hyperbelformel von Hoorweg und Weiß. Phys Rehab Kur Med. 1980; 32 (6): 369–372.

Übungsfragen

1. Was ist die faradische Erregbarkeit?
2. Wo liegt die Reizelektrode zur Testung der indirekten Erregbarkeitsprüfung?
3. Was sagt der Erhalt der indirekten Erregbarkeit aus?
4. Was ist die Rheobase?
5. Welche Werte sind für den Akkommodationsquotienten normal?
6. Was bedeuten Knicke oder „Girlanden" im Verlauf einer I/t-Kurve?
7. Was ist die Chronaxie?

Biofeedback

9

Ganz allgemein versteht man unter dem Begriff „Biofeedback" eine Rückmeldung oder Rückkopplung biologischer Signale. Dabei werden die biologischen Vorgänge mittels Oberflächenelektroden abgeleitet (EMG, EKG, EEG u.W.) Es werden die Veränderungen des Ist-Zustands biologischer Vorgänge, die der bewussten Sinneswahrnehmung nicht zugänglich sind, mittels technischer Hilfsmitteln beobachtbar gemacht, d. h. dem eigenen Bewusstsein zugänglich
Diese Verfahren werden u.a. zur klinischen Diagnostik verwendet.
Es besteht allerdings auch die Möglichkeit, das Biofeedback Verfahren in die physiotherapeutische Behandlung mit einzubeziehen (z.B. neuromuskuläre Rehabilitation).

9.1 Ziele der Biofeedback-Therapie

Das Ziel der Biofeedback-Therapie ist es, durch den beschriebenen Regelkreis die Aufrechterhaltung oder Wiederherstellung eines vorgegebenen biologischen Soll-Werts zu erlangen. Durch die Biofeedback-Therapie lassen sich folgende Therapieziele erreichen:

- Entspannung
- Anbahnung von Bewegungen
- Aktivierung
- Kräftigung

Aufgrund der Messdaten kann darüber hinaus die Effektivität der physiotherapeutischen Techniken und Maßnahmen dokumentarisch festgehalten werden. Dadurch lassen sich bei exakter Aufzeichnung leicht Prognosen erstellen bzw. weiter durchzuführende Therapien empfehlen. Auch dienen Biofeedback-Geräte im Zusammenhang mit peripheren und zentralen Störungen der physiotherapeutischen Befunderhebung sowie der therapeutischen Verlaufskontrolle.
Neben den Therapiemöglichkeiten mit den verschiedenen Zielen, der prognostischen Beurteilung für die zu empfehlende Therapie und der Erweiterung des physiotherapeutischen respektive elektrotherapeutischen Befunds kann durch die Biofeedback-Therapie auch der kontrollierte Effektivitätsnachweis physiotherapeutischer Techniken erbracht werden.

Entspannung

Hierbei kann über die von den Sensoren abgeleiteten Hautindikatoren, wie Temperatur und Feuchtigkeit, eine allgemeine Entspannung des Gesamtorganismus mit dem Patienten erarbeitet werden. Ebenso kann durch das Ableiten elektrischer Potenziale der Muskeltonus ermittelt werden, sodass die Entspannung oder Anspannung dem Patienten bewusst gemacht wird. Es können so Entspannungstechniken auf die Wirksamkeit überprüft werden. Klinische Erfahrungen zeigen, dass sich die Atem- und Pulsfrequenz nach mehreren Therapiesitzungen auf den entsprechenden Soll-Wert einstellen.

Anbahnung von Bewegungen

Neben den Hautindikatoren können die willkürlichen motorischen Potenziale, die von den Muskelfasern ausgehen, in Ruhe und nach bzw. bei Aktivierung abgeleitet werden. Hierfür sind spezielle Elektroden erforderlich, wie sie auch bei der Ableitung eines Oberflächen-EMGs in der neurologischen Praxis zum Einsatz kommen.
Vor diesem Hintergrund kann der **Tonus der Muskulatur** bestimmt werden, der in Mikrovolt gemessen wird. Der Soll-Wert bei der Skelettmuskulatur liegt bei 1.000 Mikrovolt. Zeigen sich Abweichungen beim Outcome am Gerät, liegen Spannungsveränderungen der Skelettmuskulatur vor. Liegt der Ist-Wert oberhalb von 1 000 Mikrovolt, kann von einem erhöhten Muskeltonus ausgegangen werden. Liegt der Wert unterhalb des Soll-Werts, muss von einer hypotonen Muskulatur ausgegangen werden.
Durch die eingangs beschriebene Verfahrenstechnik kann der Patient nach Anleitung durch das nicht-ärztliche Therapiepersonal eine **Bahnungstherapie** im Sinne der Intentionsübungen nach Förster durchführen. Durch den gedanklichen Input erhält der Patient eine Rückmeldung, inwieweit die von ihm gewünschte Bewegung als Information am ausführenden Erfolgsorgan (Muskel oder Muskelgruppe) ankommt. Bei Geräten, die eine akustische Rückmeldung der Muskelaktivität erlauben, berichten Patienten: „Ich habe gehört, wie ich meinen Muskel wieder selbst angespannt habe."

Aktivierung

Ebenso wie eine Entspannung durch die Biofeedback-Therapie erreicht werden kann, ist eine allgemeine Aktivierung durch entsprechende Anweisungen über das Monitoring für den Gesamtorganismus möglich.

Kräftigung

Verlagert man die mittlere Ausgangsleistung des Normotonus der Skelettmuskulatur von 1 000 Mikrovolt nach oben, wird dem Patienten eine Schwelle vorgegeben, die bei der entsprechenden Motivation und unter Einhaltung vorgegebener Trainingsparameter zur Kräftigung der Muskulatur führt.

9.2 EMG-getriggerte Elektrostimulation

Eine Besonderheit der Biofeedback-Therapie stellt die EMG-getriggerte Elektrostimulation dar (► Abb. 7.20). Bei diesem speziell entwickelten Gerät handelt es sich um die Kombination zwischen der **Biofeedback-Therapie** und einer **Elektrostimulation.** Ziel der EMG-getriggerten Elektrostimulation ist es, durch das repetitive Bewegen die verloren gegangene Funktion wieder zu erlernen. Auch bei zentralen Paresen soll das 1-motorische Neuron aktiviert und somit die Bewegung wieder angebahnt werden.

Es gibt verschiedene Einsatzmöglichkeiten der EMG-getriggerten Elektrostimulation:

- **Myofeedback-Therapie:** Der Begriff Myofeedback bedeutet, dass es sich um eine reine Ableitung motorischer Potenziale handelt.
- **Elektrostimulation:** Bei vorhandener faradischer Erregbarkeit kann der Patient ausschließlich passiv elektrisch stimuliert werden.
- **Kombination Myofeedback-Therapie und Elektrostimulation:** Hierbei gibt es zwei verfahrenstechnische Möglichkeiten:
  - Der Patient führt die Bewegung so weit aus, wie er in der Lage ist, und die Bewegung wird durch einen elektrischen Impuls vervollständigt.
  - Der Patient bekommt einen initialen elektrischen Impuls und vervollständigt aktiv die Bewegung bis zum vorgegebenen Schwellenwert.

Durchführung

Der Patient wird mit zwei ableitenden Elektroden und einer neutralen Elektrode (Referenzelektrode) mit dem Biofeedback-Gerät verbunden. In der Regel kommen Silbernitrat-Elektroden zum Einsatz. Sie dienen zur Ableitung und müssen mit einem Kontaktgel eingenetzt werden. Die selbstklebenden Elektroden werden an den entsprechenden Stellen des Muskels bzw. der Muskelgruppe befestigt.
Um eine Übersteuerung auszuschließen, wird eine neutrale Elektrode an anderer Stelle des Körpers befestigt. Wird die Elektrode des Oberflächen-EMGs der Neurologen für den Daumenballen eingesetzt, sind beide ableitenden Elektroden in dieser vereint. Es müssen hierfür die Filzeinlagen mit physiologischer Kochsalzlösung durchnetzt werden. Die neutrale Elektrode kann an jeder beliebigen Stelle des Körpers befestigt werden.
Danach werden die entsprechenden Übungsaufträge zum Erreichen der Therapieziele gegeben, die in dem Biofeedback-Gerät umgesetzt werden und als akustisches und/oder optisches Signal wieder abgegeben werden.

Therapievoraussetzungen

- Die Reizparameter müssen stimmen.
- Es muss eine geringe Restaktivität vorhanden sein.
- Der Patient muss kooperativ sein.
- Die Spastik muss kontrollierbar sein.
- Es dürfen keine Kontraindikationen vorliegen.

Hintergrundinformation

Neuere Geräte sind selbst kalibrierend, d. h., sie passen sich den Leistungen der Muskulatur eigenständig an. Computergestützte Möglichkeiten bieten optische Feedbacks, aber auch akustische Signale, um die Motivation des Übenden zu steigern.

Übungsfragen

1. Was versteht man unter der Biofeedback-Therapie?
2. Welche Therapieziele können mit der Biofeedback-Therapie verfolgt werden?
3. Welche drei Möglichkeiten bietet die EMG-getriggerte Elektrostimulation?
4. Wofür ist eine neutrale Elektrode bei der Biofeedback-Therapie erforderlich?
5. Welche Voraussetzung muss bei der EMG-getriggerten Stimulation gegeben sein, um diese erfolgreich einsetzen zu können?

Hochfrequenztherapie

10

10.1 Grundlagen

Bei der Elektrotherapie im Hochfrequenzbereich wirken im Körper hochfrequente elektrische Felder. Bei der **Kurz- und Langwelle** bezeichnet man die therapeutische Anwendung **elektromagnetischer Felder** als Hochfrequenztherapie, bei der **Dezimeter- und Mikrowelle** die Anwendung **elektromagnetischer Wellen.** Dabei liegt die Frequenz oberhalb von 300 kHz. Medizinisch sind aber in dem weitgespannten Bereich ≥ **300 kHz** nur bestimmte Frequenzen bzw. Wellenlängen zur Therapie freigegeben (► Tab. 10.1).

Aufgrund der verschiedenen Frequenzbereiche der Hochfrequenztherapie lässt sich eine Differenzierung in vier verschiedene Behandlungsverfahren vornehmen:

- Kurzwellenverfahren
- Langwellenverfahren
- Dezimeterwellenverfahren
- Mikrowellenverfahren

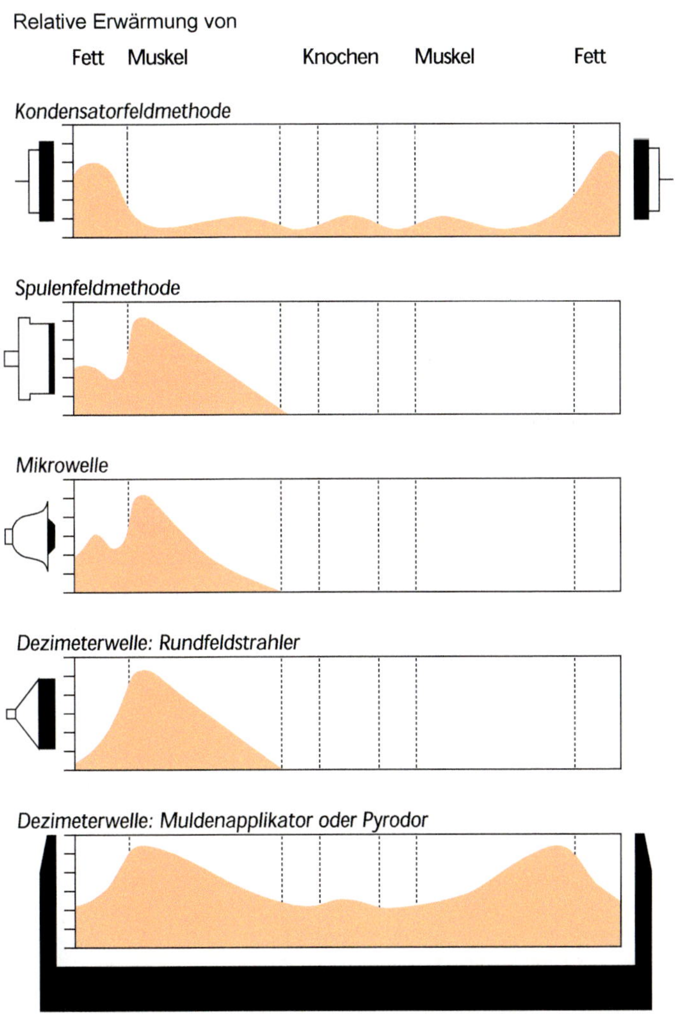

Abb. 10.1 Wärmeverteilungsspektrum der Hochfrequenztherapie [M600, L247]

Tab. 10.1 Frequenzen und Wellenlängen der Hochfrequenzverfahren

	Frequenz	Wellenlänge
Kurzwelle	27 MHz	11 m
Langwelle	500 kHz	600m
Dezimeterwelle	433 MHz	69 cm
Mikrowelle	2 400 MHz	12 cm

Für die unterschiedliche **Erwärmung des Gewebes** ist neben dem betreffenden hochfrequenten Verfahren der histologische Aufbau des einzelnen Gewebes von grundsätzlicher Bedeutung. ► Abb. 10.1 zeigt die Verteilung der Wärme bei den einzelnen Verfahren in den unterschiedlichen Gewebeschichten.

Die bei der Hochfrequenztherapie erzeugte elektromagnetische Energie stellt eine Wechselwirkung mit der biologischen Materie dar, wobei die mechanische Energie in thermische Energie umgewandelt wird. Damit ist die Hochfrequenztherapie in erster Linie eine Wärmeanwendung tiefer gelegener Gewebsschichten. Die Wärmeentwicklung ist hingegen bei niederfrequenten Strömen unerwünscht, die v. a. zu einer Veränderung des Ionenmilieus und dadurch zu Reizwirkungen führen. Dieses Phänomen wandelt sich mit zunehmender Frequenz um. Ab etwa 100 000 Hz steht nur noch die Wärmeentwicklung im Vordergrund. Die nach Absorption umgesetzte Energie in Wärme stellt bislang die einzige nachweislich bekannte Wirkung der Hochfrequenztherapie dar.

Bei der Langwelle handelt es sich um ein neues Verfahren der Hochfrequenztherapie. Die Geräte arbeiten in Frequenzen von 500 kHz bis 1 MHz bei einer Wellenlänge von 300 bis 600 m im Langwellenbereich. Durch hochfrequente, elektrostatische Felder entsteht eine Tiefenwärme.

Bei der **Kurzwellenbehandlung im Kondensatorfeld** (► Kap. 10.3) befindet sich der Patient im elektrischen Feld, das sich zwischen den beiden Kondensatorplatten bildet. Bei der praktischen Anwendung spielt der Abstand zwischen der Körperoberfläche und den Elektroden eine große Rolle. Je **kürzer** der **Elektrodenhautabstand** (EHA) ist, desto stärker sind die Feldlinien an der Körperoberfläche verdichtet, was eine **starke Erwärmung der Körperoberfläche** nach sich zieht (► Abb. 10.2). Ist hingegen der Elektrodenhautabstand **größer** gewählt, kann eine relative Wärmeentlastung der Körperoberfläche erreicht werden und es kommt zu einer größeren **Tiefenerwärmung.** Als kleiner Elektrodenhautabstand gilt eine Entfernung von 0–2 cm, als größer eine Entfernung von 2–5 cm. Bei der Kondensatorfeldmethode findet die Energieabsorption überwiegend im **Fettgewebe** statt. In diesem Gewebe entsteht der größte „Wärmeverlust", d. h. die intensivste Erwärmung.

Bei der **Kurzwellenbehandlung im induktiven Spulenfeld** (► Kap. 10.3) fließt der hochfrequente elektrische Wechselstrom durch eine Spule, was zur Ausbildung von magnetischen Wechselfeldern um die Spule führt. Es entstehen sog. Wirbelströme, die in Wärme umgewandelt werden. Bei der Spulenfeldmethode findet die Energieabsorption überwiegend in der **Muskulatur** statt, man spricht vom größten „Wärmeverlust" in diesem Gewebe.

Bei der **Dezimeter- oder Mikrowellenbehandlung im Strahlenfeld** beruht die Wirkung auf elektromagnetischen Wellen, die von einem Strahler abgesandt werden. Durch die sehr kurzen Wellenlängen dieser Behandlungsmethoden spricht man von „Bestrahlungen". Der größte Wärmeverlust ist hierbei im **Muskelgewebe** gegeben, wobei durch die Reflexion der Strahlen die umgebenden Gewebsschichten um ein Vielfaches miterwärmt werden.

Behandlungshinweise

Vor der ersten Behandlung ist neben der Anamnese eine ausführliche Inspektion der Haut, der zu behandelnden Körperregion und der umliegenden Gebiete vorzunehmen. Eine Kunststofffaserbekleidung ist während der Anwendung abzulegen. Das gilt auch für allzu dicke bzw. nicht atmungsaktive Kleidungsstücke. Der unerwünschte Wärmestau soll hierdurch vermieden werden.

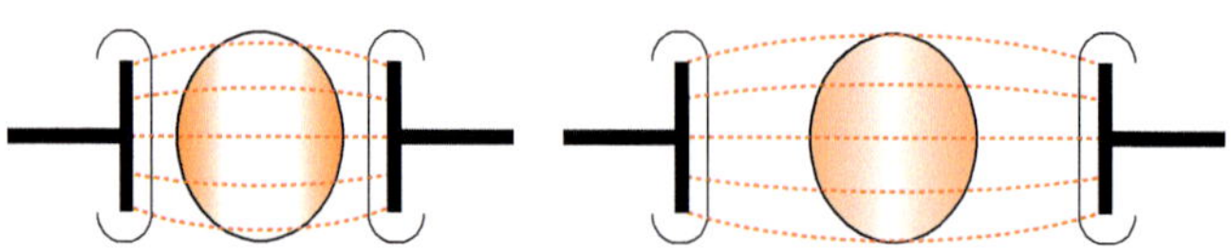

Abb. 10.2 Wärmeverteilung in Abhängigkeit vom Elektrodenhautabstand (EHA) [M600, L247]

Der Patient darf während der Behandlung keine eigenständigen Einstellungen am Gerät vornehmen. Aus technischen und hygienischen Gründen sollten die Elektroden immer einen geringen Abstand zur Haut haben. Zur Vermeidung von Schäden und Störungen müssen elektronische Geräte bei gleichzeitigem Betrieb in einem Abstand von ca. 3–5 m entfernt sein. Handys u. a. Geräte im Behandlungsfeld können Schaden nehmen.

10.2 Langwellenverfahren

Thomas Bochdansky

Eine relativ neue Form der Hochfrequenz-Diathermie ist ein 1988 in Norwegen entwickeltes Gerät (Skanlab 25 Bodywave®), das auf dem Prinzip der **Kondensatorfeldmethode** aufbaut. Der Patient selbst ist dabei der eine Teil des Kondensators, der „Behandlungskopf“ bildet den anderen Teil. Die Behandlungscreme wirkt als Dielektrikum. Das elektrische Feld bildet sich zwischen Behandlungskopf und Erdung. Die Erdung kann als Stab- oder Klebeelektrode angewandt werden. Die Frequenz beträgt 500 kHZ, die Wellenlänge 600 m (kapazitiver Energietransfer).

In diesem wechselnden elektrischen Feld wird der Körper durch die Bewegungsenergie der Ionen und Elektronen („Vibration“) sowie die Rotation von Dipolen (Wassermoleküle) erwärmt. Dabei entsteht eine sehr lokale **Erwärmung** insbesondere **tiefer gelegener Gewebsschichten,** die auch ca. 30 Minuten nach Ende der Behandlung nachgewiesen werden kann.

Der Behandlungskopf wird je nach Körperareal unterschiedlich groß gewählt und wird vom Therapeuten bewegt. Auf dem Behandlungskopf kann die Intensität während der Behandlung dosiert werden.

Die Masse-Elektrode (= Erdung) bleibt stationär und soll möglichst gegenüber dem Behandlungskopf angebracht werden. Für die Wirkung ist es notwendig, dass die mitgelieferte Elektrodencreme als Dielektrikum verwendet wird.

Die Kapazität des Kondensators und somit die therapeutische Wirkung ist abhängig von

- Der Größe der Behandlungselektrode (3 verschieden große runde Platten),
- Dem Abstand zwischen den Elektroden und
- Der Art des Dielektrikums (Gewebeart, Elektrodenoberfläche und Elektrodencreme).

Anwendung

Die positiv ionisierte Elektrodencreme wird zuerst auf den Körper appliziert und dann die Elektrode darauf gesetzt (▸ Abb. 10.3). Die Behandlungselektrode wird durch den Therapeuten lokal bewegt, ähnlich wie bei der Ultraschalltherapie. Misst das Behandlungsareal ca. 10 cm im Durchmesser, sollte die Behandlungsdauer ca. 10 Minuten betragen. Bei der Behandlung von oberflächlichen Strukturen kann die Therapiezeit auch auf bis zu 6 Minuten reduziert werden. Die Intensität soll so gewählt werden, dass der Patient eine angenehme Wärme verspürt, wobei zuerst mit einer höheren Intensität begonnen und diese während der Behandlung auf die entsprechende Höhe reduziert wird. Durch die Schnelligkeit der Bewegung der Elektrode kann die Wärmeintensität ebenfalls verändert werden.

Sicherheitsmaßnahmen

- Die Lagerung des Patienten bei der Behandlung soll so erfolgen, dass weder Patient noch Therapeut noch Elektrodenkabel mit Metall oder einem leitenden Material in Berührung kommen.
- Die Körpertemperatur des behandelnden Areals sollte normal und nicht zu kalt sein.
- Bei der Behandlung im BWS-Bereich die Erdung nicht sternal, sondern seitlich anlegen.
- Metallimplantate stellen keine Kontraindikation dar.
- Da Zähne aber spezielle Metalllegierungen enthalten können, diesen Bereich nicht behandeln.

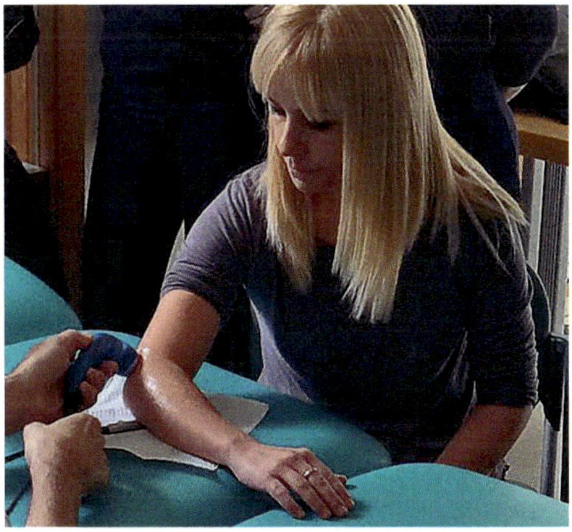

Abb. 10.3 Einsatz der Langwelle bei subakuten muskulären Schmerzen [K334]

- Eventuelle Sensibilitätsstörungen beachten, weil dann eine Dosierung nicht sicher möglich ist.
- Das Gerät nicht in der Nähe (< 2 m) von anderen Hochfrequenztherapiegeräten einsetzen (auch mobilen Telefonen), da eine elektromagnetische Interferenz entstehen kann.

10.3 Kurzwellenverfahren

Beim Kurzwellenverfahren werden zwei Methoden unterschieden: die **Kondensatorfeld-** und die **Spulenfeldmethode.** Ein Kurzwellengerät besteht im Wesentlichen aus den drei Bauteilen:

- Transformator, der die notwendige Energie bereitstellt
- Röhre oder Halbleiter mit den entsprechenden Schwingquarzen, welche die nötige Frequenz erzeugen
- Zwei Schwingkreisen: einem Geräteschwingkreis, der mittels induktiver Kopplung mit dem Patientenschwingkreis verbunden ist

Das Hochfrequenzfeld bei der Kurzwelle kann sich erst aufbauen, wenn die Patient-Geräte-Schwingkreise aufeinander abgestimmt sind (► Abb. 10.4). Erst dann ist die optimale Leistungsabgabe an den Patienten möglich, die durch das Aufleuchten optischer Signale am Gerät ersichtlich wird.

Unter Berücksichtigung der Grundlagen der Hochfrequenztherapie (► Kap. 10.1) und der Indikationsstellung erfolgt die Wahl der Applikatoren bzw. Elektroden (► Tab. 10.2). Daraus resultiert die entsprechende Methode. Bei der Kondensatorfeldmethode kommen stets zwei Applikatoren zum Einsatz (► Abb. 10.5), während bei der Spulenfeldmethode nur eine Elektrode appliziert wird (► Abb. 10.6). Eine Kombination der beiden Methoden ist nicht möglich.

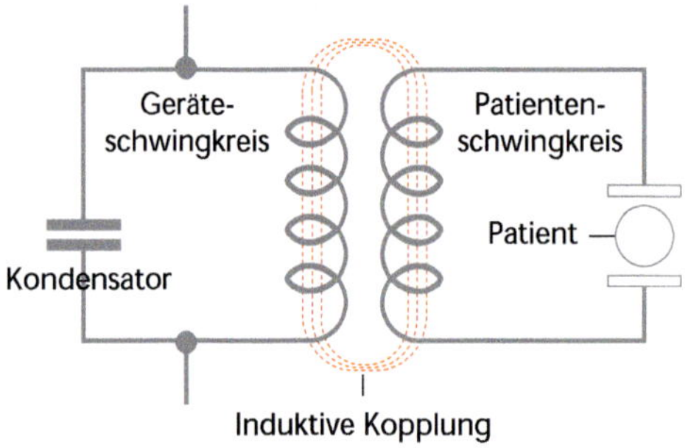

Abb. 10.4 Schwingkreise im Kurzwellengerät [M600]

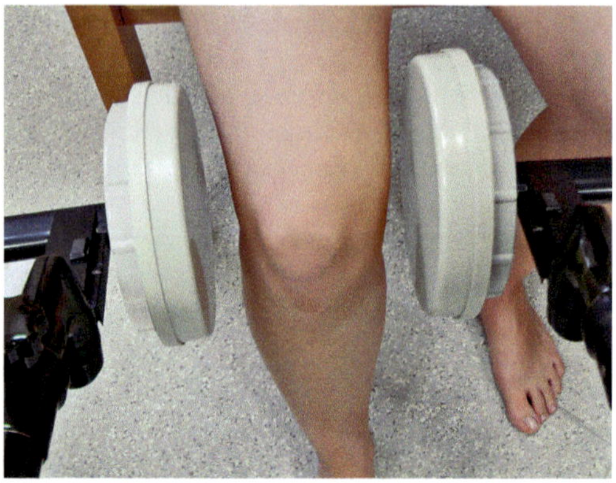

Abb. 10.5 Behandlung bei Gonarthrose mit Schliephake-Elektroden (Kondensatorfeldmethode) [K334]

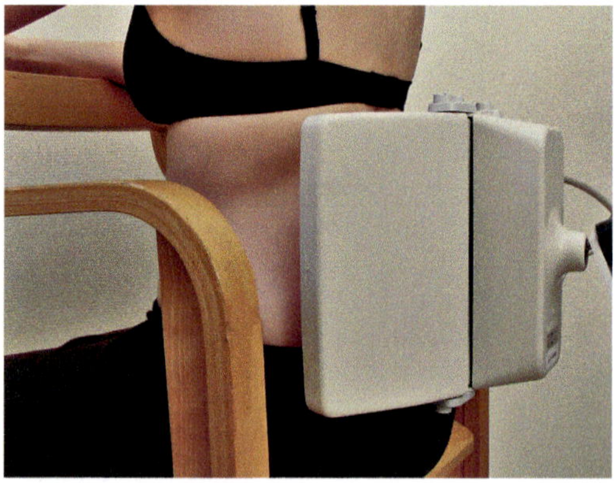

Abb. 10.6 Behandlung bei Lumbago mit der Diplode (Spulenfeldmethode) [K334]

Tab. 10.2 Applikatoren bzw. Elektroden bei Kurzwellenverfahren

Kondensatorfeldmethode	Spulenfeldmethode
• Schliephake-Elektroden (Scheibenelektroden mit innen liegender Kondensatorplatte) • Weichgummi-Elektroden	• Minode • Monode • Diplode • Induktionskabel

Die Verbindung zwischen Applikator und Gerät wird mittels Patientenkabel hergestellt. An dem Gerät befinden sich dementsprechende Anschlussmöglichkeiten (Buchsen). Bei den Spulenfeldelektroden Minode, Monode und Diplode ist auf die zulässige Leistungsgrenze am Gerät zu achten.

Neuere Kurzwellengeräte erlauben auch eine Impulsbestrahlung, d. h., die Hochfrequenz-Bestrahlung wird in verschiedenen Frequenzen unterbrochen. Durch diese diskontinuierliche Abgabe wird die thermische Wirkung abgeschwächt.

Dosis und Zeit

Nach **Schliephake** lassen sich die **Dosierungseinteilungen** vornehmen, die sich ausschließlich nach dem subjektiven Wärmeempfinden des Patienten richten:

- Dosis I: keine spürbare Wärme → dosieren, bis Wärmeempfinden angegeben wird, dann zurückregeln
- Dosis II: gerade spürbare Wärme
- Dosis III: deutlich angenehme Wärme
- Dosis IV: kräftige, noch gut erträgliche Wärme

Prinzipiell gilt für die Wahl von Dosis und Zeit, dass **akute** und subakute Erkrankungen mit **niedriger Dosis** (Schliephake I und II) und einer **kürzeren Zeit** (ca. 3–8 Min.) behandelt werden. Die Behandlungsintervalle sollten dicht aufeinander folgen; am sinnvollsten erscheint hier die tägliche Behandlung, zunächst über einen Zeitraum von ca. 6–8 Tagen. Bei **chronischen** Erkrankungen wird mit **höherer Dosis** (Schliephake III und IV) und einer **längeren Zeit** (bis zu 30 Min.) behandelt. Die Behandlungsintervalle können in größeren Abständen (1–2 × wöchentlich) erfolgen.

Elektrodenanlage

Die Kurzwellenbehandlung ist ebenso wirksam wie ungefährlich, wenn sie sachgerecht ausgeführt wird. Dazu empfiehlt sich die Beachtung einiger Regeln bezüglich der Elektrodentechnik und Sicherheit.

Zur Durchflutung von Körperteilen dienen Kondensatorfeld-Elektroden (▸Abb. 10.7). Das sind entweder Abstandselektroden mit Haltearmen nach Schliephake oder Weichgummi-Elektroden mit Abstandzwischenlagen aus Filz. Für das Anlegen beider Arten von Elektroden an den Patienten gilt:

- **Oberflächentherapie** (Haut-Unterhaut-Fettgewebe): kleiner Abstand zwischen Elektrode und Haut auf der Behandlungsseite und großer Abstand auf der kontralateralen Seite
- **Tiefentherapie** (innere Organe, Gelenke): großer Abstand zwischen Elektroden und Haut auf beiden Seiten

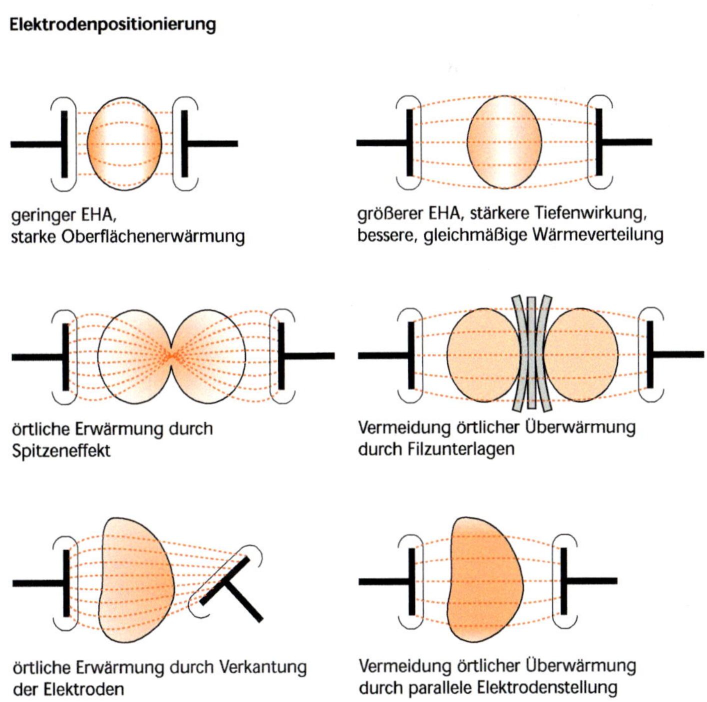

Abb. 10.7 Positionierung der Elektroden bei der Kurzwellentherapie [M600, L247]

Zur umfassenden Erwärmung der Extremitätenmuskulatur und der Gelenke verwendet man die Diplode, zur bevorzugt einseitigen Erwärmung die Monode. Für kleinere Bezirke (Kopf, Hals, Achselhöhle) setzt man die Minode ein. Das Induktionskabel ist größeren Körperpartien vorbehalten (► Tab. 10.2).

Sicherheitsmaßnahmen

Die Kurzwellentherapie darf nie bei Patienten mit implantiertem **Herzschrittmacher** angewandt werden, denn die Hochfrequenz kann durch Einwirkung auf den Schrittmacher Herzkammerflimmern und eine Veränderung der Schrittmacherfrequenz hervorrufen. Zudem kann es auch im Bereich von implantierten Metallen zu erhöhten Temperaturen kommen, die das Gewebe schädigen. Bei einer Kurzwellentherapie während der Schwangerschaft ist besondere Vorsicht geboten. Eine intensive Kurzwellenbehandlung im Bereich des Abdomens kann in der **Frühschwangerschaft** zu teratogenen Schäden führen. Ursachen sind Durchblutungs- und Diffusionsänderungen im Uterus, besonders im Bereich der Plazenta, die mit einer Verringerung des Sauerstoff- und Nährstoffangebots an den Feten einhergehen.

Merke

Keine Kurzwellentherapie bei:
- Patienten mit Herzschrittmacher
- Schwangerschaft (relative Kontraindikation)

Um jede Gefahr einer lokalen Überhitzung oder Verbrennung auszuschließen, müssen alle **Metallgegenstände** wie Ringe, Spangen, Nadeln, Piercing etc., die sich im Kurzwellenfeld erhitzen könnten, vor der Behandlung entfernt werden. Körperteile mit Metalleinschlüssen wie Marknägel oder ähnlichen osteosynthetischen Materialien im Behandlungsfeld sind von der Behandlung auszuschließen. Hörgeräte, Uhren und Kontaktlinsen sind stets abzulegen. Durch eine Feldkonzentration z. B. an Metallteilen von Betten, Liegen oder Behandlungsstühlen kann es bei Berührung zu Verbrennungen kommen. Als Gegenmaßnahme werden die Metallteile mit Filzunterlagen u. ä. abgepolstert.

Das Gleiche gilt für **feuchte Kleidungsstücke.** Nicht atmungsaktive Gewebearten (Perlon, Nylon) und ähnliche sind wenig saugfähig, sodass die Haut darunter oft feucht wird. Ein Entkleiden der zu behandelnden Körperpartien und ggf. ein Abtrocknen der Haut (Schweißbildung in Hautfalten) ist deshalb anzuraten, insbesondere bei stärkerer Dosierung. Die Kurzwellendurchflutung trockener (!) Verbände ist unbedenklich.

Kleinkinder werden zur Behandlung am besten ganz entkleidet. Ihr geringes Körpervolumen bedingt eine vorsichtige Dosierung und ein ständiges Beobachten. Die Hauttemperatur sollte durch Auflegen der Hand bei abgeschaltetem Gerät geprüft werden.

Verkantete Schliephake-Elektroden und vorstehende Kanten von Weichgummi-Elektroden rufen örtliche Überhitzungen hervor. Sofern eine Konzentration der Wärme erwünscht ist, empfiehlt sich eine vorsichtige Dosierung. Gewöhnlich jedoch sollten die **Elektrodenflächen** möglichst **parallel** zur **Hautoberfläche** liegen. Filzunterlagen müssen an allen Seiten etwas über die Weichgummi-Elektrode hervorstehen (► Abb. 10.7).

Merke

Sicherheitsmaßnahmen bei Kurzwellentherapie
- Schmuck ablegen
- Feuchte Kleidung ablegen
- Auf trockene Haut achten
- Kleinkinder ständig beobachten
- Vorsicht mit den Elektrodenkabeln, stets freihängend, nicht berühren
- Elektrodenfläche parallel zur Hautoberfläche

10.4 Dezimeterwellenverfahren

Dezimeterwellengeräte werden in Deutschland nicht mehr hergestellt. Da sich aber noch sehr viele Geräte im Einsatz befinden, wird es dieses Verfahren noch einige Zeit geben.

Bei der Dezimeterwellenbehandlung durch das Strahlenfeld beruht die Wirkung auf **elektromagnetischen Wellen.** Diese werden durch verschieden geformte Strahler abgegeben. Sowohl bei der Dezimeterwelle als auch bei der Mikrowelle spricht man aufgrund der sehr kurzen Wellen von **Bestrahlungen.**

Für Dezimeterwellengeräte stehen in der Regel folgende Strahler zur Verfügung:
- Langfeldstrahler
- Rundfeldstrahler
- Großfeldstrahler = Muldenstrahler = Pyrodor®

Die Kontrollleuchte an den einzelnen Strahlern ermöglicht dem Anwender das Einstellen des optimalen Elektrodenhautabstands.
Bei der Dezimeterwelle wird die **größtmögliche Tiefenwirkung** erreicht. Das ist für die Dosierung ein wesentliches Kriterium. Wegen der geringen Belastung des subkutanen Gewebes ist das Wärmeempfinden des Patienten relativ gering.

Dosis und Zeit

Für die Dosierung der Anwendung lassen sich die folgenden Stufen unterscheiden:

- Dosisstufe I: deutlich unter der Schwelle der Wärmeempfindung
- Dosisstufe II: eben unter der Schwelle der Wärmeempfindung
- Dosisstufe III: eben fühlbare Wärme
- Dosisstufe IV: angenehme, kräftige Wärme

Die Dauer der Anwendung kann sein:

- Kurze Behandlungsdauer: 5 Min.
- Mittlere Behandlungsdauer: 10 Min.
- Lange Behandlungsdauer: 15 Min.

10.5 Mikrowellenverfahren

Bei der Mikrowellenbehandlung werden durch das Strahlenfeld nur die **oberflächlichen Strukturen** erreicht. Dabei liegt der größte „Wärmeverlust" im **Muskelgewebe** (▸ Abb. 10.1).
Die Mikrowelle hat sich als „Allround-Gerät" im Bereich der Hochfrequenztherapie durchsetzen können, da das Handling für den Bediener extrem einfach ist, wenig Störungen und Komplikationen auftreten und der Patient sofort spürbar wahrnimmt, dass er therapiert wird. Für die Mikrowellengeräte stehen unterschiedliche Strahler zur Verfügung (▸ Tab. 10.3). Neuere Mikrowellengeräte erlauben auch eine Impulsbestrahlung, d. h., die Hochfrequenz-Bestrahlung wird in verschiedenen Frequenzen unterbrochen. Durch diese diskontinuierliche Abgabe wird die thermische Wirkung abgeschwächt. Eine Variation des Mikrowellenverfahrens ist die Behandlung auf einer Traktionsliege, unter der ein individuell einstellbarer Mikrowellenstrahler angebracht ist. Das ermöglicht die Kombinationsbehandlung von Extension und Wärme.

Dosis und Zeit

Für das Mikrowellenverfahren gilt das Dosierungsschema nach Schliephake (▸ Tab. 10.3). Behandlungszeiten liegen zwischen 5 und 15 Minuten.

Tab. 10.3 Strahler der Mikrowellengeräte

Strahler	Elektrodenhautabstand (EHA)
Körperhöhlenstrahler	Keiner
Mehrfeldstrahler	5–15 cm
Langfeldstrahler	5–15 cm
Rundfeldstrahler	5–15 cm
Muldenstrahler	Keiner
Fokusstrahler	Keiner
Ohrenstrahler	Keiner

Wichtig für die Dokumentation ist die Angabe der Leistung in Watt.

Sicherheitsmaßnahmen

Während der Behandlung von Sinusitiden mit dem Rundfeldstrahler sind die Augen durch eine spezielle Brille zu schützen. Es handelt sich hier um eine **Metallnetzbrille,** die im Sinne eines Faraday-Käfigs die elektromagnetischen Wellen ableitet (▸ Abb. 10.8).

Merke

Schutzbrille bei der Sinusitis-Behandlung anlegen.

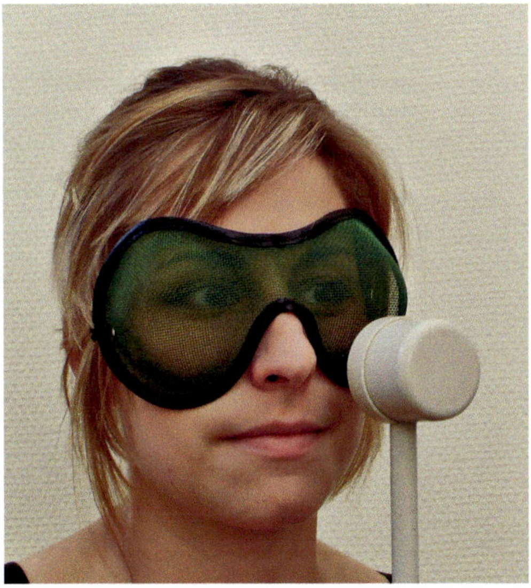

Abb. 10.8 Behandlung einer Sinusitis mit Mikrowelle [K334]

10.6 Indikationen und Kontraindikationen

10.6.1 Indikationen

Bei den Indikationen (► Tab. 10.4) finden sich auch entzündliche Erkrankungen. Häufig werden diese als Kontraindikation für Wärmebehandlungen gesehen. Bei entsprechend schwacher Dosierung ist eine Behandlung mit Hochfrequenz-Verfahren möglich, da die Phagozytose durch die Wirkung der Bestrahlung beschleunigt wird.
Die Langwellentherapie kann insbesondere bei subakuten und chronischen muskulären Schmerzen eingesetzt werden. Die lokale Erwärmung bewirkt in erster Linie eine Steigerung der Stoffwechselrate, der Durchblutung im Sinne einer lokalen Hyperämie und somit eine Senkung des Muskeltonus und indirekt eine Schmerzreduktion. Die Langwellentherapie kann sehr gut am Beginn einer Behandlungskette mit anschließenden lokalen Muskeltherapieverfahren und dann unter Einsatz immer größeren Muskelketten letztlich schnell wieder zur vollen Belastung im Alltag führen. Das ist insbesondere beim Sportler von großer Bedeutung (z. B. Rehape-Konzept®).

10.6.2 Kontraindikationen

Aufgrund der Konzentration von Feldlinien dürfen keine **Metallteile im Durchflutungsfeld** und Behandlungsgebiet liegen (z. B. Implantate, Schmuck, Granatsplitter). Physikalisch würde das Metall in diesem Moment einen Zwischenkondensator darstellen (ausgenommen Zahnfüllungen). Patienten mit **Herzschrittmachern** und anderen **elektronischen Implantaten** dürfen sich deshalb auch nicht in der direkten Umgebung eines Hochfrequenz-Geräts aufhalten, solange es in Betrieb ist.
Wie bei allen Wärmebehandlungen sind **absolute Kontraindikationen:**

- Fieberhafte Erkrankungen
- Akute (entzündliche) Prozesse
- Tumoren unklarer Genese
- Erkrankungen, bei denen eine lokale Hyperthermie und Stoffwechselsteigerung kontraindiziert ist
- Schwerste Sensibilitätsstörungen
- Hämatome
- Frische Thrombosen

Die **Gravidität** gilt als relative Kontraindikation, da das Abdomen von einer Behandlung mit Hochfrequenz auszuschließen ist. **Feuchte Verbände,** sofern sie nicht gewechselt werden können, bezeichnen wir aufgrund der veränderten Wärmeleitung als lokale Kontraindikation.
Kontraindikationen der **Langwellentherapie** sind **zusätzlich:**

- Transkardiale Behandlung
- Zervikookzipitale Behandlung
- Gefahr von Blutungen und Schwellungszunahme
- Akute floride Entzündungsprozesse sowie alle sonstigen (z. B. Tumoren)

Übungsfragen

1. Welche Verfahren unterscheiden Sie in der Hochfrequenztherapie?
2. Welche Wirkung erzielen Hochfrequenz-Verfahren im menschlichen Körper?
3. Welche Methoden unterscheiden Sie bei dem Kurzwellenverfahren?
4. Welche „Faustregel" gilt zur Behandlung chronischer Erkrankungen bezüglich der Dosis und der Dauer?
5. Warum müssen Metallgegenstände bei der Hochfrequenztherapie aus dem Behandlungsgebiet entfernt werden?
6. Nach welcher Methode arbeitet die Mikrowelle?
7. Welchen Zweck erfüllt die Metallnetzbrille bei der Behandlung von Sinusitiden mittels Mikrowellenbestrahlung?
8. Auf was kann im menschlichen Organismus durch den Einsatz elektromagnetischer Felder Einfluss genommen werden?

10.7 Magnetfeldtherapie (MFT)

10.7.1 Geschichtliche Entwicklung

Die heilenden Kräfte von Magnetsteinen waren schon in der Antike bekannt. Durch Paracelsus (1493–1541) erfuhr die Magnetfeldtherapie einen deutlichen Schub. Er erkannte, dass die magnetische Energie bei vielen Erkrankungen einzusetzen war. Franz Anton Mesmer sah in der Magnetfeldtherapie ein „Allheilmittel" und seine fragwürdigen Behandlungsmethoden führten dazu, dass dieses Verfahren an Anerkennung verlor. Um 1723 gelang es M. Claisault, künstliche Magnete herzustellen. Die Arbeit mit den Magnetsteinen, die meist sehr unhandlich waren, gehörte damit der Vergangenheit an.

Tab. 10.4 Indikationen für die Elektrotherapie im Hochfrequenzbereich. K = Kondensatorfeld, S = Spulenfeld.

Erkrankung	Kurzwelle		Dezimeterwelle	Mikrowelle	Langwelle
Adnexitis	X	K	X		X
Amenorrhö	X	K	X		
Arthrose	X	K + S			X
Asthma bronchiale	X	K + S	X		
Bursitis				X	X
Dysmenorrhö	X	K	X		
Epikondylitis				X	X
Furunkel	X	S		X	X
Harnwegsinfekt	X	K			
Herpes Zoster	X	K			
Ischialgie	X	K			X
Karbunkel	X	S		X	X
Laryngitis				X	
Lumbago	X	S	X	X	X
Mastitis	X	K	X		
Myalgie	X	K + S	X	X	X
Obstipation	X	K	X		
Otitis media				X	
Periostitis	X	K	X	X	X
Prostatitis	X	K			
Pyelonephritis	X	S	X		
Reizblase	X	K			
Rheumatische Erkrankungen	X	K + S	X	X	X
Schweißdrüsenabzess	X	S			X
Sinusitis				X	X
Tendopathie				X	X
Zystitis	X	S		X	

1950 wurde die Magnetfeldtherapie für die Medizin wiederbelebt. Japanische Wissenschaftler entdeckten, dass Frakturen unter dem Einfluss von Magnetfeldern schneller heilten. Ähnliches beobachteten der deutsche Physiker Werner Kraus und der Chirurg Prof. Dr. med. Fritz Lechner (1968). Aus diesen Erkenntnissen entwickelten sie ein Magnetfeldbehandlungsgerät. In einer röhrenförmigen Drahtspule kam die frakturierte Extremität zu liegen. Erstmals wurden pulsierende Magnetfelder durch Elektroden auf die Frakturstelle geleitet.

Zwischenzeitlich gibt es eine Vielzahl von Möglichkeiten, Magnete zu Heilzwecken u. a. zur Energiegewinnung einzusetzen. Dabei sollte jedoch zwischen der ernsthaft nachgewiesenen Wirkung der Magnetfeldtherapie und den nicht bestätigten

Methoden (Permanent-Magnetarmbänder, Magnetmatten) unterschieden werden. Diese Magnete unterschreiten teilweise die Stärke des Magnetfeldes der Erde.
Eine der neuesten Therapiemethoden (1985) ist die transkranielle Magnetstimulation (TMS). Diese wird unterschieden in eine Stimulation mit einzelnen Magnetfeld-Pulsen und der repetitiven Magnetstimulation (rTMS).

10.7.2 Wirkungen

Von der Vielzahl der Wirkungen der Magnetfeldtherapie sind nur wenige bewiesen. Einigkeit der Experten herrscht darin, dass die Magnetfeldtherapie nebenwirkungsfrei ist. Einige Patienten geben ein prickelndes Gefühl im behandelten Körperareal während und/oder kurzzeitig nach der Behandlung an. Dieses wird jedoch weder als unangenehm, noch als schmerzhaft beschrieben. Nachgewiesen ist durch Studien eine deutliche Überlegenheit der Magnetfeldtherapie versus einer Plazebobehandlung bei der **Heilung von Pseudoarthrosen,** der verzögerten **Frakturheilung** und der **Lockerung von Endoprothesen.**
Die menschliche Zelle ist durch äußere elektromagnetische Felder polarisierbar. Voraussetzungen dafür sind allerdings sehr niedrige Frequenzen. Bei zunehmender Schwingungszahl (Frequenz) nimmt die Viskosität des elektrolytischen Plasmas ab. Ebenso verringert sich die Beweglichkeit der Ionen und somit die Ladungstrennung. Frequenzen zwischen 1 und 20 Hz bieten den Zellmembranen des menschlichen Körpers eine außerordentlich hohe Kapazität für elektrische Ladungen, sodass die elektrischen und magnetischen Feldkräfte, die ca. ein Hundertmillionstel vom thermischen Energieinhalt des Gewebes erreichen, ein elektrisches **Membranpotenzial** aufbauen.
Eine zusätzliche elektrische Erscheinung könnte die Energiequelle für die Mineralisation der Bindegewebe-Leibstruktur sein. Der piezoelektrische Effekt transkribiert jede elektrische Formänderung der kollagenen Faser in ein korrespondierendes elektrisches Potenzialmuster. Mit großer Wahrscheinlichkeit ist die Zelle aufgrund der elektrischen Empfindlichkeit ihrer Membranen in der Lage, diese Muster zu rezitieren, d. h. diese Informationen über den mechanischen Spannungszustand der Faser zu erkennen, um danach den strukturellen Umbau der Stützstruktur zu regulieren. Die Trennung von Ionen in der elektrolytischen Lösung und die Polarität des Dielektrikums lassen sich ebenfalls durch die Induktion eines magnetdynamischen Feldes erreichen.
Die magnetischen Felder können im Unterschied zu elektrischen Feldern alle organischen Strukturen durchqueren. Der Wirkungsmechanismus von innen auf das Knochengewebe beruht auf einer Vielzahl von Aspekten. Unter die Wesentlichsten fällt der **piezoelektrische Effekt.** Durch die piezoelektrische Eigenschaft des Knochens wurden die Hintergründe erkannt, dass durch eine künstliche elektrodynamische Stimulation elastische Vibrationen induziert werden. Deren Ziel ist die Kräftigung oder der Ersatz natürlicher Funktionen, die beeinträchtigt oder nicht mehr vorhanden sind.
Durch den Einsatz elektromagnetischer Felder kann von außen Einfluss auf die **Proteinbiosynthese** genommen werden. Die Proteinbiosynthese setzt sich aus zwei Teilprozessen zusammen. Zunächst erfolgt die Transkription, hierbei wird innerhalb des Zellkerns eine Kopie der DNA in Form einer sog. m-RNA hergestellt. Im Anschluss daran folgt die Translation, bei der die verschiedenen Aminosäuren im Cytoplasma, entsprechend der Informationen auf der m-RNA, zu Proteinen zusammengesetzt werden. Wird also, aufgrund der Magnetfeldtherapie, die Transkriptionsrate gesteigert, sorgt dies für eine erhöhte Proteinbiosynthese. Zu den wichtigsten Proteinen in Zellen gehören die Enzyme, die für die Funktionsfähigkeit und somit auch die Leistungsfähigkeit der kompletten Zelle verantwortlich sind. Diese Enzyme sind es auch, die bei der Heilung von Knochen wichtige Aufgaben erfüllen, ohne sie gäbe es keine Heilung.
Durch das Einbringen eines **elektromagnetischen Überträgers** kann die Wirkung der Behandlung der pulsierenden Magnetfeldtherapie **verstärkt** werden. Das Prinzip liegt in den gekoppelten Feldern an den induzierbaren Implantaten (Sekundärelement). Diese gekoppelten Felder werden durch die externen, pulsierenden Magnetfelder (Primärelement) hervorgerufen. Bei einer Plattenosteosynthese ist das Sekundärelement mit mindestens zwei gegenüber dem Plattenmetall isolierten Schrauben im Bereich der osteosynthestisch versorgten Pseudarthrose verbunden. Gleichfalls ist das operative Einbringen von Spulen (Sekundärelement) beim Gelenkersatz (z. B. Hüftendoprothese) bekannt.

10.7.3 Durchführung

Applikationstechnik und Dosierung

Es werden Magnetfeldverfahren **mit und ohne implantierbaren Spulen** unterschieden. Die Kosten für die Magnetfeldtherapie mit implantierten Spulen werden von einigen Krankenkassen übernommen.

Die große Anzahl von Herstellern von Magnetfeldtherapiegeräten macht es nicht gerade leicht, ein passendes Gerät für die Magnetfeldtherapie zu finden. Einige Geräte werden als nichtmedizinische Geräte im Wellnesssektor angeboten. Weiterhin gibt es pulsierende Magnetfelder mit unterschiedlichen Frequenzbereichen und Intensitäten. Die Applikatoren werden als Röhren, Spulen, Kissen und Matten sowie als stabförmige Elektrode angeboten. Günstig sind Geräte mit einer Flussdichte im Bereich von 30–10 000 μT (Maßeinheit Tesla, die Einheit zur Messung der Kraft eines Magnetfeldes).

Je höher die Stromstärke und die Frequenz sind, umso größer ist die Reizwirkung. Es ist daher, z. B. bei einem älteren, geschwächten Patienten, mit einer geringeren Dosis zu beginnen. Wichtig ist die individuelle Anpassung nach den Reaktionen auf die ersten Therapien. Viele Geräte bieten Therapieprogramme an, die auf die Indikation bezogen sind und die entsprechenden Parameter vorgeben.

Für die Dauer der Therapie gibt es eine Empfehlung der WHO, bei Ganzkörperbehandlungen eine Behandlungszeit von 60 Minuten täglich nicht zu überschreiten. Für lokale Behandlungen werden bis zu 3× tägliche Anwendungen von 10–24 Minuten empfohlen.

Ablauf

Zu Beginn stehen die Information des Patienten und das Abklären eventueller Kontraindikationen im Vordergrund. Der Patient muss auf mögliche anfängliche Begleiterscheinungen, wie Einschlafstörungen, Nervosität oder allgemeine Unruhe, hingewiesen werden. Auch sind Erstverschlimmerungen der Erkrankung möglich. Es ist zu erfragen, welche Medikamente der Patient einnimmt, weil deren Wirkung ggf. verändert werden kann.

Der Patient wird bequem in oder auf dem jeweiligen Applikator gelagert. Ein Entkleiden ist nicht erforderlich, Ausnahmen sind synthetische Materialien. Beengende Kleidungsstücke wie Gürtel sollten gelockert werden. Schmuck, Hörgeräte und elektronische Uhren müssen abgelegt werden. Auch Geldbörsen oder Brieftaschen mit Kreditkarten oder anderen elektronischen Karten dürfen sich nicht im Magnetfeld befinden, weil sie beschädigt werden könnten. Einige Patienten fragen immer wieder, ob sie während der Therapie Musik mittels Kopfhörer hören können. Das ist abzulehnen, weil der jeweilige Player Schaden nehmen könnte.

Die Therapie wird gestartet, indem das entsprechende Programm aktiviert wird. Die meisten Patienten spüren während der Therapie nichts. Sehr empfindliche Menschen berichten über ein Kribbeln in den Extremitäten oder ein leichtes Wärmegefühl.

Nach der Behandlung ist die Behandlung zu dokumentieren und der Applikator zu desinfizieren.

10.7.4 Indikationen und Kontraindikationen

Für die Magnetfeldtherapie gibt es eine große Zahl von Indikationen. Vielleicht ist diese Tatsache auch ein Problem, das die Schulmedizin mit der Magnetfeldtherapie hat. Allheilmittel werden immer sehr skeptisch gesehen. Während die Wirksamkeit bei einigen Indikationen mit Studien belegt ist, v. a. im chirurgisch-orthopädischen Bereich, gibt es auch Indikationen, die nicht oder nur unzureichend wissenschaftlich nachgewiesen sind.

Indikationen

- Förderung der Frakturheilung
- Pseudoarthrosen
- Lockerung von Implantaten
- Förderung der Wundheilung
- Osteoporose
- Arthrose
- Schmerzen
- Entzündungen, z. B. Ansatzsehnen, Tendovaginitis
- Fibromyalgie
- Durchblutungsstörungen
- Depression

Kontraindikationen

- Elektronische Implantate (Herzschrittmacher)
- Epilepsie: Gegebenenfalls kann ein Anfall ausgelöst werden.
- Zustand nach Organtransplantation: Das Immunsystem soll unterdrückt werden, um Absto-

ßungsreaktionen zu vermeiden, aber die immunstärkende Wirkung des Magnetfeldes könnte das Gegenteil bewirken.
- Markumarisierung
- Hohes Fieber
- Ältere Menschen: Nicht oder nur unter äußerster Vorsicht behandeln.
- Schwangerschaft: Der Einfluss der Magnetfelder auf das werdende Kind ist noch nicht erforscht.

10.7.5 Hintergrundinformation

Generell ist die Magnetfeldtherapie ohne implantierte Spule eine IGe-Leistung. Einige Kostenträger übernehmen zurzeit auf Antrag bei klarer Indikationsstellung und in medizinisch begründeten und geprüften Einzelfällen anteilig oder ganz die Kosten der Therapie.
Sehr gute Ergebnisse werden in der Tiermedizin erzielt. Sowohl bei der Behandlung von Hunden als auch Pferden werden erfolgreiche Therapien beschrieben.
Dringend abzuraten ist vor dem Kauf von Magnetfeldgeräten oder Armbändern und Magnetfeldmatten, die auf „Kaffeefahrten“ oder über nicht durchschaubare Quellen angeboten werden. Diese Produkte können zwar technischen Sicherheitsbestimmungen entsprechen, müssen aber keine Belege über die Wirkweise erbringen.

Transkranielle Magnetstimulation (TMS)

Unter der transkraniellen Magnetstimulation versteht man die **Beeinflussung des Gehirns** durch starke Magnetfelder von außen. Bei dieser technischen Entwicklung werden äußerst leistungsfähige Kondensatoren verwendet. Dabei werden wesentlich kleinere Spulen, welche die Großhirnrinde nur in einem fokussierten Bereich stimulieren, eingesetzt. Darüber hinaus wird zwischen der Stimulation einzelner Magnetfeldpulse und der Stimulation von Impulsserien unterschieden. Bei der Letztgenannten handelt es sich um die repetitive Magnetstimulation (rTMS).
Durch die Magnetstimulation werden im Gehirn Aktionspotenziale ausgelöst. Dadurch hat sich dieses Verfahren bei der neurologischen Diagnostik bei einzelnen Erkrankungen etabliert. Die Möglichkeiten der therapeutischen Anwendungen rücken zusehends mehr in das Interesse der Mediziner, z. B. zur Therapie von Depressionen oder den Folgen eines Apoplex. Der genaue Wirkungsmechanismus ist noch nicht bis ins letzte Detail ausreichend wissenschaftlich belegt.

10.8 Tiefenoszillation (Deep Oscillation)

Anfang der Achtzigerjahre des letzten Jahrhunderts entdeckten die Therapeuten H. Seidl und W. Walder bei Versuchen einen Behandlungseffekt, der nach einer längeren Entwicklungsphase nun in Geräten zur Tiefenoszillation (HIVAMAT® 200, DEEP OSCILLATION- Evident und Personal) Anwendung findet.
Im Gegensatz zur herkömmlichen Elektrotherapie, die direkt oder indirekt auf das Nerv-Muskel-System wirkt, kommt es bei der Tiefenoszillationstherapie mit dem HIVAMAT® 200 durch **elektrostatische Aufladung** zu einer **Wirkung im Bindegewebe**. Bedenken von Ärzten, Therapeuten oder Patienten, dass sie sich während der Behandlung zunehmend elektrostatisch aufladen, sind völlig unbegründet. Das Gerät verfügt über eine aktive Entladevorrichtung, d. h., das elektrostatische Feld wird in jeder Impulspause erneut aufgebaut.

10.8.1 Grundlagen und Wirkungsweise des HIVAMAT® 200

Das technische Prinzip beruht aus der in der Physik bekannten Erkenntnis, das nach ihren Entdeckern als **Johnsen-Rahbeck-Effekt** bezeichnet wird. Wird eine Halbleiterplatte (z. B. Schieferplatte) zwischen zwei Elektroden angeordnet, entsteht zwischen den Elektroden eine starke magnetische Kraft. Diese Kraft lässt sich mithilfe einer Halbleiterschicht und unter Erzeugung eines minimalen elektrostatischen Feldes zwischen den Elektroden sehr effektiv auf den menschlichen Körper übertragen (► Abb. 10.9). Wird das elektrostatische Feld gepulst, kommt es bei Bewegung einer der Elektroden zu einer intensiven Resonanzschwingung des betreffenden Gewebeareals.
Die Wirkweise der HIVAMAT® 200-Therapie liegt darin, dass gegen den Kompressionsdruck der in Fließrichtung streichenden Hände des Therapeuten oder des zu bewegenden Handapplikators der entsprechende Gewebeabschnitt durch die Kraft des elektrostatischen Feldes angezogen und anschließend wieder „fallengelassen“ wird (► Abb. 10.10). Durch die schnelle Wiederholung dieses Vorgangs kommt es zu **rhythmischen Gewe-**

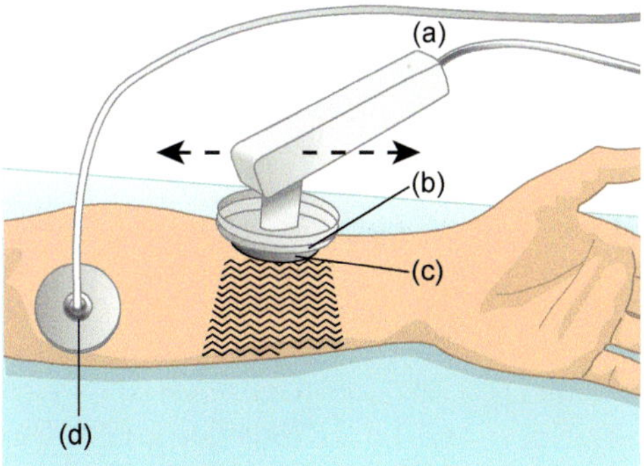

Abb. 10.9 Resonanzschwingung. a = Spannungsquellen, b = Kontakt 1, c = Halbleiterschicht, d = Kontakt 2. [L138]

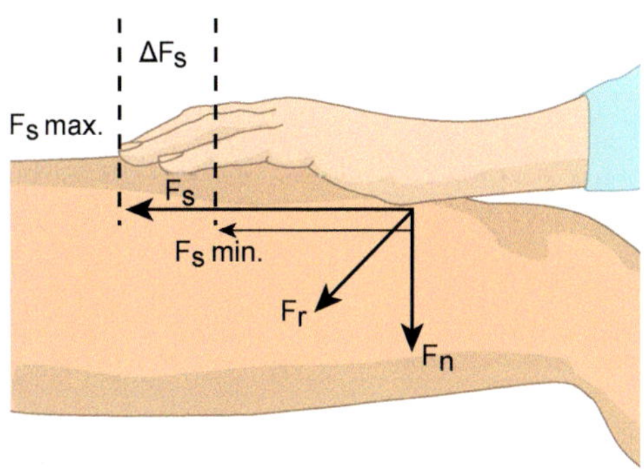

Abb. 10.10 Kraftmodulation mit HIVAMAT® 200. F_r = Richtung und Größe der Kraft des Therapeuten, F_s = Mittelwert der parallel zur Oberfläche des Gewebes wirkenden Kraftkomponente (Schubkraft), F_n = senkrecht auf das Gewebe wirkende Kraftkomponente (Normalkraft), F_s max. und F_s min. = größte und kleinste Schubkraft als Folge der elektrostatisch modulierten Reibungskraft, ΔF_s = Größe der Kraftmodulation. [L138]

beverformungen. Die elektrostatischen Impulse bedingen eine verstärkte Haftreibung, während die Elastizität des Gewebes diesem Mechanismus in der Impulspause entgegenwirkt. Dadurch wird das zu behandelnde Gewebe in seiner gesamten Tiefe „durchpumpt". Dieser Effekt führt zur Wiederherstellung der Beweglichkeit und Mobilisation zwischen den einzelnen Fasern und Schichten sowie zur Erlangung und Verbesserung von Abfluss- und Versorgungspassagen im Gewebe. In diesem Zusammenhang wird die **Bedeutung des Interstitiums,** im Gegensatz zu den vordergründigen passiven und aktiven Gewebestrukturen, häufig unterbewertet, wenngleich ihm entscheidende Funktionen als Depot, Versorgungs- und Transportstrecke für Nähr- und Schlackenstoffe zukommen.

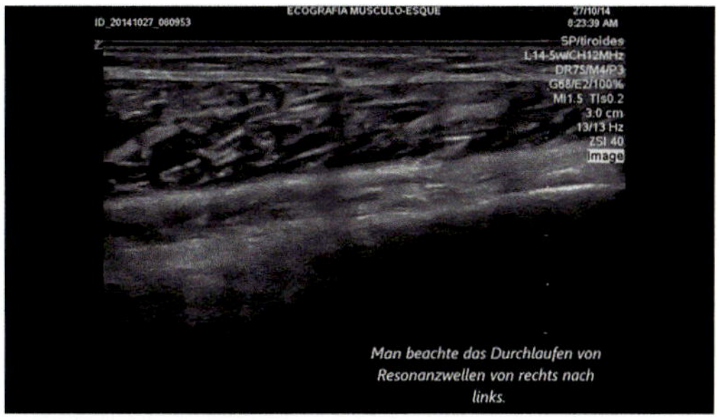

Abb. 10.11 Verifizierung der Geweberesonanz [V709]

Vor allen Dingen wirkt das HIVAMAT® 200-System auf die **Mikrozirkulation** im Bereich des **interstitiellen Bindegewebes** (▸ Abb. 10.11). Nach der Therapie kommt es zu einer Normalisierung des Fließgleichgewichts, d. h. des permanenten Flüssigkeitsstroms zwischen dem die Zellen umgebenden Gewebe sowie den Lymph- und Blutbahnen. Dadurch lassen sich **Schmerzzustände reduzieren.**

10.8.2 Therapie mit dem HIVAMAT® 200-System

Durch die Therapie mit dem HIVAMAT® 200-System sollen bestehende Behandlungstechniken nicht ersetzt werden. Die Intention liegt vielmehr darin, Techniken wie die der klassischen Massage, Entstauungstherapie, Vibrationsmassage, Sportmassage und manuellen Lymphdrainage positiv zu unterstützen, zu intensivieren und dadurch die Wirkungen nachhaltiger und effektiver zu gestalten.

Durch die **große Tiefenwirkung** bei minimaler mechanischer Einwirkung eröffnet die HIVAMAT® 200-System-Behandlung dem Therapeuten eine Vielzahl von Indikationen, die klassischerweise in das Behandlungsspektrum der physikalischen Therapie fallen und bislang nicht zur vollkommenen Zufriedenheit behandelt werden konnten.

Trotz der gerätegeführten Therapie setzt die Anwendung der HIVAMAT® 200-System Behandlung qualifiziertes Therapiepersonal voraus. Bei Behandlungen im Bereich von offenen Wunden ist unbedingt auf sterile Verhältnisse zu achten. Vor jeder Behandlung muss ein ausführlicher Befund erstellt werden.

Es stehen drei verschiedene Anwendungstechniken des HIVAMAT® 200-Systems zur Verfügung:

- Therapie mit Spezialhandschuhen
- Therapie mit Handapplikator
- Therapie mit aufgelegter Folie

Therapie mit Spezialhandschuhen

Es wird jeweils eine Verbindung vom Gerät zum Therapeuten und zum Patienten hergestellt. Für den Kontakt zum Patienten das Spiralkabel am Gerät einstecken und mit dem Titan-Neutralelement (Neutralstab) verbinden. Es ist ausreichend, wenn der Patient den Neutralstab locker in der Hand hält. Für den Kontakt zum Therapeuten das Spiralkabel in die verbleibende Anschlussbuchse stecken und mittels Klebe-Pad mit dem Therapeuten verbinden. Das Klebe-Pad wird am besten am Oberarm befestigt. Es ist darauf zu achten, dass die Oberfläche unterhalb des Pads ohne Hautdefekte ist. Der Therapeut trägt zur Behandlung Spezialhandschuhe.

Von dieser Form der Behandlung muss abgesehen werden, wenn Therapeut oder Patient Träger eines Herzschrittmachers oder anderer elektronischer Implantate sind. Ebenso wird Therapeuten und Patienten, die auf elektrische Felder besonders sensibel reagieren, bei unbehandelten und unklaren Herzbeschwerden sowie Schwangerschaft von dieser Therapieform abgeraten.

Therapie mit Handapplikator

Die Behandlung erfolgt ohne Handschuhe durch den Therapeuten. Dazu hält der Patient ein Titan-Kontaktelement lose zwischen seinen Fingern (► Abb. 10.12). Das Kontaktelement ist über das Spiralkabel mit dem Gerät verbunden. Der ebenfalls mittels Spiralkabel mit dem Gerät verbundene Handapplikator bildet den zweiten Kontakt (► Abb. 10.12, ► Abb. 10.13). Der Therapeut ist nicht direkt mit dem Gerät verbunden. Techniken der Spezialmassage sind nicht wie bei der Therapie mit Spezialhandschuhen durchführbar.

Therapie mit aufgelegter Folie

Aus Gründen der Sterilität und, um entsprechend trockene Verhältnisse zu schaffen, wird bei Verbrennungen, Ulcera oder feuchter Haut durch eine sterile Folie behandelt. Die Therapie kann mit oder ohne Handschuhe erfolgen.

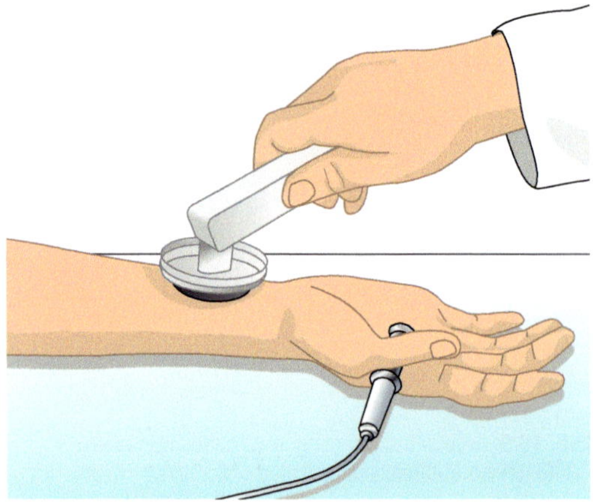

Abb. 10.12 Behandlung mit einem Handapplikator und Titan-Kontaktelement [L138]

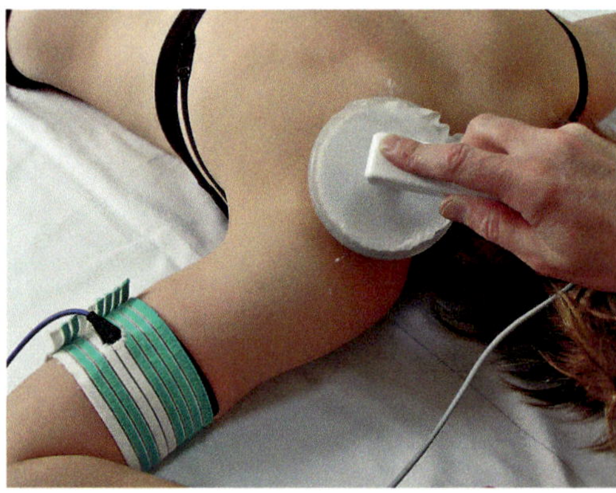

Abb. 10.13 Therapie mit einem Handapplikator [K334]

Hinweise des Geräteherstellers

Um Hautreizungen durch den Klebestoff oder galvanische Effekte unter den Klebe-Pads zu vermeiden, kann das Klebe-Pad mit einem Stück Folie (z. B. Stück vom Spezialhandschuh) unterlegt und z. B. mithilfe eines Schweißverbands fixiert werden. Bei der HIVAMAT® 200-System-Applikation kommt ein elektrostatisches Feld zur Anwendung. Voraussetzung für die unverminderte Entstehung des elektrostatischen Feldes ist jedoch eine **absolut trockene Hautoberfläche** im Behandlungsareal. Feuchte Haut muss durch Abtrocknen, den Einsatz von vorheriger Heißluftanwendung oder Fönen getrocknet werden. Der Einsatz von Puder während der Applikation ist möglich. Eine starke Schweißproduktion kann die Undurchführbarkeit der Therapie zur Folge haben, es sei denn, das Behandlungsareal wird durch eine Spezialfolie abgedeckt.

10.8.3 Wahl der Behandlungsparameter

Frequenz

Je nach Wahl des Frequenzbereichs ergeben sich unterschiedliche Effekte und Wirkungsweisen im zu behandelnden Gewebe. Diese lassen sich wie folgt kurz beschreiben (▸ Tab. 10.5):

- **Höhere** Frequenzbereiche (ca. 80–200 Hz): lösen Verhärtungen im Gewebe schnell auf und bewirken, dass Einlagerungen abfließen können. Das Gewebe wird während der Behandlung spürbar weicher. Dieser Frequenzbereich wird vorwiegend zur Initialbehandlung eingesetzt.
- **Mittlere** Frequenzbereiche (ca. 25–80 Hz): erzeugen Schüttelungen und wirken von daher stark detonisierend. Sie führen zu einer Fließverbesserung im Gewebe und zu einem besseren Fasziengleiten. Diese Frequenzbereiche werden großflächig eingesetzt.
- **Niedrigere** Frequenzbereiche (ca. 5–25 Hz): haben eine Pumpwirkung und führen zu einer Steigerung und Stimulation des Abflusses im Gewebe und Kapillarsystem. Sie kommen i. d. R. zum Abschluss einer Behandlung zum Einsatz, aber auch in der Pneumologie bei einem Pleuraerguss.

Behandlungszeit und Behandlungsfrequenz

In der Regel besteht eine HIVAMAT® 200-Behandlungseinheit aus mehreren aufeinanderfolgenden Sequenzen. Die jeweilige Behandlungszeit hängt vom Zustand des zu behandelnden Gewebes ab (▸ Tab. 10.6).

Tastverhältnis

Unter dem Tastverhältnis (Mode) versteht man das Verhältnis von Dauer der einzelnen Impulse zur Pausendauer zwischen den Impulsen. ▸ Tab. 10.7 zeigt die möglichen Mode-Einstellungen für die HIVAMAT® 200-Behandlung.

Dosis

Im Prinzip sollte zur Ermittlung der Minimaldosis wie folgt verfahren werden: Diese Dosis wird am

Tab. 10.5 Überblick über die Wirkungen der unterschiedlichen Frequenzbereiche

Frequenz	Wahrnehmung des Therapeuten	Wirkung am Patienten	Anwendung
Hoher Bereich (80–200 Hz)	• Vibration (schnelle Schüttelung) • Gewebe wird weicher • Verhärtungen lösen sich auf	• Auflösung von Verhärtungen (Verklebungen, Verbackungen, Einlagerungen) • Rückführung von Gel- in Sol-Zustand (gute Durchmischung) • Schmerzdämpfung • Geringe, aber dichte Gewebsverformung	• Langsame Behandlung im lokalen Bereich • 80 % der Behandlungszeit bei Bindegewebsmassage • Bei manueller Lymphdrainage Aktivierung im Abflussbereich • Bei induriertem und fibrosiertem Gewebe am gesamten Körper einsetzbar
Mittlerer Bereich (25–80 Hz)	• Schüttelung (schnelles Pumpen) • Lockerung des Gewebes	• Verbesserung der Zirkulation • Schnelle Regeneration bei übersäuerter Muskulatur • Detonisierung • Schaffung von Bewegungsbereitschaft • Starke Gewebsbewegung	• Schwach geschädigtes Gewebe zur körperweiten, großflächigen Behandlung als Folgefrequenz des hohen Frequenzbereichs • Unterstützend bei klassischer Massage als abschließender Behandlungsabschnitt
Niedriger Bereich (5–25 Hz)	• Kraftvolles Pumpen • Flüssigkeitsverschiebung	• Starke Ausschwemmung und Entstauung • Senkung des Blutdrucks durch Vasodilatation • Venen-Aktivierung • Starke Gewebsbewegung	• Körperweit einsetzbar • Möglichst beidhändiges Arbeiten • Als Abschluss der manuellen Lymphdrainage (nach Therapieende ggf. Kompressionsverband)

Tab. 10.6 Dosierungsempfehlungen

Zustand	Behandlungszeit	Zeit	Frequenz
Akut	Kurze Behandlung	• Ca. 8–10 Minuten • Ca. 5 Minuten	• Hohe Frequenz • Niedrige Frequenz
Subakut	Lange Behandlung	• Ca. 10–20 Minuten • Ca. 5 Minuten	• Hohe Frequenz • Niedrige Frequenz
Chronisch	Lange Behandlung	• Ca. 5 Minuten • Ca. 15 Minuten • Ca. 10 Minuten	• Mittlere Frequenz (großflächig angelegt) • Hohe Frequenz (übergangschaffend) • Niedrige Frequenz (Abpumpprozess)

Tab. 10.7 Mögliche Grifftechniken

Grifftechnik	Therapie mit Spezialhandschuhen	Therapie mit dem Handapplikator
Streichungen	• Beidhändig • Einhändig • Hand über Hand • Hand auf Hand • Mit den Fingern	• Applikator zwischen Zeige- und Mittelfinger • Applikator zwischen Zeigefinger und Daumen
Schieben	• Beidhändig • Mit den Fingerspitzen • Mit starkem Druck • Wechselnd mit Druck und Entlastung	Mit oder ohne Druck
Kreisen	• Stehende Kreise • Kreise mit Vorwärtsdruck (Hände oder Finger) • Umkreisen von Gelenken	• Stehende Kreise • Kreise mit Vorwärtsdruck • Umkreisen von Gelenken
Kreisen, Schieben und Schöpfen	• Eine Hand schiebt, die andere kreist • Schöpfgriffe beider Hände	
Ziehen	• BGM mit Mittel- und Zeigefinger • Gewebe-Abziehen mit Zeigefinger und Daumen • Abziehen und Rollen	

besten ermittelt, indem zunächst der Dosisregler auf 80–90 % gestellt wird. Anschließend wird so weit zurück geregelt, dass bei angemessenem Applikationsdruck die Resonanzschwingung in der Tiefe des Gewebes tastbar ist. Eine zu starke, nur an der Oberfläche wirkende Vibration ist zu vermeiden. Durch Veränderung der Mode-Einstellung, des Applikationsdrucks und der Frequenz wird die Resonanzschwingung während der Therapie der Gewebekonsistenz angepasst.

Eine Dosis von 100 % ist bei der überwiegenden Zahl der Behandlungen nicht erforderlich, zumal das vom Patienten oft als unangenehm empfunden wird. Eine sanfte Dosierung führt in den meisten Fällen zu einem schnelleren Therapieerfolg.

Behandlungstechnik

Die Therapie sollte in Form einer Massage in Fließrichtung und mit groß angelegten Bewegungen erfolgen. Dabei werden Kompression und Geschwindigkeit gleichmäßig an die Dosis und die Frequenz angepasst:

- Niedrige Frequenzen erfordern eine langsamere Therapie.
- Bei höheren Frequenzen kommen sowohl langsame als auch schnelle Therapiegriffe bzw. die Führung des Handapplikators zur Anwendung.

Ein statisches Verweilen führt lediglich zu unmerklichen Resonanzwellen. Aus diesem Grund sollte die HIVAMAT® 200-Behandlung stets **dynamisch** erfolgen. Zunächst wird der proximale Rand des zu behandelnden Körperareals in Fließrich-

tung behandelt. Erst wenn das Übergangsgebiet passierbar ist, wird die Behandlung langsam nach distal fortgesetzt. Dabei weiterhin die Fließrichtung beachten.
Die vom Gerätehersteller angegebene **3-K-Regel** sollte stets beachtet werden:

- **Kompression:** angepasst an den jeweiligen Gewebs- bzw. Schmerzzustand
- **Koordination** der Behandlungsrichtung und -geschwindigkeit: abgestimmt auf die vorliegenden anatomischen und physiologischen Verhältnisse und in Abhängigkeit von der gewählten Behandlungsfrequenz
- **Kontrolle:** durch ununterbrochene taktile Rückmeldungen aus dem Gewebe zur Hand des Therapeuten

Merke

Der Therapeut bestimmt Behandlungsdruck, Geschwindigkeit und Richtung der Bewegung.

Die dem Therapeuten bekannten **Grifftechniken** der Spezialmassage können beibehalten werden (▸ Tab. 10.8). Es können verschiedene Massagegriffe mit dem HIVAMAT® 200-System zur Anwendung kommen.
Oft wird von Patienten mit sehr festem Gewebe und durchtrainierter Muskulatur die Behandlung von Verspannungen, Muskelhartspann und Myogelosen als „uneffektives“ Kribbeln empfunden. Dennoch wird die Therapie zumeist sehr positiv aufgenommen, v. a. bei akuten Symptomen.

Merke

Je akuter der pathologische Zustand der Gewebe ist, desto wirkungsvoller ist die Therapie mit den elektrostatischen Wellen der Deep Oscillation.

Tab. 10.8 Mode-Einstellungen

Impulsdauer	Pausendauer	Schwingung
1	3	Sanft
1	2	Sanft bis normal
1	1	Normal
2	1	Normal bis intensiv
3	1	Intensiv

Der erfahrene Therapeut kann dieses Verfahren in die Behandlung unterschiedlicher Indikationen einbeziehen. In der Praxis wird das i. d. R. über relativ komplexe Therapiekonzepte aus der Massage- und Entstauungstherapie, den Verfahren zur Schmerzreduktion sowie der aktiven Physiotherapie realisiert, wobei die Übergänge zwischen den einzelnen Therapieformen fließend sind.

Hinweise für eine effektive Therapie

Folgende Punkte sind von elementarer Bedeutung für eine effektive Therapie:

- **Gute Isolierung** zwischen Patient und Therapeut: Für die Therapie mit Handschuhen sollten ausschließlich hochwertige Materialien eingesetzt werden. Minderwertige oder beschädigte Handschuhe können eine Verminderung oder das komplette Versagen des Behandlungseffektes zur Folge haben (▸ Abb. 10.14). Gleichfalls können unerwünschte und unangenehme Sensationen beim Patienten auftreten.
- Ein direkter Hautkontakt zwischen Therapeut und Patient kann, gerade bei leichter Berührung, leicht wahrnehmbare elektrische Spitzeneffekte zur Folge haben. Bei **festem, druckvollem Kontakt** tritt dieser Effekt nicht auf.

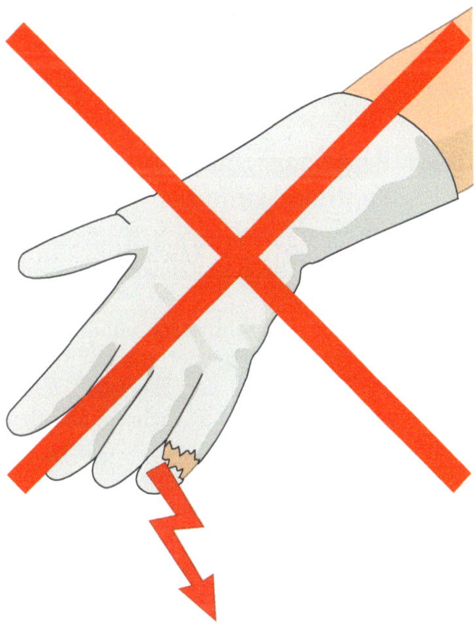

Abb. 10.14 Schlechte Isolierung bei defekten Handschuhen [L138]

- Jegliche Art von indirekten und **unbeabsichtigten Kontakten** zwischen Patient und Therapeut **vermeiden,** zu denen es z. B. über das Metallgestell einer Liege oder das Abstützen von Arm, Bein oder anderen Körperteilen kommen kann; auch durch dünne Textilien hindurch.
- Bei der Therapie mit dem Handapplikator stets durch den Selbsttest die **Membran des Applikators überprüfen.** Bei sichtbaren Beschädigungen sowie beim Auftreten unerwünschter Sensationen die Membran wechseln.
- Die **Körperoberfläche** im Behandlungsareal muss **trocken** sein. Eine extrem feuchte Hautoberfläche des Patienten im Behandlungsgebiet führt zur Unwirksamkeit der Therapie. Von daher von einer Behandlung direkt nach sportlicher Aktivität absehen. In einzelnen Körperregionen ist die HIVAMAT®200-Therapie deshalb aufgrund der physiologischen hohen Hautfeuchtigkeit nicht möglich. Dazu gehört z. B. der Mundinnenraum. Das Gerät zeigt dem Therapeuten an, wenn die Haut für die Therapie zu feucht ist. Praktischer Tipp: Der Therapeut kontrolliert die Hautfeuchtigkeit, indem bei angeschlossenem Gerät die Dosis auf das Maximum eingeregelt wird. Danach den Mode ganz nach links tasten und anschließend den Patienten mit den Handschuhen bzw. dem Handapplikator großflächig berühren und dabei in beschriebener Weise bewegen. Sinkt der Wert der Dosisanzeige unter 50 %, ist die Haut zu feucht für eine Behandlung.

10.8.4 Reaktionen, Indikationen und Kontraindikationen

Bei Patienten mit chronischen Beschwerden kann es bei den ersten Therapiesitzungen zu folgenden **Reaktionen** kommen:

- Akut auftretendes Schmerzempfinden im betroffenen Behandlungsgebiet, zumeist 3–4 Stunden nach Beendigung der Therapie. Derartige Beschwerden halten i. d. R. mehrere Stunden an und verschwinden dann aber schlagartig, häufig nach Blasenentleerung.
- Vermehrter Harndrang: Der Urin kann dabei deutlich in Farbe und Geruch verändert sein.
- Erhöhte Sensibilität der Haut im Behandlungsbereich, die u. U. mehrere Tage andauern kann.
- Leichte Müdigkeit bis hin zu Erschöpfungszuständen
- Temperaturanstieg (lokal, eher selten)
- Blutdrucksenkung

Die **Indikationen** leiten sich aus den physiologischen **Wirkungen** ab. Folgende physiologischen Wirkungen durch die Deep Oscillation sind klinisch dokumentiert:

- Schmerzreduktion
- Antiphlogistische Wirkung
- Ödemresorption
- Wundheilungsfördernde Wirkung
- Antifibrotische Wirkung
- Trophik-verbessernde Wirkung
- Verbesserung der Gewebequalität
- Entgiftung durch Anregung des Gewebeflüssigkeitsabflusses

Als **Kontraindikationen** für eine Behandlung mit dem HIVAMAT® 200-System gelten:

- Akute Entzündungen
- Ansteckende Hauterkrankungen
- Akute Tuberkulose
- Unbehandelte Thrombosen und Gefäßerkrankungen
- Erysipeloid
- Unbehandelte maligne Erkrankungen
- Unbehandelte und unklare Herzbeschwerden
- Herzschrittmacher und anderen elektronischen Implantate
- Schwangerschaft
- Sensibilität gegenüber elektrischen Feldern

Merke

Die Kontraindikationen beziehen sich bei der Therapie mit Spezialhandschuhen sowohl auf den Patienten als auch auf den Therapeuten.
Im Gegensatz zu allen Frequenzbereichen der Elektrotherapie stellen Metallimplantate im Behandlungsgebiet bei der HIVAMAT®200-Therapie keine Kontraindikation dar.

Übungsfragen

1. Auf welches Gewebe nimmt die Tiefenoszillationstherapie Einfluss?
2. Welche Anwendungstechniken haben Sie bei der Tiefenoszillationstherapie?

WEITERFÜHRENDE LITERATURHINWEISE UND LINKS

Aliyev R. Better Functional Results of Conservative Treatment in Fresh Lateral Ligament Injuries of the Ankle with Additional Deep Oscillation. Phys Med Rehab Kuror. 2012; 22: 9–15.

Bock D. Johnson-Rahbeck-Effekt. In: Ardenne M von, Musiol G, Klemradt U. Effekte der Physik und ihre Anwendungen. Frankfurt: Harri Deutsch; 2005.

Boisnic S, Branchet MC. Anti-inflammatory and draining effect of the Deep Oscillation® device tested clinically and on a model of human skin maintained in survival condition. Publication in process.

Gasbarro V et al. Ruolo dell'oscillazione profonda (Hivamat® 200) nel trattamento fisico del linfedema degli arti. La medicina estetica. 2006; 4 (30): 373–478.

Hernández Tápanes S et al. Valor de la terapia con oscilaciones profundas en la cicatrización de las quemaduras AB.

Jahr S, Schoppe B, Reisshauer A. Effect of treatment with low-intensity and extremely low-frequency electrostatic fields (Deep Oscillation) on breast tissue and pain in patients with secondary breast lymphoedema. J Rehabil Med. 2008; 40 (8): 645–650.

Mikhalchik E et al. Wound Healing Effects of Deep Oscillation. 1st International Conference on Skin and Environment, Moscow-St. Petersburg, 2005.

Pérez D, Rojas L, Hernández S, Bravo T, Hernández O. Actualización sobre lumbalgias mecánicas agudas.

Schönfelder G, Berg D. Nebenwirkungen nach brusterhaltender Therapie des Mammakarzinoms. Erste Ergebnisse mit Hivamat®. Gynäkol Prax. 1991; 15: 109–122.

Die Tiefenoszillation ist in die S2k Leitlinie Diagnostik und Therapie der Lymphödeme aufgenommen (S. 47): http://www.awmf.org/uploads/tx_szleitlinien/058-001l_S2k_Diagnostik_und_Therapie_der_Lymphoedeme_2017-05.pdf (letzter Zugriff 01.04.2018)

Ultraschalltherapie

11

Unter der Ultraschallbehandlung versteht man die Anwendung mechanischer Energie (mechanischer Schwingungen) zu therapeutischen Zwecken. Dabei werden Frequenzen oberhalb des Hörspektrums eingesetzt (≥ 20 000 Hz) (▶ Abb. 11.1). Ultraschalltherapiegeräte arbeiten mit einer Frequenz von 800 kHz, 1 MHz oder 3 MHz.

11.1 Grundlagen

Schallwellen

Die therapeutisch genutzten Schallwellen sind **mechanische Schwingungen.** Ein Hochfrequenz-Wechselstromgenerator erzeugt einen hochfrequenten Strom. Dieser wird einem Quarzkristall zugeführt, der wiederum die elektrische Energie in mechanische Wellen umwandelt. Daher wird die Ultraschalltherapie gelegentlich der Hochfrequenztherapie zugeordnet.

Piezoelektrischer Effekt

Die Umwandlung von elektrischer Energie in mechanische Energie geht auf Erkenntnisse der französischen Physiker Jaques und Pierre Curie zurück, die ca. 1880 den piezoelektrischen Effekt am Quarzkristall erkannten. Wird ein **Quarzkristall** mechanisch **komprimiert,** entsteht an der Oberfläche eine **elektrische Ladung.** Umgekehrt entsteht der reziproke piezoelektrische Effekt, wenn dem Quarzkristall hochfrequente Wechselspannung zugeführt wird und er daraufhin mechanische Schwingungen erzeugt.

Nach den Entdeckungen der Brüder Curie vergingen noch einige Jahre, bis das erste für die Therapie geeignete Ultraschallgerät in einer Berliner Klinik von Richter und Parow eingesetzt wurde. Nach weiteren technischen Verbesserungen wurde der medizinische Einsatz von Ultraschallgeräten vielfältiger, was ihre Ausbreitung entsprechend beschleunigte. Modifikationen der ursprünglichen Gedanken zeigen sich heute z. B. in den Ultraschallgeräten der bildgebenden Diagnostik.

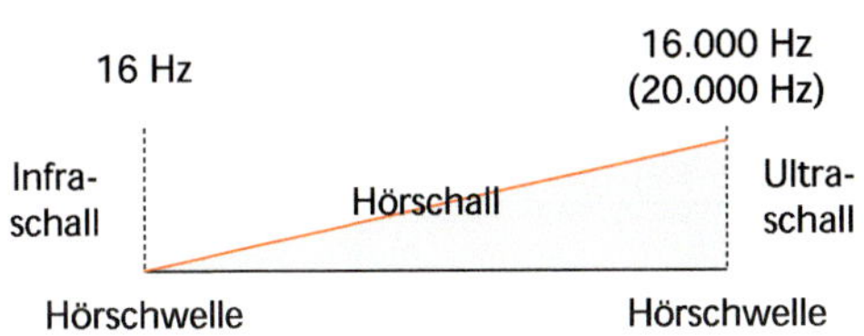

Abb. 11.1 Schallwellenspektrum [M600]

Ausbreitung des Ultraschalls

Physikalisch breitet sich Schall in Form von akustischen oder mechanischen Wellen in festen, flüssigen oder gasförmigen Stoffen aus. Im Vakuum können sich Schallwellen, im Gegensatz zu den elektromagnetischen Wellen, nicht ausbreiten, weil für die Schallausbreitung Masseteilchen vorhanden sein müssen.

Diese **Masseteilchen** werden durch Ultraschallwellen zu raschen **Schwingungen** um ihre Ruhelage angeregt. In der Schallausbreitungsrichtung kommt es zu periodischen Anhäufungen und Verdünnungen der Masseteilchen und dadurch zu rhythmisch wechselnden Druckverhältnissen im entsprechenden Medium. Im Körper pflanzt sich der Schall fort, weil elastisch verformbare Strukturen vorhanden sind.

Die **Ultraschallwelle** ist eine **Longitudinalwelle.** Sie breitet sich vom Schallkopf longitudinal in die **Tiefe des Gewebes** aus, während es sich bei elektromagnetischen Wellen um transversale Wellen handelt. Ihre Ausbreitungsrichtung erfasst die Breite der Gewebe. Die Ausbreitungsgeschwindigkeit der

Tab. 11.1 Ausbreitungsgeschwindigkeit mechanischer Schwingungen

Medium	Ausbreitungsgeschwindigkeit [m/s]
Eisen	um 6 000
Aluminium	5 100
Knochengewebe	3 445
Sehnen	1 750
Knorpelgewebe	1 665
Muskelgewebe	1 552
Wasser bei 20 °C	1 492
Luft bei 0 °C	333

periodisch auftretenden, mechanischen Schwingungen ist medienabhängig und je nach Dichte des Mediums unterschiedlich (► Tab. 11.1).

Schallimpedanz

Wichtig ist weiterhin die Bestimmung des **Schallwiderstands R,** in der Regel als Schallimpedanz (lat. impedire = hindern) bezeichnet. Die Schallimpedanz stellt den Widerstand dar, den ein Medium dem Schall entgegensetzt. Sie gibt insbesondere Auskunft über die Eigenschaften der Schallwellen an den Grenzflächen zweier Medien.

> **Merke**
>
> **Schallimpedanz**
>
> Schallwellen erfahren durch das Medium, das sie durchdringen, einen gewissen Widerstand, der sie an der Ausbreitung hindert. Er ist abhängig von der Dichte der Moleküle.

Liegt bei zwei direkt benachbarten Medien die gleiche Impedanz vor, kommt es zu keiner Reflexion und damit auch zu keinem Energieverlust. Umgekehrt gilt, dass **bei unterschiedlichen Schallimpedanzen Reflexionen** auftreten; je größer die Differenz ist, desto stärker die Schallreflexion.

> **Merke**
>
> Luft absorbiert die Ultraschallwellen fast vollständig, daher ist ein Kopplungsmittel notwendig.

Es besteht eine erhöhte Impedanzdifferenz zwischen Muskel- und Knochengewebe. Diese Tatsache erklärt, dass es an dieser Grenzschicht zu einer verstärkten Reflexion und der damit verbundenen erhöhten Absorption kommt. Da Schallwellen durch Reflexion und Absorption in andere Energieformen umgewandelt werden, erfolgt an der Muskel-Knochen-Grenze eine besonders **intensive Erwärmung.**

> **Merke**
>
> **Reflexion** (lat. reflectere = zurückbiegen): Zurückwerfen von Wellen, d. h., die Masseteilchen werden von Oberflächen mit einer gewissen Dichte (Härte) zurückgeworfen.
>
> **Absorption** (lat. absorbere = aufsaugen): Abschwächung der Strahlung bei Durchgang durch die Materie. Dabei wird die Strahlungsenergie in eine andere Energieform, z. B. Wärme, umgewandelt.

Bei den Reflexionsschichten handelt es sich um feste, glatte Oberflächen, die der menschliche Körper in Form von Knochen, Sehnenplatten, Faszien, Gelenkkapseln und Sehnen bereithält. Bei der Ultraschalltherapie tritt somit der größte „Wärmeverlust“, d. h. die intensivste Erwärmung, an Reflexionsebenen auf, die überwiegend aus **Bindegewebe** bestehen (► Abb. 11.2).

Ultraschallfeld

Das Ultraschallfeld bezeichnet das von Ultraschallwellen **erfasste Gebiet** bzw. den erfassten Raum. Infolge der Interferenz der abgegebenen Ultraschallwellen ist das Ultraschallfeld inhomogen, d. h., es bilden sich nebeneinander Intensitätsmaxima und -minima. Durch höhere Intensitäten und längere Behandlungszeiten können sich diese Intensitätsmaxima verdichten, sodass es bei der statischen Behandlung mit ruhendem Schallkopf zu Gewebsschäden kommen kann. Aus diesem Grund wird die **dynamische Beschallung** mit kreisendem Schallkopf für die Ultraschalltherapie vorgezogen. Ein weiterer Vorteil der dynamischen Beschallung ist das homogenere Schallfeld.

Technische Grundlagen der Ultraschalltherapiegeräte

Die Ultraschalltherapiegeräte besitzen einen piezoelektrischen Schallgeber. Dieser arbeitet aber nicht, wie erstmals beobachtet, im herkömmlichen Sinne, sondern reziprok; d. h., hochfrequente elektrische Energie wird in mechanische Energie umgewandelt. Dabei dehnt sich der Kristallquarz in ei-

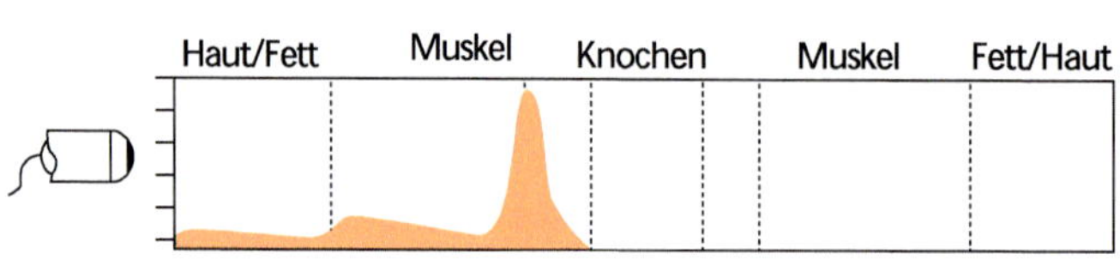

Abb. 11.2 Wärmeverteilungsspektrum beim Ultraschall [M600, L247]

ner Halbphase des Wechselstromes aus, in der anderen wird er wieder zusammengedrückt. Es entstehen die Ultraschallwellen, deren Ausbreitung über eine Schallkopfmembran erfolgt. Dadurch wird die Luft herangezogen, komprimiert und in Schwingungen versetzt.

11.2 Wirkungen

Die Wirkungen der Ultraschallwellen auf den menschlichen Körper sind komplex. In der klassischen Literatur werden von daher drei große Gruppen von Primärwirkungen angeführt:
- Thermische Wirkung
- Mechanische Wirkung
- Physikalisch-chemische Wirkung

11.2.1 Thermische Wirkung

Durch die Absorption und Reflexion der Schallwellen kommt es an Grenzschichten zur Umwandlung in **Wärme;** es entsteht thermische Energie. Die Erhöhung der Gewebstemperatur ist abhängig von der Intensität, der Zeit und den anderen zusätzlichen Faktoren wie kontinuierliche Beschallung oder Impulsschall. Durch die nachgewiesene **hohe Eindringtiefe** wird auch von dem „wirksamsten Diathermieverfahren“ (Tiefenerwärmungsverfahren) gesprochen.
Durch die thermische Wirkung werden bei richtiger Dosierung gewünschte Folgereaktionen ausgelöst, z. B.
- **Hyperämie** (gesteigerte Durchblutung)
- **Stoffwechselsteigerung** und **erhöhte Permeabilität der Zellmembran** infolge der Hyperämie: Dies ist insbesondere für bradytrophe Gewebe bedeutsam, die einen verlangsamten Stoffwechsel haben oder ihren Stofftransport fast ausschließlich durch Diffusion erfahren, z. B. Übergang vom Sehnenansatz zum Knochen.
- Anhebung der sensiblen Schwelle mit nachfolgender **Analgesie**

11.2.2 Mechanische Wirkung

Die Fortpflanzung der Schallwellen bedingt die Kompression und Expansion elastischer Gewebsbestandteile. Durch den Schallwellenwechseldruck entsteht eine intrazelluläre Reizwirkung, die **Protoplasmastörungen** innerhalb der Zelle **auflösen** kann. Es besteht bei höheren Intensitäten und ruhendem Schallkopf, d. h. bei statischer Applikation, die Gefahr der Zellzerstörung mit Blutaustritt ins Gewebe.

11.2.3 Physikalisch-chemische Wirkung

Unabhängig von der Betriebsart „Dauer-/Gleichschall“ oder „Impulsschall“ lassen sich biologische Effekte aufgrund physikalisch-chemischer Wirkungen der Ultraschallwellen feststellen. Die primären chemischen Reaktionen führen zu folgenden Sekundäreffekten:
- Änderung der Membranpermeabilität: z. B. führt eine höhere Diffusionsrate zur **Verschiebung des Ionenmilieus**
- **Erhöhte Zellteilung der Osteoblasten**
- **Steigerung des Regenerationsvermögens** von Geweben
- **Muskelrelaxation**

Die physikalisch-chemischen Wirkungen sind in Bezug auf die Dosierung durch wissenschaftliche Studien, die sich mit den Glukosemolekülen und deren Transport beschäftigt haben, beim Ultraschall letztlich noch nicht nachgewiesen. Von daher kann eine konkrete Aussage zur Dosierung bezüglich des Glukosetransponders nicht getroffen werden. Hypothetisch könnte eine Höherdosierung des Ultraschalls zu einer Veränderung des Fluid-Mosaik-Models der Biomembran führen. Das könnte wiederum zur Folge haben, dass der Carrier-vermittelte Transport der Glukosemoleküle, der auf dem Schlüssel-Schloss-Prinzip beruht, gestört wird.
Unumstritten ist die Wirkung der Steigerung der Regeneration geschädigter Gewebe durch die physikalisch-chemischen Wirkungen des Ultraschalls (z. B. Anregung der Kallusbildung bei schlecht heilenden Frakturen). Um diese Wirkung zu erzeugen, erscheint eine niedrige Dosierung plausibel. Diese liegt bei 0,1–0,5 Watt/cm^2 Schallkopffläche. Schwach dosierte Schallwellen können die Biomembran insofern beeinflussen, dass das Fluid-Mosaik-Modell nicht ins Ungleichgewicht gerät. Durch diese Wirkung wird die Steigerung der Regeneration geschädigter Gewebe bei schwacher Dosierung erklärt, die sich seit Jahren zur Anregung der Kallusbildung bei schlecht heilenden Frakturen bewährt hat.

11.3 Techniken der Ultraschallbehandlung

Bei den Behandlungstechniken sind neben der eindeutigen Indikationsstellung folgende **Parameter** für den Therapieerfolg entscheidend:

- Betriebsart
- Beschallungsort
- Applikationstechniken
- Ankopplungsmedium
- Dosierung

11.3.1 Betriebsart

Man unterscheidet:

- Dauer- bzw. Gleichschall
- Impulsschall

Bei der Betriebsart **Dauerschall** handelt es sich um eine kontinuierliche Energieabgabe in Form von Schallwellen. Es findet eine Beschallung mit Gleichschall ohne Unterbrechung und mit gleich bleibender Intensität statt.

Im Gegensatz dazu handelt es sich bei der Betriebsart **Impulsschall** um eine diskontinuierliche Abgabe der Schallwellen, allerdings bleibt die für die Therapie am Gerät eingestellte Intensität konstant. Das Verhältnis der Impulsfolgefrequenz ist oftmals in verschiedenen Varianten im Tastenfeld der Betriebsart „Impulsschall" durch den Therapeuten anwählbar.

Der Impulsschall findet vorwiegend dort seinen Einsatz, wo eine nur geringe thermische Energie gewünscht wird. Zusätzlich kommt es beim Impulsschall durch die Pausen zu einer Verminderung der Leistung bei gleicher Amplitudenhöhe, was zu einer Reduzierung der Intensität im Vergleich zum Dauerschall führt. Demzufolge wird der Impulsschall bei Zuständen eingesetzt, die eine niedrigere Intensität erfordern, z. B. bei der viel diskutierten Behandlung eines Muskel-Sehnen-Schmerzes bei darunter liegendem Implantat.

Die biologische Wirkung der verschiedenen Impulsfolgefrequenzen ist noch nicht nachgewiesen. Die gleiche Wirkung ist auch mit einer entsprechenden Verringerung der Intensität mit Dauerschall zu erreichen.

11.3.2 Beschallungsort

Man unterscheidet:

- Direkte Beschallung lokal am Krankheitsgeschehen
- Indirekte Beschallung, die auch als neurale Behandlung bezeichnet wird; dazu gehören:
  - Radikuläre, paravertebrale Beschallung, d. h. die Beschallung der Austrittsstellen der Spinalnervenwurzeln
  - Segmentale Beschallung über den kutiviszeralen Reflexbogen
  - Gangliotrope Beschallung über sympathische Ganglien
  - Schmerzpunktbehandlung, z. B. Beschallung von Triggerpunkte. Diese treten überwiegend bei myofaszialen Syndromen am Hals, den Schultern und am Rücken auf.

Die Beschallung am Krankheitsgeschehen selbst – die **direkte Beschallung** – stellt die heute wohl am häufigsten durchgeführte Form der Ultraschalltherapie dar (►Abb. 11.3). Dabei muss darauf geachtet werden, dass das **Behandlungsfeld nicht zu eng eingegrenzt** wird, sondern auch benachbarte pathologische Strukturen, die mit dem Krankheitsbild direkt oder indirekt in Verbindung stehen, mit behandelt werden.

Bei der **indirekten Beschallung** wird versucht, über nervös-reflektorische Bahnen eine Fernwirkung zu erzielen. Beschallt werden entweder das gesamte Segment oder/und die dazu gehörenden Nervenwurzelareale paravertebral der Wirbelsäule:

- Schultergelenk: C5–C7
- Ellenbogengelenk: C6–C8
- Hand- und Fingergelenke: C7–Th1
- Hüftgelenk: L4–S1
- Kniegelenk: L3–L5
- Fußgelenk: L5–S2

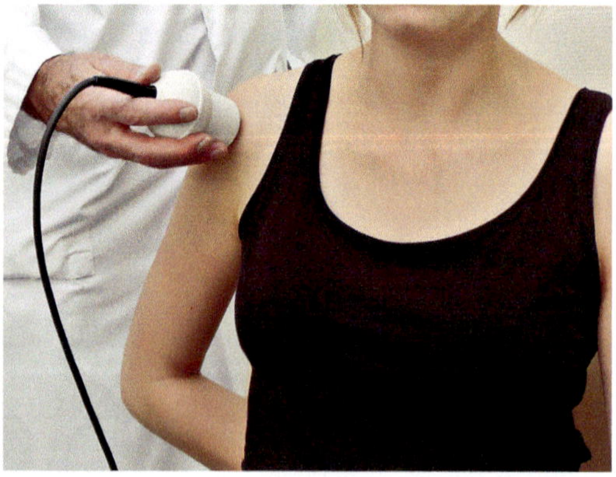

Abb. 11.3 Direkte Behandlung eines Impingementsyndroms (M. supraspinatus) mit Ultraschall [K334]

11.3.3 Applikationstechnik

Man unterscheidet:
- Dynamische Beschallung: kreisender Schallkopf
- Statische Beschallung: ruhender Schallkopf
- Semistatische Beschallung: Kombination der dynamischen und statischen Beschallung

Bei der **dynamischen** Beschallung wird der Schallkopf mit gleich bleibendem Druck und kontinuierlich kreisenden Bewegungen appliziert. Diese Anwendungstechnik der Beschallung wird am häufigsten eingesetzt.

Die **statische** Technik der Schallkopfführung sollte nur von erfahrenen Therapeuten durchgeführt werden, weil dabei durch den ruhenden Schallkopf, durch zu hohe Dosierung sowie durch zu langer Dauer Gewebeschäden entstehen können. Um Spitzeneffekte, d. h. maximale Konzentrationen von Schallwellen, auf ein punktförmiges Gewebeareal zu vermeiden, darf es bei keiner Behandlungstechnik zur Verkantung des Schallkopfes kommen.

Unter dem Begriff der **semistatischen** Beschallung versteht man eine Kombination von dynamischer und statischer Beschallung, wobei der Schallkopf nur mit sehr geringen, kreisenden Bewegungen um punktförmige Behandlungszonen geführt wird.

11.3.4 Ankopplungsmedium

Man unterscheidet:
- Ultraschallgele
- Paraffinöle
- Medikamentenhaltige Substanzen (► Kap. 11.4.2)
- Wasser (bei der subaqualen Applikation)

Am gebräuchlichsten ist das **Ultraschallgel.** Aufgrund seiner Konsistenz ist es besser einzusetzen als Öle. Das Ultraschallgel Aquasonic® der Firma Parker ist ein Acrylat, das aus einem Quellstoff und verschiedenen Substanzen, Emulgatoren und Farbstoffen besteht. Es hat sich in der Praxis als besonders günstig erwiesen, weil dessen Konsistenz, im Gegensatz zu anderen Ultraschallgelen, temperaturunabhängig ist.

Paraffinöle sind kostengünstiger, haben aber den Nachteil, an unebenen Körperflächen den Kontakt zu verlieren, da nur ein dünner Ölfilm entsteht. Paraffinöle eignen sich nicht als Kopplungsmittel bei dem Simultanverfahren, da der Ohm-Widerstand des Öles zu hoch ist und ein ausreichender Stromfluss nicht zustande kommt.

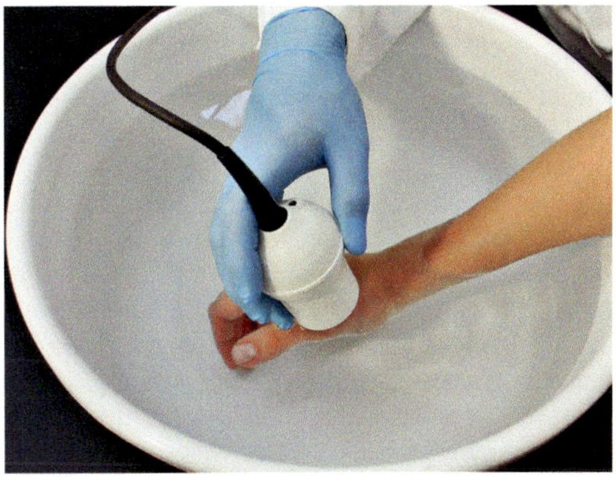

Abb. 11.4 Subaquale Beschallung einer Osteoarthritis der kleinen Gelenke [K334]

Die **Behandlung im Wasserbad** bei der Beschallung von kleineren Gelenken an der oberen und unteren Extremität hat sich als sehr geeignet erwiesen, zumal vielfach nur eine meist große Schallkopfgröße für die Therapie zur Verfügung steht. Die Beschallung erfolgt in einem Wasserbad mit einer Temperatur von 36–37 °C in einer dafür vorgesehenen Wanne. Diese muss aus Kunststoff sein, um die Reflexion der Wellen zu vermeiden. Der wasserdichte Schallkopf wird in einem Abstand von ca. 2–3 cm zur Behandlungsoberfläche appliziert.

Der Therapeut sollte wegen der Reflexionsvorgänge an den Wannenwänden und der damit verbundenen sekundären Schallverdichtung Gummihandschuhe tragen. Aus dem gleichen Grund sollte das Behandlungsbecken nicht zu klein gewählt werden.

Darüber hinaus ist darauf zu achten, dass das Wasser keine Luftblasen enthält. Luftblasen, die sich an Körperteilen oder an der Schallkopfvorderfläche bilden, müssen abgestreift werden, da sonst die Ultraschallübertragung erheblich beeinträchtigt wird. Besonders geeignet ist die subaquale Applikation bei Patienten mit berührungsempfindlichen Erkrankungen, z. B. einer Osteoarthritis der kleinen Gelenke (► Abb. 11.4).

11.3.5 Dosierung

Die Dosierung des therapeutischen Ultraschalls richtet sich in erster Linie nach dem **Therapieziel.** Außerdem ist sie von folgenden Faktoren abhängig:
- Frequenz
- Intensität

- Dauer
- Häufigkeit

Der Ultraschall hat 3 Wirkungen (▶ Kap. 11.2). Bei der Vielseitigkeit der Anwendungen des therapeutischen Ultraschalls ist es schwierig, allgemeingültige Dosierungswerte anzugeben. Die therapeutischen Effekte, wie analgetische Wirkung, Verbesserung der Trophik, Beeinflussung der Durchblutung und Besserung der Elastizität kollagener und bindegewebiger Strukturen, verlangen eine **differenzierte Dosierung.** Um den Wirkort zu erreichen, kann sowohl mit der **Frequenz** als auch mit der **Intensität** operiert werden. In der Vergangenheit gab es ausschließlich Geräte, bei denen nur der Parameter Intensität verändert werden konnte, da diese Geräte mit einer Frequenz von 800 kHz arbeiteten. Jahrelang wurden Ultraschallintensitäten bis zu 3 Watt/cm² zur Behandlung muskuloskelettaler Schmerzen angewendet. Expertenmeinungen und Untersuchungen zeigen jedoch eine Tendenz zu wesentlich niedrigeren Dosierungen, um eine Analgesie zu erreichen (ca. 0,1–1 Watt/cm²/Schallkopffläche).

Selbst wenn einige meinen, dass der therapeutische Ultraschall mit der nachgewiesenen hohen Eindringtiefe das wirksamste Tiefenerwärmungsverfahren darstellt, sehen andere die Hauptwirkung in der mechanischen Effektivität. In Eigenversuchen wurden Geräte eingesetzt, die auf die Höchstdosis von 3 Watt/cm² limitiert waren. Diese Dosis wurde aber nur bei dynamischer Anwendung eingesetzt. In Folge der mechanischen Wirkung entsteht eine thermische Wirkung. Eine Tiefenwirkung konnte mit einer Frequenz von 800 000 Hz erreicht werden. Bei zunehmender Frequenz (1–3 MHz) nimmt die Tiefenerwärmung ab und die Oberflächenerwärmung steigt. Somit ist festzuhalten, dass eine hohe Frequenz eine oberflächliche Wirkung zeigt, während bei einer niedrigeren Frequenz eher tiefer gelegene Strukturen erreicht werden (▶ Tab. 11.2). Unter Berücksichtigung der vordergründigen mechanischen Wirkung wird von einigen Autoren empfohlen, mit einer möglichst hohen Dosierung zu beginnen. Gleichfalls erfolgt dabei eine Erhöhung der Bewegungsgeschwindigkeit für den Schallkopf. Führt das dennoch zu einer schmerzhaften Wärmesensation, wird mit einer Pulsierung von z. B. 1 : 5 oder 1 : 10 fortgefahren. Ist die Applikation dann immer noch schmerzhaft, wird die Intensität reduziert.

Die **Intensität** wird in Watt/cm² Schallkopffläche angegeben. Da die Meinungen über die zu verwendende Intensität weit auseinander gehen, haben sich folgende **3 Stufen** im Laufe der Jahre etabliert, die für eine kontinuierliche Ultraschallbehandlung **(Dauerschall)** als Richtlinie angesehen werden können:

- Niedrige Intensität: < 0,3 W/cm²
- Mittlere Intensität: 0,3–1,2 W/cm² (0,7 W/cm² derzeit empfohlener Richtwert)
- Hohe Intensität: > 1,2 W/cm²

Für die diskontinuierliche Ultraschallbehandlung **(Impulsschall)** sollte der Wert von **1,2 W/cm²** in Betracht gezogen werden. Bei der kontinuierlichen und diskontinuierlichen Ultraschallbehandlung mit hoher Intensität kann ein Wärmegefühl zu spüren sein.

Merke

Für die Dosierung der Intensität gilt immer: Der Patient darf auf keinen Fall während der Behandlung unangenehme Empfindungen oder gar Schmerzen verspüren. Insbesondere Periostschmerzen sind ein Zeichen der Überdosierung.

Eine Neuerung für die Dosierung und den Parameter Zeit stellt die **TPS** (präzise Dosierungsstrategie der Ultraschalltherapie) dar. Das nach dem spanischen Spezialisten für Elektrotherapie Dr. J.

Tab. 11.2 Bestimmten Frequenzen und Intensitäten zugeordnete Therapieziele

Therapieziel	Oberflächenwirkung	Tiefenwirkung
Analgetische Wirkung	3 MHz, 0,1 W/cm²	1 MHz, 1 W/cm²
Verbesserung der Trophik	3 MHz, 0,1–0,2 W/cm²	1 MHz, 0,1–0,3 W/cm²
Beeinflussung der Durchblutung	3 MHz, 1,5 W/cm²	1 MHz, 2,5 W/cm²
Besserung der Elastizität kollagener und bindegewebiger Strukturen	3 MHz, 2 W/cm²	1 MHz, 3 W/cm²

M. Rodriguez Martin benannte Akronym TPS setzt sich aus den Begriffen **Tiempo (Zeit), Potencia (Leistung)** und **Superficie (Fläche)** zusammen. Neben der abgegebenen Dosis in W/cm^2 werden Behandlungsfläche und -zeit berücksichtigt, um dem Gewebe eine genau definierte Energiemenge in J/cm^2 zu verabreichen. Während Zeit, Dosis und die verschiedenen Ultraschallparameter gesetzt werden können, respektive automatisch ermittelt werden, kann mithilfe eines Mausstifts durch das Abfahren der Grenzen des zu behandelnden Areals die exakte Flächenangabe automatisch über Funk an das betreffende Ultraschall-Therapiegerät übermittelt werden. Die innovative Berechnungsstrategie ermöglicht erstmals eine objektiv reproduzierbare und somit auch für wissenschaftliche Arbeiten einsetzbare Dosierung in der Ultraschalltherapie.

Die **Behandlungsdauer** hängt von der **Größe des zu behandelnden Körperareals** ab. Als Richtlinie gilt: Areale, die nicht größer als der Schallkopf sind, werden in der Regel 3–5 Minuten mittels der statischen oder semistatischen Applikationstechnik behandelt. Größere Areale, die mit der dynamischen Applikationstechnik behandelt werden, erfordern eine längere Behandlungszeit: maximal 10–15 Minuten.

Die **Behandlungshäufigkeit** ist vom **Krankheitsbild** und der **Reaktion** des Patienten abhängig, in der Regel wird aber täglich oder jeden zweiten Tag behandelt. Akute entzündliche Erkrankungen sollten schwach dosiert täglich und nach der akuten Phase jeden zweiten Tag behandelt werden. Chronische Erkrankungen werden jeden zweiten Tag behandelt. Reagiert der Patient positiv, können die Abstände vergrößert werden, um z. B. eine längere schmerzfreie Phase zu erhalten.

11.4 Spezielle Formen der Ultraschalltherapie

11.4.1 Ultraschall-Simultanverfahren

Unter dem Simultanverfahren, auch als **Kombinationstherapie** bezeichnet, versteht man die gleichzeitige Applikation von **Ultraschall** und **verschiedenen Strömen.** Dadurch entsteht ein Summationseffekt der Wirkungen des Ultraschalls und der einzelnen Reizströme aus den unterschiedlichen Frequenzbereichen (▸Abb. 11.5). Die klassische und somit erstmalig beschriebene Variante war die Kombination mit den **diadynamischen** Strömen nach Bernard mit allen möglichen Modulationen (▸Kap. 4.2.1).

Wichtig ist darauf hinzuweisen, dass beim Simultanverfahren **keine galvanische Basis eingesetzt** wird. Das ist deshalb von Bedeutung, da der Schallkopf mit seiner Metalloberfläche eine Elektrode darstellt und somit die Gefahr der Elektrolyse (Verätzungsgefahr) gegeben wäre. Die verbleibenden Halbwellenströme lösen zwar auch eine geringe Elektrolyse aus, diese stellt aber keine Gefahr dar, weil durch den Einsatz des Ankopplungsmittels (Ultraschallgel) der notwenige Schutz gegeben ist. Darüber hinaus ergibt die kreisende Bewegung des Schallkopfes eine Verteilung der elektrolytischen Reaktionen auf eine größere Fläche, sodass die Gefahr der Verätzung minimiert wird. Das für das Simultanverfahren zum Einsatz kommende Kopplungsmittel muss allerdings elektrisch leitfähig sein.

Für das Simultanverfahren ist eine Constant-Voltage-Schaltung erforderlich (▸Kap. 1.3). Bei vielen Geräten erfolgt die Umschaltung mit der Wahl des Verfahrens. Bei der Grundprogrammierung ist bei den meisten Geräten der Schallkopf die negative Elektrode, kann jedoch gegensätzlich gepolt werden (▸Abb. 11.5).

Mittlerweile werden auch weitere Therapieströme zur Kombination herangezogen, z. B.

- Mittelfrequente Ströme
- Amplitudenmodulierte Ströme
- Mikroampère Ströme
- Hochvoltströme

Bei diesen Strömen besteht keine Verätzungsgefahr. Die Begründung hierfür sowie die Wirkungen und Dosierungshinweise werden in den entsprechenden Kapiteln ausführlich beschrieben (▸Kap. 5).

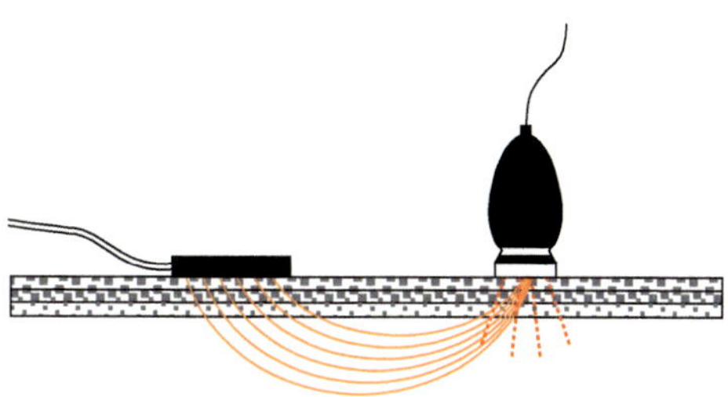

Abb. 11.5 Simultanverfahren Ultraschall und Reizstrom, z. B. Diadynamik [M600, L247]

11.4.2 Ultraschall-Phonophorese

Die Phonophorese ist das **Einbringen eines Medikaments durch die Haut** mittels Ultraschallwellen. Durch die mechanischen Schwingungen der großmolekularen Strukturen werden die Substanzen der Medikamente in den Körper eingeschleust. Die Eindringtiefe ist abhängig von den Dosierungsfaktoren. Medikamente, die für die Phonophorese zum Einsatz kommen, müssen von ihrer Konsistenz so beschaffen sein, dass die wirksamen Substanzen durch Ultraschallwellen herausgelöst werden können und die Kontaktfähigkeit durch das Medikament gewährleistet bleibt. Das Medikament dient somit gleichzeitig als Kopplungsmittel (z. B. Alpha Chymocutan, Voltaren Emulgel).

Bei Unklarheiten, ob ein Medikament für die Phonophorese geeignet ist, sind die Angaben der Hersteller zu beachten. Angaben zu Dosis und Dauer der Behandlung sind individuell zu wählen, da sie von dem Medikament und der Zielsetzung abhängig sind.

Merke

Es ist darauf zu achten, dass laut Angaben des Herstellers die Legierung des Ultraschallkopfes (Schallkopfmembran) eine Phonophorese erlaubt.

Technisch möglich und häufig in der Praxis angewandt ist das Einbringen eines Medikaments mit dem Simultanverfahren. Dabei werden Medikamente einmal auf mechanischem Weg durch den Ultraschall und zum anderen auf elektrischem Weg durch den Strom eingebracht. Dabei ist zusätzlich die elektrische Ladung des Medikaments zu beachten (► Kap. 4.1.5). Weist die Wirksubstanz eine positive Ladung auf, muss der Schallkopf gleichsinnig gepolt sein.

11.4.3 Die statische Applikation mittels Vakuumapplikator

Eine firmenspezifische Entwicklung ist die Verwendung von einem statischen Ultraschall dem StatUS™ (bedeutet Stationär UltraSchall). Damit ist eine Anwendung von Ultraschall gemeint, ohne den Ultraschallkopf zu bewegen. StatUS™-Therapie ist eine innovative, von Enraf-Nonius in Zusammenarbeit mit internationalen Instituten entwickelte Weise, um Ultraschall stationär (statisch) einzusetzen.

Normalerweise wird die Ultraschallenergie, wie eingangs beschrieben, mittels des Bewegens des Schallkopfes appliziert. Dieses Bewegen des Schallkopfes (dynamische oder semistatisch) ist erforderlich, weil sowohl innerhalb eines Ultraschallbündels als auch im Gewebe einige schädlichen Symptome auftreten, die zu Gewebebeschädigung (sog. hot spots) führen können. Um diesem Phänomen entgegenzuwirken, hat Enraf-Nonius die Impulszyklus-Modulation und Amplituden-Modulation entwickelt. Die StatUS™-Therapie ist ein neues Behandlungsverfahren, das die Nachteile einer statischen Anwendung von Ultraschall in Vorteile für Therapeut und Patient umsetzt. Die von der Firma benannte **„Hands-Free-Steuerung"** überbrückt die Kluft zwischen Gesundheitswesen und Wissenschaft und entwickelt damit die therapeutische Ultraschallanwendungsmethode weiter. Wo eine dynamische Anwendungstechnik unerlässlich schien, um mögliche Gewebeschäden aufgrund von Spitzenintensitäten zu verhindern, ist der statische Ultraschall bis heute eine sichere Anwendungsmöglichkeit. Die Änderung der Ultraschallintensität während der Behandlungszeit verhindert eine solche unerwünschte Intensitätskumulation.

Die lokale Ultraschalltherapie mittels eines **Vakuumpumpenmechanismus** (► Abb. 11.6) mithilfe eines nicht flüssigen Gelpads eröffnet neue Möglichkeiten bei der Anwendung von Ultraschalltherapie auf einen bestimmten und eingeschränkten Therapiebereich. Die von Enraf-Nonius entwickelte Methode scheint weniger arbeitsaufwändig und körperlich belastend zu sein. Zudem sind die Behandlungsparameter äußerst reproduzierbar. Die konstante rechtwinklige Position des festen Ultraschallapplikators, ohne Dosierungsschwankung

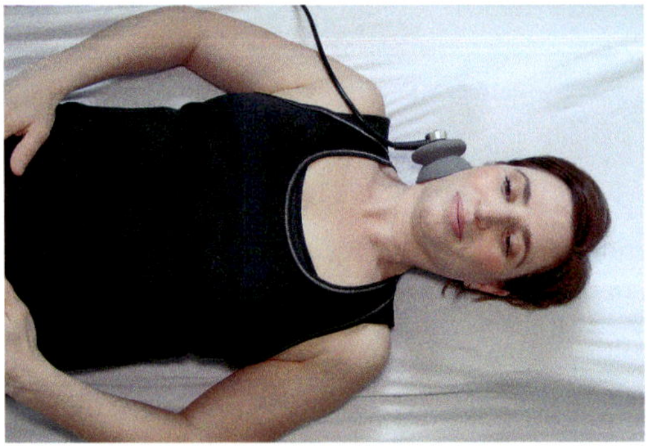

Abb. 11.6 Craniomandibuläre Dysfunktion [K334]

wie beim dynamischen Ultraschall, gewährleistet klinische Effizienz und Patientensicherheit. Diese Therapiebedingungen schaffen die Basis für die erfolgreiche und auf wissenschaftlichen Nachweisen basierende Verwendung von StatUS™ und damit die unerlässliche Verbindung von Gesundheitswesen und Wissenschaft.

11.5 Indikationen und Kontraindikationen

11.5.1 Indikationen (▸Tab. 11.3)

Der Ultraschall eignet sich auch zur Behandlung von **myofazialen Triggerpunkten.**

Tab. 11.3 Indikationen der Ultraschalltherapie

Erkrankung	Lokal	Segmental	Subaqual	Simultan	Phonophorese	Bemerkungen
Achillodynie	X		X	X	X	Großflächiges Areal behandeln als Vor- oder Nachbehandlung von Querfriktionen nach Cyriax
Arthrose	X		X		X	
Bandruptur	X			X		Gut kombinierbar mit Querfriktionen nach Cyriax
Bandscheibenoperation	X					Anwendung ab 7–12 Wochen postoperativ
Bursitis	X				X	
Epikondylitis	X	X		X	X	Gut kombinierbar mit Querfriktionen nach Cyriax
Fersensporn	X				X	Großflächiges Areal behandeln
Fibromyalgie	X					
Fraktur	X	X	X			
Hämatom	X					
Kontraktur	X			X		Auch kapsuläre Kombination mit Dehnlagerungen
Lokale und pseudoradikuläre Wirbelsäulenerkrankungen	X	X		X		
Muskelfaserriss	X	X				Behandlung im subakuten Stadium
Morbus Bechterew	X	X				
Narben	X		X		X	
Sklerodermie	X					
Sudeck-Dystrophie		X				
Tendopathie, Tendovaginitis	X			X		

11.5.2 Kontraindikationen

Kontraindiziert ist die Ultraschalltherapie überall dann, wenn **Wärme** einen Krankheitsprozess **negativ** beeinflusst. Dazu zählen:

- Nicht abgeklärte Tumoren
- Akute Infektionen, Infektionskrankheiten, fieberhafte Zustände unklarer und bekannter Genese
- Thrombophlebitis, tiefe Phlebothrombose
- Hämorrhagische Diathese (Blutungsneigung)
- Periphere arterielle Durchblutungsstörung Grad III und IV nach Fontaine
- Veränderung der Haut, insbesondere bei entzündlichen Prozessen
- Nachgewiesene Arteriosklerose

Außerdem ist die Beschallung von folgenden **Regionen** kontraindiziert:

- Hoden
- Gravider Uterus
- Kopfbereich (Ausnahme: Kiefergelenk bei kraniomandibulärer Dysfunktion)
- Umkreis von 30–40 cm vom Herzen bei Schrittmacherpatienten
- Epiphysenzonen bei Kindern
- Anästhesierte Hautareale oder Hautareale mit gestörter Sensibilität nur vorsichtig mit Ultraschall behandeln, da der Schmerz vom Patienten nicht wahrgenommen werden kann

11.5.3 Hintergrundinformation

Der häufigste Fehler bei der Ultraschalltherapie ist das **Verkanten des Schallkopfes.** Die meisten Geräte zeigen jedoch die optimale Ankopplung in Form eines optischen oder akustischen Signals an. Für unterschiedliche Indikationen stehen verschieden große Schallköpfe bei den meisten Geräten zur Verfügung.

Zusehends findet der bildgebende Ultraschall in der physiotherapeutischen Praxis immer mehr an Stellenwert. Aufgrund der Tatsache, dass die Erstellung einer Diagnose hier in Deutschland ausschließlich den Ärzten vorbehalten ist, wird auf dieses Verfahren im vorliegenden Lehrbuch nicht eingegangen.

Dass der bildgebende Ultraschall auch im Sinne eines Biofeedbacks genutzt werden kann, erschließt sich aus der Methode. So wird dieses Verfahren häufig beim Training der Beckenbodenmuskulatur bei Inkontinenz herangezogen (speziell bei der weiblichen Inkontinenz).

Merke

Ein Verkanten des Schallkopfes ist immer zu vermeiden.

Im Heilmittelkatalog wird der Ultraschall als Wärmetherapie geführt und auch als solche abgerechnet. Auf dem Rezept muss neben der Wärmetherapie der Ultraschall benannt sein. Die sachgerechte Ultraschalltherapie muss durch geschultes Fachpersonal ausgeführt werden. Ein Ultraschallgerät, das nach den Zulassungsempfehlungen der Kostenträger zur Abgabe der Ultraschalltherapie berechtigt, muss mit Frequenzen zwischen 800, 1 000 und 3 000 kHz arbeiten.

Übungsfragen

1. Mit welchen Wellen arbeitet der Ultraschall?
2. Was versteht man unter dem piezoelektrischen Effekt?
3. Was ist die Schallimpedanz R?
4. Welche Art der Schallkopfführung, statisch oder dynamisch, kann eher zu einer Überwärmung führen?
5. Wo im Gewebe ist die thermische Wirkung am intensivsten?
6. Warum sind Ankopplungsmittel notwendig?
7. Warum darf beim Simultanverfahren mit diadynamischen Strömen keine galvanische Basis eingesetzt werden?

12 Stoßwellentherapie

12.1 Grundlagen

Die Stoßwellentherapie ist im Berufsgesetz der Masseure und medizinischen Bademeisters sowie der Physiotherapeuten als Lehrinhalt nicht vorgesehen. Inzwischen entscheiden sich viele Angehörige medizinischer Heilberufe für die Anschaffung eines Stoßwellengeräts, sodass der Gesetzgeber nicht umhin kommen wird, dieses Verfahren zusätzlich in die Lehrpläne mit aufzunehmen. Da die Stoßwellentherapie eine Selbstzahlerleistung ist, gewinnt sie auch aus wirtschaftlicher Sicht für den niedergelassenen Therapeuten in eigener Praxis an Bedeutung.
Seit 1980 werden Gallen- und Nierensteine mit Stoßwellen behandelt (Lithotripsie). Ab 1989 wurden die Stoßwellen bei der Behandlung von schlecht heilenden Frakturen und Kalkablagerungen in Gelenken und an Sehnen eingesetzt. Zu dieser Zeit stand noch keine für die Orthopädie angepasste Technik zur Verfügung und es musste sehr aufwändig und damit auch teuer mit Großgeräten behandelt werden. Die Stoßwellentherapie erlebte einen ersten Boom, da sie als ärztliche Sachleistung abgerechnet werden konnte. Die Kostenträger lehnten daraufhin die Übernahme der Kosten mit der Begründung ab, dass keine ausreichenden wissenschaftlichen Studien vorhanden sind. Mittlerweile ist die Stoßwellentherapie eine häufig eingesetzte IGe-Leistung.

12.1.1 Definitionen

- Unter Stoßwellen versteht man akustische Wellen mit einem extrem schnellen Druckanstieg und einer hohen Druckamplitude. Der Druckanstieg liegt im Nanosekundenbereich.
- Stoßwellen sind energiereiche mechanische Wellen, die als fokussierte und als radiale Stoßwellen eingesetzt werden.
- Da die Stoßwellen von außen auf das Gewebe auftreffen, spricht man von der extrakorporalen Stoßwelle.

12.1.2 Entstehung fokussierter Stoßwellen

Unter Fokussieren versteht man das Bündeln von Strahlen auf einen Punkt. Bekannt ist das Bündeln von Lichtstrahlen mit dem Brennglas. Der Fokus lässt sich genau berechnen und somit kann die Stoßwellenwirkung exakt auf das zu behandelnde Gebiet ausgerichtet werden. Die fokussierte Stoßwelle hat eine sehr **hohe Energiedichte,** eine **festgelegte Eindringtiefe,** ein **kleines Behandlungsgebiet** und damit auch ein **relativ hohes Gefährdungspotenzial.** Sie darf nur in Verbindung mit bildgebenden Verfahren und somit zurzeit nur von Ärzten durchgeführt werden.
Fokussierte Stoßwellen können auf drei Wegen erzeugt werden: durch

- Elektrohydraulische Verfahren
- Piezoelektrische Verfahren
- Elektromagnetische Verfahren

Elektrohydraulische Verfahren

Beim elektrohydraulischen Verfahren werden die Stoßwellen direkt an der Quelle erzeugt. In einem Wasserbad befinden sich geladene Elektroden. Durch eine plötzliche Entladung wird das Wasser zwischen den Elektroden stark erhitzt. Es entsteht explosionsartig eine Plasmablase, die sich ausdehnt und zur Kompression der umliegenden Flüssigkeiten führt. Es bildet sich eine Druckwelle, die durch eine Halbellipsenform der Strahler fokussiert wird.

Piezoelektrische Verfahren

Bei der piezoelektrischen Erzeugung der Stoßwellen wird der piezoelektrische Effekt genutzt. Da ein Quarzkristall zu schwach ist, um eine therapeutisch nutzbare Stoßwelle zu erzeugen, werden mehrere Kristalle in einem Halbkugelabschnitt nebeneinander angeordnet und elektrisch gleichgeschaltet. Im Brennpunkt dieses Halbkugelabschnitts entsteht die fokussierte Stoßwelle. Piezoelektrisch erzeugte Stoßwellen bilden den kleinsten Fokus.

Elektromagnetische Verfahren

Weit verbreitet ist die elektromagnetische Stoßwellenerzeugung. Grob vereinfacht kann hier das Prinzip der Schallwellenerzeugung beim Lautsprecher zugrunde gelegt werden.
In einem Schwingkreis aus Kondensatorplatten und Spule werden bei der Entladung in der Spule

wechselnde Magnetfelder erzeugt. Vor der Spule befindet sich eine Metallmembran, die vom wechselnden Magnetfeld angezogen oder abgestoßen wird. Der entstehende Druck wird dann auf das umliegende Medium weitergeleitet. Die Fokussierung kommt durch den Einsatz einer Flach- oder Zylinderspule zustande.

12.1.3 Entstehung radialer Stoßwellen

Neben den fokussierten Stoßwellen gibt es die radialen Stoßwellen, die immer häufiger von Physiotherapeuten eingesetzt werden. Der Begriff „Stoßwelle" ist hier kritisch zu hinterfragen. Dem einzelnen Impuls fehlen der charakteristische steile Anstieg und der sehr hohe Spitzendruck. Die einzelne Welle hat deutlich **weniger Druck,** ist dafür aber wesentlich **länger.** Die Druckwellen werden nicht im Körper auf einen Punkt gebündelt. Sie dringen gebündelt in den Körper ein und verbreiten sich dann radial. Richtig wäre der Begriff „radiale Druckwellentherapie". Trotzdem wird der Begriff der radialen Stoßwellentherapie (RSTW) häufig verwendet. Bei der Entstehung der radialen Stoßwelle liegt das ballistische Prinzip zugrunde. Ein Projektil wird durch Druckluft auf eine feste Fläche, dem sog. Applikator, geschleudert und dort abrupt gebremst. Es entsteht ein Schalldruck, der in den Körper geleitet wird. Die ins Gewebe übertragene Druckwelle hat eine Dauer von 0,2–0,5 ms und ist somit um ca. 1 000-mal länger als der Stoßimpuls bei der fokussierten Stoßwelle.
Stoß- und Druckwellen unterscheiden sich hinsichtlich:

- Entstehung
- Pulsdauer
- Druck
- Eindringtiefe
- Wirkung

12.2 Wirkungen

Fokussierte Stoßwellen und radiale Stoßwellen (Druckwellen) unterscheiden sich zum einen in der Technik ihrer Erzeugung und zum anderen in ihrer Wirkung. Bei in der Tiefe liegenden Erkrankungen ist die fokussierte Stoßwelle klar im Vorteil, ansonsten überschneiden sich die Einsatzgebiete sehr oft:

- **Fokussierte Stoßwellen:** entfalten in der Tiefe der Gewebe ihre maximale Wirkung. Die Wirkung ist fokussiert, d. h. kann also punktgenau auf das gewünschte Behandlungsareal gerichtet werden. So sind die Hauptindikationen Kalkablagerungen in der Schulter, Epikondylitis, Fersensporn und Pseudoarthrosen.
- **Radiale Stoßwellen:** sind ungebündelt und erreichen die Spitzenwerte der Energie an der Oberfläche, also in der Nähe der Applikatoren. Die Eindringtiefe ist nicht ganz so tief wie bei der fokussierten Stoßwelle, beträgt aber immer noch ca. 3 cm. Als Indikationen gelten Patellaspitzen, Tibiakantensyndrome, Tendinosen oder Tendinitis. Hartnäckige muskuläre Verspannungen, aber auch Fersensporn und Kalkschulter können mit der radialen Stoßwelle gut behandelt werden.

Mechanische Wirkung

Die direkte mechanische Einwirkung führt zur **Zerkleinerung chemischer Substanzen.** Damit können die ursprünglich gewünschten Zerstörungen von z. B. Gallen-, Nieren- und Blasensteinen gemeint sein, aber auch die Behandlungen von Kalkablagerungen bei der „Kalkschulter". Die hohe Energiedichte kann aber bei Überdosierung gesundes Gewebe zerstören. Neben dieser mechanischen Wirkung werden aber auch molekularbiologische Veränderungen im Gewebe zur Auflösung der Steine diskutiert. Manche Autoren sind der Meinung, dass dieser Wirkweg der Wichtigere sei.

Thermische Wirkung

Wie auch beim Ultraschall entsteht bei der Stoßwelle durch Reibung eine thermische Wirkung. Da die Stoßwellenfrequenz sehr niedrig ist, kann die **geringe** thermische Energie kaum therapeutisch genutzt werden.

Kavitationswirkung

Die Kavitationswirkung ist eine indirekte Wirkung und entsteht durch die **Druck- und Zugwirkungen auf Gasbläschen im Gewebe.** Durch das Kollabieren der Blasen entstehen Strömungen, sog. Microjets. Diese Strömungen besitzen eine starke Energie und Durchschlagskraft, sodass sie die verschiedenen Gewebe und Zellmembranen durchdringen. Es kann zu kleinsten Blutungen und Membrandefekten kommen. Besonders ausgeprägt ist diese Wirkung bei der fokussierten Stoßwelle. Auf der Grundlage der Microjets basiert z. B. die Zerstörung von Nierensteinen.

Biologische Wirkung

Die wichtigsten Wirkungen aus medizinischer Sicht sind die biologischen Wirkungen. Durch die Mechanotransduktion, dem übertragen mechanischer Reize auf Gewebe, kommt es zur Umwandlung der mechanischen Reize in biologische Reize. Dazu zählt die verstärkte Freisetzung vieler Botenstoffe, z. B. des Neurotransmitters Substanz P (von Pain = Schmerz). Diese Substanz ist ein wichtiger Stoff für die Schmerzübertragung und die Steuerung von Entzündungsprozessen. Generell kommt es zu einer **Verbesserung der Zellpermeabilität** und einer **Steigerung der Mikrozirkulation** von Blut und Lymphe.

Mehrere Arbeitsgruppen sind zu der Erkenntnis gekommen, dass es bei der Stoßwellentherapie zu einer Ausschüttung von Stickoxiden (NO) kommt. Diese bewirken eine Verbesserung der Vasodilatation, einen verbesserten Stoffwechsel und eine Verringerung der Entzündungsmediatoren. Als weitere Wirkungen werden beschrieben: antibakterielle Effekte, die Ausschüttung von Wachstumshormonen, die Reduktion unmeyelinisierter Nervenfasern und die Stimulation von Stammzellen.

12.3 Applikationstechnik

Befund

Wesentlich für den Erfolg einer Stoßwellentherapie sind die klare Diagnose und der präzise Befund. Gerade bei Kalkablagerungen und schlecht heilenden Frakturen sollten bildgebende Verfahren eingesetzt werden. Es kann sein, dass sich Ablagerungen auflösen, es besteht aber auch die Möglichkeit, dass sie nach der Therapie noch Bestand haben, aber weniger oder keine Schmerzen mehr verursachen.

Aufklärung

Ein wichtiger Aspekt ist die umfassende Aufklärung des Patienten. Entscheidend ist oft zu Beginn die Klärung der Kostenfrage. Neben den angestrebten Zielen soll der Patient auch auf Gefahren, Kontraindikationen, Begleiterscheinungen und v. a. auf die Geräuschbelästigung hingewiesen werden. Es besteht auch die Möglichkeit einer Erstverschlimmerung.

Dauer der Behandlung

Die Stoßwellentherapie ist eine relativ kurze Behandlung. Sie dauert zwischen 5 und 10 Minuten, je nach Anzahl der Impulse (Schüsse). Sie kann aber durch z. B. Vor- und Nachbehandlungen länger werden. Besonders die erste Sitzung erfordert mehr Zeit.

Bevor die Folgetherapie durchgeführt wird, ist dem betroffenen Körperareal eine Pause von 8–10 Tagen zu gewähren. Die gesamte Anzahl der notwendigen Therapiesitzungen ist stark vom Krankheitsbild und der Reaktionslage des Patienten abhängig. So sind z. B. bei Sehnenreizungen häufig 3–5 Behandlungen erforderlich, während bei myofaszialen Schmerzen 6–8 Behandlungen benötigt werden.

Dosierung

Da die Stoßwelle Schmerzen auslösen kann und das Schmerzempfinden der Patienten unterschiedlich ist, ist die individuelle Dosierung wichtig. Die in Tabellen erstellten Werte sind als Einstiegsmittelwerte zu sehen.

Als Einstiegswerte werden 8–10 Hz und 2 bar empfohlen. Bei der ersten Behandlung sollten bei der fokussierten Stoßwelle nicht mehr als 1 500–1 800 Impulse (Schüsse) abgegeben werden; bei der radialen nicht mehr als 3 000. Die Steigerung ist dann von der Reaktion der Patienten abhängig.

Verschiedene Applikatoren

Bei der fokussierten sowie der radialen Stoßwelle gibt es unterschiedliche Applikatoren. Diese unterscheiden sich in Form, Größe bzw. Durchmesser und Materialeigenschaften, wodurch unterschiedliche Eindringtiefen erzielt werden. So werden z. B. bei der radialen Stoßwelle nach Angaben eines Herstellers Eindringtiefen in den Körper von 0–60 mm angegeben. Es muss genau geplant werden, welches zusätzliche Zubehör benötigt wird. Mit Sicherheit ist es mit dem Standardapplikator alleine nicht getan.

Ankopplung

Wichtig für den Erfolg der Therapie ist die optimale Ankopplung. Um diese zu erreichen, ist ausreichend Kopplungsgel zu verwenden. Die Menge ist abhängig von der Größe des Behandlungsgebiets und der Beschaffenheit der Haut. Es ist darauf zu achten, dass die gesamte Fläche des Applikators aufliegt und dieser nicht verkantet wird.

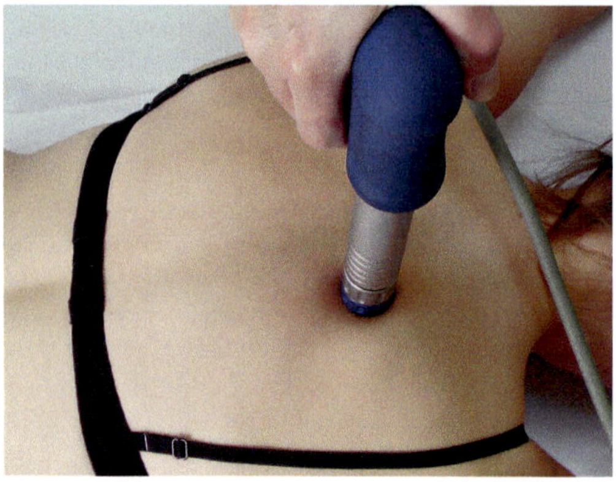

Abb. 12.1 Behandlung eines hypertonen M. rhomboideus mit Stoßwellen [K334]

Applikationstechnik

Zur Behandlung von Schmerzpunkten wird die Therapie am maximalen Schmerzpunkt begonnen (► Abb. 12.1). Mit kreisenden Bewegungen des Applikators wird dann das gesamte Schmerzgebiet bearbeitet.

Wird nach der Therapie festgestellt, dass sich der Schmerzpunkt verlagert hat, ist dies meist damit zu erklären, dass der primäre Hauptschmerz diesen sekundären Schmerz überlagert hat. Nach Beseitigung des Hauptschmerzes durch die Stoßwelle ist nun der sekundäre Schmerzpunkt verstärkt wahrnehmbar, für den Patienten hat sich subjektiv der Schmerz verlagert. Es muss dann der sekundäre Schmerzpunkt ebenfalls bearbeitet werden.

12.4 Indikationen und Kontraindikationen

Es kann sein, dass dem Erfolg der Stoßwellentherapie die Tatsache zugrunde liegt, dass man von Beginn an bemüht war, nur einige wenige klar begründete Indikationen zu empfehlen und die Stoßwelle nicht als Allheilmittel darzustellen. Hauptanwendungsgebiete sind chronische Erkrankungen des Bewegungsapparats. Akute Erkrankungen können über reflektorische Wirkungen beeinflusst werden. Bei akuten Geschehen darf nicht im betroffenen Gebiet behandelt werden. Zudem besteht auch die Möglichkeit, über die Triggerpunkte oder Akkupunkturpunkte zu behandeln.

Im Einzelnen gelten folgende Erkrankungen als **Indikationen:**

- Tendinosis calcarea
- Epicondylitis humeri
- Fasciitis plantaris, Fersensporn
- Achillodynie
- Tibiakantensyndrome
- Patellaspitzensyndrom
- Tendopathie, Enthesiopathie
- Frakturheilungsstörung
- Muskuläre Verhärtung
- Wundheilungsstörungen

Kontraindikationen sind:

- Blutgerinnungsstörungen, auch durch Marcumar® u. ä. Medikamente
- Bösartige Tumoren
- Akute Infektionen im Behandlungsgebiet
- Akute Entzündungen im Behandlungsgebiet
- Sehnenan- oder -abrisse, Risse von Bändern und Muskeln
- Schwangerschaft
- Kortisoninjektion bis 6 Wochen danach
- Chemotherapie
- Herzschrittmacher, andere elektronische Implantate
- Bei Kindern über den Wachstumsfugen
- Im Bereich des Schädels
- Direkt über den großen Gefäßen oder Nerven

Hinweise

- Während der Therapie erfährt der Patient eine relativ starke Geräuschbelästigung. Als Abhilfe können Ohrstöpsel dienen.
- Es kommt im Behandlungsgebiet zu einer Hyperämie, ggf. können Hämatome auftreten. Hier ist eventuell die Dosierung zu überprüfen.
- Während und nach der Therapie können Schmerzen auftreten oder sich bestehende Schmerzen verstärken. Diese Erstverschlimmerung kann bis zu 2 Tage anhalten. Manche Ärzte spritzen vorher ein Lokalanästhetikum bei der fokussierten Stoßwelle. Bei der radialen Stoßwelle ist dies nicht anzuraten, da sonst das Feedback des Patienten fehlt.
- Generell ist zu beachten, dass nicht alle Indikationen für jede Form der Stoßwelle geeignet sind. Auch die Dosierung und Art des Applikators sind individuell nach den Bedienungsanleitungen der Hersteller abzuleiten.

12.5 Hintergrundinformationen

Kostenübernahme

Die Stoßwellentherapie wird nicht generell als Kassenleistung gesehen. Sie ist eine Selbstzahlerleistung (IGeL). Einige Kassen z. B. in Österreich beteiligen sich an den Kosten. Auch bei privaten Krankenversicherungen ist eine teilweise Übernahme der Kosten möglich. Es kann im Einzelfall sinnvoll sein, sich vorher bei dem Kostenträger zu informieren, ob die Kosten oder Teile davon übernommen werden.

Studienlage

Es gibt eine Reihe von Studien, die einen positiven Effekt der Stoßwellentherapie sehen. Es soll aber nicht verschwiegen werden, dass einige Studien die Therapie auch negativ sehen und von einem Placeboeffekt sprechen. Besonders häufig untersucht wurden die Behandlungen von Fersensporn und Kalkablagerungen in der Schulter. So wurde in einer Studie bei der Behandlung des Fersensporns bei 80 % der Patienten eine Beschwerdefreiheit erreicht. Eine Vergleichsstudie dagegen belegt, dass ein 8 Wochen dauerndes selbstständiges Dehnprogramm und eine 3-malige Stoßwellentherapie keine eindeutige Verbesserung in der Stoßwellengruppe zeigte, dagegen die Dehnungsgruppe sofort sowie auch langfristig signifikante bessere Werte aufwies. Für diese Heterogenität der Ergebnisse sind klinische und methodische Aspekte verantwortlich. Es bedarf noch einiger Studien, um letztendlich Klarheit über die Wirksamkeit der Stoßwellentherapie zu erhalten. Neuere Arbeiten gibt es zur Behandlung von Wundheilungsstörungen.

Sportmedizin

Große Verbreitung hat die Stoßwellentherapie in der Sportmedizin erfahren. Schnelle Verbesserungen bei gleichzeitig kurzer Therapiedauer sind geradezu ideal für den Profisportler. Die häufig auftretenden schmerzhaften Muskelverhärtungen reagieren gut auf die fokussierte Stoßwelle. Meist reichen 2–4 Behandlungen aus, und ein reduziertes Training kann weiter durchgeführt werden. Sehnenreizungen sind sowohl für die fokussierte als auch die radiale Stoßwelle eine Indikation. In der Sportmedizin wird auch häufig der Wirkweg über die Triggerpunkte gesucht.

Tiermedizin

In einigen Publikationen wird von Erfahrungen mit der Stoßwellentherapie in der Tiermedizin, besonders bei Pferden und Hunden, berichtet. Beim Pferd werden Insertionsdesmyopathien und osteoporotische Veränderungen behandelt. Beim Hund werden osteoarthrosebedingte Schmerzen und Sehnenerkrankungen als Indikationen beschrieben. Da die Stoßwellentherapie schmerzhaft sein kann und auch die Geräuschentwicklung für das Tier unangenehm ist, werden die Tiere vor der Therapie leicht sediert.

Übungsfragen

1. Welche Energieform wirkt bei der Stoßwellentherapie?
2. Welche drei Verfahren gibt es zur Erzeugung von fokussierten Stoßwellen?
3. Was versteht man unter dem ballistischen Prinzip bei der Entstehung der radialen Stoßwelle?
4. Wie lange dauert im Durchschnitt die Behandlung mit einer radialen Stoßwelle?
5. Warum darf ein Marcumar®-pflichtiger Patient keine Stoßwellentherapie erhalten?

13 Licht- und Strahlentherapie

Die Licht- und Strahlentherapie umfasst die Wellenlängen von 1 000 000 nm bis 100 nm. In diesem Spektrum findet man:

- Für die Photo- oder Lichttherapie
  - Infrarotstrahlen
  - Ultraviolette Strahlen
  - Lichtstrahlen im Bereich des Sehspektrums
- Für die Heliotherapie: natürliche Sonnenstrahlen

Alle genannten Therapieformen lösen chemische und thermische Wirkungen aus, je nach Wellenlänge und Verfahren mit unterschiedlichen Intensitäten (▶ Abb. 13.1).

13.1 Grundlagen

Das Licht als Heilfaktor fand zuerst in der Sonnenbehandlung seine Anwendung. Die Völker mit hochstehenden Kulturen entwickelten in Gebirgen Sonnenheilstätten. Der Schweizer Naturheilkundler Arnold Rikli (1823–1906) eröffnete 1855 in Slowenien die erste Sonnenheilanstalt. Zu dieser Zeit war es nur der wohlhabenden Bevölkerung möglich, einen der zahlreich entstandenen Hochgebirgskurorte aufzusuchen. Immer größer wurde der Bedarf nach künstlichen Lichtquellen. Die Entwicklung begann mit einer Kohlenbogenlichtlampe und geht bis zu den modernen Solarien der Neuzeit.

13.1.1 Strahlenarten

Infrarot

Infrarotstrahlen sind Strahlen unterhalb des Sehspektrums und somit **unsichtbar** mit einer Wellenlänge von 1 000 000 nm (= 1 mm) bis zu 780 nm. Sie entfalten eine **thermische Wirkung.**

Sichtbares Licht

Im Bereich zwischen 780 nm und 380 nm befindet sich das sichtbare Licht mit den Spektralfarben Rot, Orange, Gelb, Grün, Blau und Violett. Werden alle Farben gleichzeitig reflektiert, entsteht weißes Licht; werden alle Strahlen absorbiert, er-

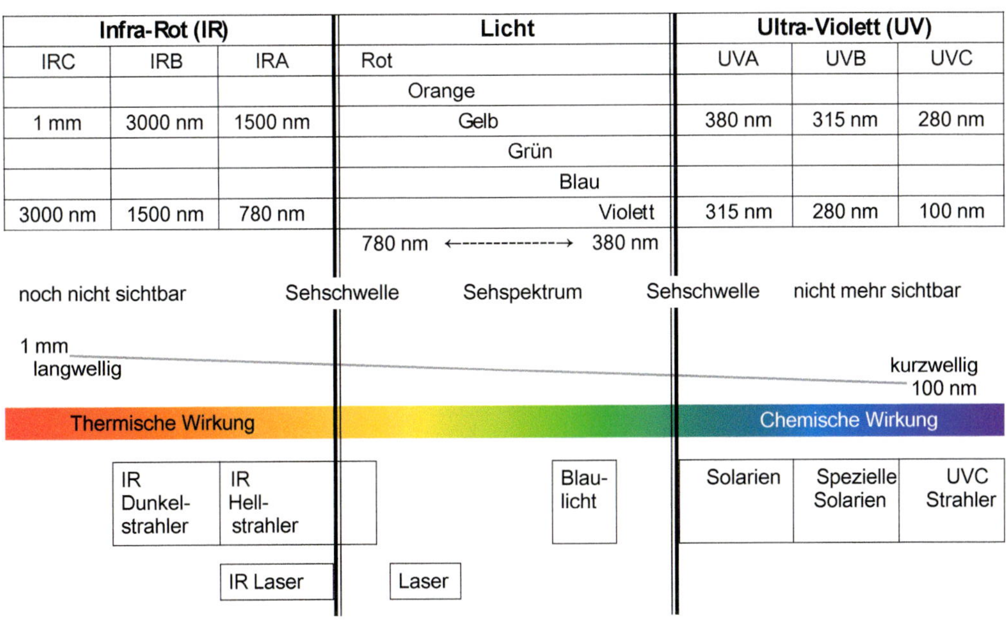

Abb. 13.1 Wellenlängen in der Licht- und Strahlentherapie [M600]

scheint für das Auge schwarz. Je mehr die Strahlen zu Rot hin tendieren, umso mehr entwickeln sie eine **thermische** Wirkung; tendieren sie mehr zu Violett, steht die **chemische Wirkung** im Vordergrund.

Ultraviolett

Jenseits der Sehschwelle finden sich im Bereich zwischen 380 und 100 nm die kurzwelligen UV-Strahlen. Diese entwickeln eine **chemische Wirkung.**

13.1.2 Eigenheiten des Lichts

Lichtstrahlung

Unter Strahlung versteht man eine Form der Energieausbreitung. Für die Anwendung der Licht- und Strahlentherapie sind die Begriffe **Reflexion** und **Absorption** von Bedeutung. Treffen Strahlen auf eine Oberfläche, werden sie je nach Beschaffenheit dieser reflektiert (zurückgeworfen) oder absorbiert (aufgenommen). Neben Beschaffenheit und Farbe der Oberfläche haben Einfallwinkel und Abstand zur Strahlenquelle eine wesentliche Bedeutung.

Lichtbrechung

Werden Lichtstrahlen durch ein Prisma geleitet, kommt es zur Lichtbrechung, d. h., es kommt zur Zerlegung des weißen Lichts in die Spektralfarben (Regenbogen).

Lichtbündelung

Durch ein Prisma können auch Strahlen gebündelt werden. Ein solcher gebündelter Strahl ist der **Laser** (**L**ight **A**mplification by **S**timulated **E**mission of **R**adiation) (▶ Kap. 13.6).
Über einen Laser kann sehr viel Energie übermittelt und therapeutisch genutzt werden.

Interferenz

Durch Überlagerung der Wellen kommt es zu verschiedenen physikalischen Eigenschaften, wie Summation (Verstärkung) oder Subtraktion (Abschwächung) der weitergeleiteten Energie. Durch das Wissen der möglichen Interferenzen wird der Therapeut in die Lage versetzt, Dosierungsverstärkungen und -abschwächungen zu erkennen und einer evtl. auftretenden Fehldosierung entgegenzuwirken. Werden Lichtstrahlen z. B. durch einen Spiegel reflektiert, kann es zur Dosierungsverstärkung kommen.

13.1.3 Dosierungsfaktoren

Für die Dosierung der Licht- und Strahlentherapie sind folgende Dosierungsfaktoren zu beachten:

- **Reflexionsfaktoren (auch Reflexionskoeffizient):**
  - Einfallwinkel
  - Abstand zur Strahlenquelle
  - Farbe und Oberflächenbeschaffenheit der Haut
- **Behandlungsdauer:** je nach Verfahren und Wellenlänge der Strahlen von einer Minute bis zu mehreren Stunden bei der Blaulicht-Therapie
- **Alter der Strahlenquelle:** Mit zunehmender Brenndauer lassen die Strahlenquellen besonders im UV-Bereich an Leistung nach. Es empfiehlt sich daher, immer die gleiche Lampe zu verwenden und ggf. die Röhren auszutauschen.

13.2 Strahlen im Infrarotbereich

Die Wärmewirkung der Infrarotstrahlen (IR-Strahlen) beruht auf der Absorption der Strahlenenergie des oberflächlichen Gewebes. Die **IR-Strahlen** werden wie folgt eingeteilt:

- IRA = 780–1 500 nm
- IRB = 1 500–3 000 nm
- IRC = 3 000–1 000 000 nm

Grundsätzlich sind IR-Strahlen unsichtbar, jedoch erzeugen IR-Lampen auch einen geringen Anteil sichtbaren Lichts. Das ist sehr gering bei dem Dunkelstrahler vorhanden.
Es lassen sich IR-Dunkelstrahler von Hellstrahlern unterscheiden.
Dunkelstrahler mit langwelligen IRB- und IRC-Strahlen haben eine **geringe Eindringtiefe.** Die Oberflächentemperatur der Strahler beträgt zwischen 700 und 1 000 °C. Dunkelstrahler sind:

- Glühspiralen auf Keramikflächen
- Jeder Heizkörper oder elektische Saunaöfen

Hellstrahler mit den kurzwelligeren IRA-Strahlen dringen bis zu **0,5 cm tief in die Haut** ein. Die Oberflächentemperatur der Strahler beträgt zwischen 2 600 und 2 700 °C. Hellstrahler haben einen Anteil von ca. 5 % sichtbaren Lichts.
Hellstrahler sind Lampen mit hoher Wattzahl, die weißes Licht abgeben. Durch vorgeschaltete Filter bzw. Rotlichtglühlampen kommen 95 % IRA-Strahlen zur Anwendung. Um einen besseren Wirkungsgrad zu erzielen, werden Halogenlampen eingesetzt. Neben IR-Lampen werden IR-Flächenstrahler und IR-Kabinen angeboten (▶ Abb. 13.2).
Zu den Hellstrahlern gehört auch der IR-Laser.

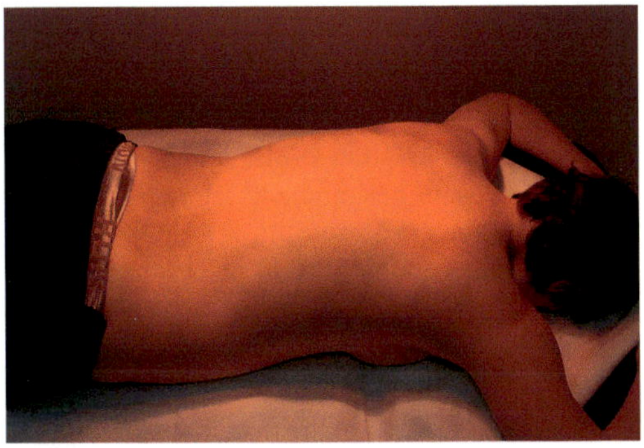

Abb. 13.2 Infrarotflächenstrahler als vorbereitende Maßnahme [K334]

Wirkungen

Die Infrarotstrahlen haben folgende physiologische Wirkungen:

- Hyperämie
- Analgesie
- Muskelentspannung
- Resorptionsförderung

Behandlungshinweise

- **Dosierung:** Entscheidend sind das subjektive Wärmeempfinden und die Größe der zu bestrahlenden Fläche. Unabdingbar ist die Prüfung der Sensibilität bei der Befunderhebung vor der Therapie.
- **Abstand:** Der Abstand des Strahlers zur Behandlungsfläche beträgt zwischen 40 und 70 cm, je nach Zielsetzung und Einfallwinkel. Auch muss die Wattzahl des Strahlers beachtet werden.
- **Dauer:** zwischen 20 und 30 Minuten

13.3 Strahlen im Sehspektrum

Schon Johann Wolfgang v. Goethe (1749–1832) wusste über den Einsatz des Lichts im Sehspektrum im Sinne der Farbentherapie zu berichten. Seit geraumer Zeit findet eine Renaissance der **Lichttherapie** statt. Unterschiedliche Farben werden zu verschiedenen therapeutischen Zielen eingesetzt. Beispielhaft seien hier gelb-orange Lichttöne zur Entspannung, das gesamte Farbenspektrum in der Farblichtsauna (Biosauna) und weißes Licht als Antidepressivum erwähnt. Besonders bei Winterdepressionen werden, auch schon prophylaktisch, Lichtduschen eingesetzt. Diese Lampen haben sehr helles weißes Licht von 2500 bis 10000 Lux. Die normale Zimmerbeleuchtung liegt zwischen 300 und 800 Lux. Eine tägliche Bestrahlung von 30 Minuten kann schon ausreichend sein (▶ Abb. 13.3). Die Kosten werden meist nur in Einzelfällen von den Versicherungsträgern übernommen.

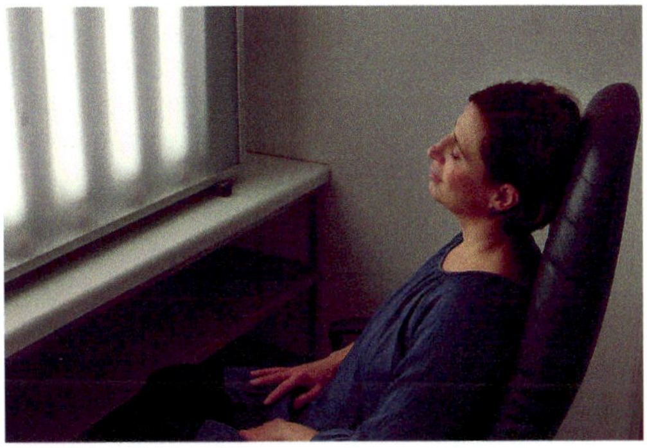

Abb. 13.3 Weißes Licht als Antidepressivum [K334]

Blaulichttherapie

Eine spezielle Form der Lichttherapie ist die Blaulichttherapie. Blaulicht entwickelt mit einer Wellenlänge zwischen 420 und 480 nm eine photochemische Wirkung. Dabei kommt es durch Photooxydation zur **Senkung des Bilirubinspiegels** (▶ Abb. 13.4). Bekannt ist die Blaulichttherapie bei Neugeborenen und Frühgeborenen mit einem Icterus neonatorum. Dabei wird das Bilirubin in untoxische und ausscheidungsfähige Substanzen umgewandelt. Eine mehrstündige tägliche Behandlung ist dafür erforderlich.

Darüber hinaus werden dem Blaulicht die folgenden Wirkungen zugesprochen:

- **Nervale Dämpfung:** z.B. bei Trigeminusneuralgie
- **Juckreizstillung:** Indikationen sind Neurodermitis, Schuppenflechte und lokale Ekzeme. Dazu

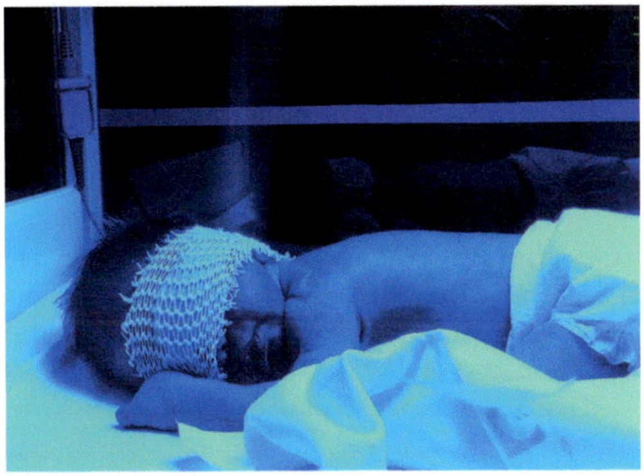

Abb. 13.4 Blaulichttherapie bei Hyperbillirubinämie [K334]

werden Ganzkörperstrahler und lokale Strahler angeboten. Sie sollen möglichst wenig oder keine UVC-Anteile haben. Diese Therapie ist eine IGe-Leistung. Es gibt kleinere Testreihen, die von guten Erfolgen sprechen. An namhaften deutschen Universitäten laufen zurzeit noch Studien.
- **Wundheilungsförderung:** z.B. Ulcus cruris
- **Entzündungshemmend:** z.B.Ekzeme

Die Dauer der Behandlung liegt bei 20–30 Minuten. Leider sind mittlerweile Fälle bekannt, bei denen Blaulichtbestrahlungen zu überhöhten Preisen und mit großspurigen Versprechen angeboten werden.

Die Blaulichttherapie wird auch **Kaltlichttherapie** genannt. Der Abstand zur Körperoberfläche beträgt 15–25 cm, ist jedoch wiederum von der Zielsetzung und dem Einfallwinkel abhängig. Blaulichtlampen sind nach dem Medizinprduktegesetz zugelassen.

13.4 Strahlen im ultravioletten Bereich (UV-Strahlen)

Die ultravioletten Strahlen werden wie folgt eingeteilt:
- UVA: 380–315 nm
- UVB: 315–280 nm
- UVC: 280–100 nm

Wirkungen

Ultraviolette Strahlen entwickeln über **photochemische Reaktionen** folgende Wirkungen:
- Pigmentierung
- Steigerung der Vitamin-D-Bildung
- Anregung der körpereigenen Enzymbildung
- Einflussnahme auf den Eiweißstoffwechsel
- Allgemeine Wirkungen auf zentrales und vegetatives Nervensystem
- Erythembildung

Pigmentierung

Die Pigmentierung ist **hauttypenabhängig.** Je geringer die Pigmentierung hellhäutiger Patienten ist, umso größer ist die Lichtempfindlichkeit. UVA-Strahlen rufen eine Sofortpigmentierung hervor, d. h., ein vorhandenes helles Pigment dunkelt nach. Im Vergleich zu diesem Primärpigment wird ein Sekundärpigment beobachtet. Dieses tritt mit einer zeitlichen Verzögerung auf. Durch eine „Lichtentzündung" kommt es zur Umwandlung von Tyrosin in Melanin. Es entsteht eine rotbraune Färbung der Haut. Dieses Pigment ist weniger lang anhaltend.

Steigerung der Vitamin-D-Bildung

Eine der ältesten bekannten Wirkungen der UV-Strahlen ist die die Steigerung der Vitamin-D-Bildung. Provitamine des Vitamin D werden unter der Bestrahlung in Vitamin D umgewandelt. Das Maximum dieser Wirkung liegt allerdings im Bereich der aggressiven UVC-Strahlen, die z. B. additiv zur Rachitisbehandlung eingesetzt werden.

Anregung der körpereigenen Enzymbildung

Durch diese Wirkung kommt es zu einer Verbesserung des Immunsystems.

Einfluss auf den Eiweißstoffwechsel

Durch UV-Strahlen werden freie Radikale (aggressive chemische Verbindungen) aktiviert, die Zelleiweiße zerstören können. Einzeller wie Bakterien werden durch die Strahlung abgetötet. Hieraus lässt sich die Wirkung der **Raumdesinfektion** durch UV-Strahlen ableiten. In einem gewissen Maße werden abgebaute Eiweiße durch körpereigene Reparationsmechanismen ersetzt. Bei übermäßiger UV-Bestrahlung können jedoch nicht alle Schäden „repariert" werden und es kommt zu einer vorzeitigen Alterung der Haut.

Allgemeine Wirkungen auf das zentrale und vegetative Nervensystem

Auf das vegetative Nervensystem haben UV-Strahlen eine harmonisierende und normalisierende Wirkung bei Dysbalancen. Zudem zeigt sich eine Leistungssteigerung bei gleichbleibendem O_2-Verbrauch. Es kommt zur Senkung eines erhöhten Blutdrucks und des Blutzuckerspiegels.

Erythembildung

Das Wort Erythem bedeutet Röte und man versteht darunter die Verfärbung der Haut, z. B. infolge einer Entzündung durch den Lichtreiz. Die Ausprägung des Erythems ist unterschiedlich und für die Dosierung wichtig. Es wird wie folgt unterschieden:
- **Suberythem:** keine sichtbare Hautreaktion
- **Erythem I. Grades:** leichte, gerade noch erkennbare Hautrötung, 7–10 Std. anhaltend, keine Schuppenbildung auf der Haut
- **Erythem II. Grades:** deutlich erkennbare Hautrötung, 2–3 Tage anhaltend, leichte Schuppenbildung auf der Haut

- **Erythem III. Grades:** starke Rötung, Haut ist heiß und ödematös, bis zu 1 Woche anhaltend, starke Schuppenbildung der Haut, gleichzusetzen mit einer Verbrennung 1. Grades
- **Erythem IV. Grades:** sehr starke Rötung, entsteht innerhalb kurzer Zeit (bis 3 Std.), Blasenbildung der Haut, gleichzusetzen mit einer Verbrennung 2. Grades

Um das geeignete Erythem zu ermitteln, kann der Therapie ein Erythemtest vorgeschaltet werden. Je nach Hauttyp werden mit unterschiedlichen Zeiten kleine Felder bestrahlt und anschließend abgedeckt. Nach einer gewissen Latenzzeit wird das optimale Erythem ermittelt und mit der daraus gewonnen Zeit die Therapie fortgesetzt.

Geräte zur UV-Bestrahlung

UV-Strahler

Relativ selten werden UV-Strahler, sog. **Höhensonnen,** eingesetzt. Wegen der erhöhten Aggressivität der Strahlen ist hier mit besonderer Vorsicht vorzugehen. Neben den UVC-Strahlen enthalten diese Strahler auch UVA- und UVB-Strahlen. Die Behandlungszeiten liegen im Minutenbereich.

Solarium

Die heute eingesetzten, gängigen Solarien lassen nur eine Bestrahlung im UVA- und UVB-Bereich zu. Die aggressiven und krebsfördernden UVC-Strahlen können die Glasröhre nicht durchdringen und werden somit herausfiltriert.

Die Behandlungsdauer ist vom Hauttyp und der Erkrankung abhängig, ist jedoch wesentlich länger als mit UVC-Strahlen.

Neben den UV-Strahlen wird grelles weißes Licht abgegeben. Um Augenschäden zu vermeiden, ist das Tragen einer Schutzbrille Pflicht. Diese soll das Augenareal ganz umschließen und dunkel eingefärbt sein.

13.5 Indikationen und Kontraindikationen

Indikationen (▸Tab. 13.1)

Die Infrarot-Bestrahlung ist auch für eine vorbereitende Oberflächenerwärmung, z. B. für eine Massage, geeignet.

Kontraindikationen

Für die **Infrarotbestrahlung** gelten als Kontraindikationen alle Krankheitsgeschehen, die sich durch Wärme verschlimmern könnten, z. B. fieberhafte Erkrankungen, AVK Stadium III und IV sowie eine Thrombose und Störungen des Wärmeempfindens.

Für die **UV-Bestrahlung** gelten folgende wesentliche Kontraindikationen:

- Infektionserkrankungen
- Lichtdermatose

Tab. 13.1 Indikationen der Lichttherapie

Erkrankung	Infrarot	Blaulicht	UV mit UVC	Solarium
Akne			X	X
Dekubitus		X		
Depression[1]	X			X
Ekzem (bakterielles)		X	X	X
Furunkulose				X
Icterus neonatorum		X		
Neuralgie		X		
Neurodermitis		X		X
Otitis media	X			
Psoriasis				X
Rachitis			X	
Sinusitis	X			

[1] Kombination Infrarot und UV

- Lichtsensibilisierung, z. B. durch Medikamente
- Lungentuberkulose
- Lupus erythermatodes
- Rheumatische Erkrankungen (im akuten Schub)
- Schilddrüsenüberfunktion

Hintergrundinformation

In Mitteleuropa werden vier Hauttypen unterschieden. Diese zu erkennen, ist für die Dosierung der UV-Strahlen von Bedeutung:

- **Haupttyp I:** rötliche bis blonde Haare, blasse Haut mit Sommersprossen, sehr hohe UV-Empfindlichkeit, Eigenschutz maximal 10 Minuten
- **Hautyp II:** blonde Haare, blasse Haut, hohe UV-Empfindlichkeit, Eigenschutz maximal 20 Minuten
- **Hauttyp III:** dunkelblonde, braune Haare, leicht getönte Haut, geringe UV-Empfindlichkeit, Eigenschutz maximal 30 Minuten
- **Hauttyp IV:** dunkle, schwarze Haare, stark getönte Haut, kaum UV-Empfindlichkeit, Eigenschutz länger als 30 Minuten

Der Eigenschutz bezieht sich dabei nicht auf UVC-Strahlung.

13.6 Lasertherapie

13.6.1 Grundlagen

Eine immer weiter Verbreitung findende Therapie ist die Lasertherapie. Laser bedeutet **L**ight **A**mplification by **S**timulated **E**mission of **R**adiation. Dieses, aus dem Englischen kommende Akronym, bedeutet übersetzt „Lichtverstärkung durch angeregte Aussendung von Strahlung". Der Laser wurde 1960 erfunden und bereits 1963 fand er Verwendung in der Medizin. Eines der ersten Einsatzgebiete war u. a. die Behandlung von schlecht heilenden Wunden.

Alle Laserstrahlen entstehen durch **stimulierte Emission.** Ein Lichtstrahl wird durch ein **Laser-Medium** verstärkt. Das kann ein Gas sein, z. B. Helium, Neon, Argon oder Krypton, eine Flüssigkeit oder ein Kristall, z. B. ein Rubin oder Saphir. Dieses Laser-Medium befindet sich in einem Resonator. Hier wird die sog. Pumpenergie zugeführt, sodass ein energiereicher Lichtstrahl entsteht. Während eine normale Glühlampe weißes Licht abgibt und damit alle Wellenlängen vertreten sind, gibt ein Laser nur eine Wellenlänge ab; also nur eine Farbe je nach dem Medium. Das bezeichnet man als **monochromatisch.**

Eine weitere Bauart sind die **Diodenlaser.** Darunter versteht man einen aus einer oder mehreren Laserdioden bestehenden, mit elektrischem Strom gepumpten Halbleiterlaser. Diese kommen häufig in der physikalischen Therapie zur Anwendung.

Alle Wellen haben annähernd die gleichen Amplitude, Phasenlage und Frequenz. Das bezeichnet man als **kohärent.** Laserstrahlen streuen nicht, sodass eine hohe Energiedichte auf eine kleine, punktuelle Fläche kommt.

Laserstrahlen haben mittlerweile viele Anwendungsbereiche gefunden. Diese reichen von der Unterhaltungsindustrie, Laser-Shows, über die Laser-Pointer bis hin zur Mess-, Kommunikations- und Steuerungstechnik und auch in die Medizin. In ► Tab. 13.2 sind die verschiedenen Laserklassen aufgeführt.

13.6.2 Gefahren und Schutzbestimmungen

Aufgrund ihrer hohen Energiedichte können Laserstrahlen auch schädliche Wirkungen haben, je nach der Intensität ihrer Strahlung und der Stelle, wo sie auf den Körper treffen. Deshalb sollte das **Warnzeichen** vor Laserstrahlung jedem Menschen bekannt sein (► Abb. 13.5). Auch relativ harmlose Laser können z. B. an den Augen Schäden verursachen.

Der Anwender eines Lasergeräts muss sowohl auf direkte als auch auf indirekte unbeabsichtigte Reflexion und Streustrahlung achten. Patient, Therapeut sowie eventuell sich im Raum aufhaltende Assistenz- oder Begleitpersonen müssen eine entsprechende **Schutzbrille** tragen.

Je nach Laser-Klasse sind verschiedene Schäden möglich:

- Schon relativ geringe Leistungen von wenigen Milliwatt können Netzhautschäden oder eine partielle Erblindungen zur Folge haben.
- Strahlen auf der Haut können schlecht heilende Verbrennungen zur Folge haben.

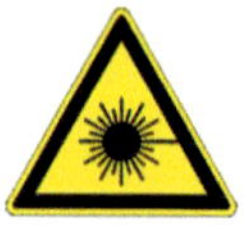

Abb. 13.5 Warnzeichen vor Laserstrahlung

Tab. 13.2 Einteilung der Laserklassen (EN 60825-1*)

Klasse	Grundkonzept	Kommentar
1	Die vom Laser emittierte Strahlung ist ungefährlich.	Keine zusätzliche Schutzausrüstung erforderlich
1M	Augensicher ohne Verwendung optischer Instrumente (Lupen, Ferngläser etc.), unsicher bei Verwendung optischer Instrumente	Keine zusätzliche Schutzausrüstung erforderlich, sofern man keine optischen Instrumente benutzt
2	Augensicher durch Abwendungsreaktion plus Lidschutzreflex	Keine zusätzliche Schutzausrüstung erforderlich
2M	Das Licht, das durch die Augenpupille dringen kann, entspricht dem Wert der Laserklasse 2. Je nachdem, ob es sich um einen divergenten oder aufgeweiteten Strahl handelt, kann er mit optischen Instrumenten unsicher sein.	Keine zusätzliche Schutzausrüstung erforderlich, sofern man keine optischen Instrumente benutzt
3R	Überschreitet die maximal zulässigen Bestrahlungswerte. Die Strahlung ist max. 5-mal höher als die Grenzwerte für zugängliche Strahlung der Klasse 1 bzw. 2. Das Risiko ist etwas geringer als in der Klasse 3B.	Gefahr für Augen vorhanden, Schutzbrille empfohlen
3B	Der Blick in den Laser ist gefährlich. Diffuse Reflexionen werden als ungefährlich eingestuft.	Gefahr für Augen vorhanden, Schutzbrille erforderlich
4	Auch diffuse Reflexion ist für die Augen gefährlich. Zusätzlich sind Brandgefahr und Gefahren für die Haut möglich.	Persönliche Schutzausrüstung nötig (Brille, Abschirmung)

- UV-Laser können photochemische Veränderungen hervorrufen, vom Sonnenbrand bis zum Hautkrebs, wie sie bei der UV-Bestrahlung beschrieben sind.

13.6.3 Einteilung der Lasergeräte für die Medizin

Generell wird zwischen Soft- bzw. Therapielaser und Hardlaser unterschieden:

- **Hardlaser** sind für invasive Behandlungen geeignet und fallen daher nicht in das Aufgabengebiet des Physiotherapeuten. In der Augenheilkunde, der Chirurgie, speziell der Gefäßchirurgie und Phlebologie, der Dermatologie, der HNO-Heilkunde, Zahnmedizin, der Urologie und Krebstherapie hat der Laser ein breites Anwendungsgebiet in Diagnostik und Therapie.
- Für Therapeuten sind der **Therapielaser, Softlaser** oder die **Low-Level-Lasertherapie (LLLT)** von Bedeutung. Es werden auch die Begriffe Kaltlichtlaser-Therapie oder Laserbiostimulation verwandt. Der Begriff Low-Level-Laser ist nicht präzise, da auch hier ggf. mit hoher Leistung gearbeitet werden kann. Softlaser arbeiten mit einer Wellenlänge von ca. 635–690 nm, da in diesem Bereich die größte biologische Wirkung zu erwarten ist. Die häufigsten Therapielaser sind als Helium-Neon (Gas-)Laser oder als Diodenlaser erhältlich.

Während Hardlaser Leistungen von ca. 1–10 W erbringen, in der Chirurgie sogar bis 180 W, haben Softlaser Leistungen zwischen 5–500 mW. Mit dieser Wattzahl sind die Gefahren z. B. einer Verbrennung deutlich geringer, lediglich die Gefahren für die Augen bleiben gleich.
Laserstrahlung wird über Punkt- oder Flächenapplikatoren abgegeben; letztere bezeichnet man auch als Laserdusche.
Einige Autoren berichten von einer Dreiteilung der Lasereinteilung. Neben den Hard- und Softlasern wird noch der **Midlaser** benannt. Die Leistung liegt oberhalb von 10 mW. Eingesetzt werden diese zur Behandlung von Muskel- und Gelenkerkrankungen oder zur Wundheilung.

13.6.4 Wirkungen der Laserstrahlen

Die Beschreibung der Wirkungen der Laserstrahlen beschränkt sich hier auf die Therapie- bzw. Softlaser. Es werden vier Hauptwirkungen für die Lasertherapie angegeben:

- Vermehrte Zellproliferation
- Antiphlogistische Wirkung
- Ödemreduzierende Wirkung
- Analgetische Wirkung

Vermehrte Zellproliferation

Die durch den Laser ausgelösten photochemischen Prozesse der Zellen sollen sich anregend auf die Mitochondrien auswirken. Da die Mitochondrien der Zelle Energie in Form von Adenosintriphosphat (ATP) zur Verfügung stellen, kommt es zu einer erhöhten ATP-Konzentration. Diese wiederum aktiviert die DNA- und RNA-Synthese, was zu einer Steigerung der Mitose und somit einer Neubildung von Zellen führt.

Antiphlogistische Wirkung

Der antientzündliche Effekt des Lasers beruht darauf, dass die Mikrozirkulation durch das Laserlicht angeregt wird. Es werden vermehrt Leukozyten und Markophagen in das Behandlungsgebiet gebracht. Dadurch wird die Phagozytose angeregt. Zudem kommt es zur Bildung von Antikörpern und die Ausschüttung von Granula aus den Mastzellen wird verringert, sodass der Entzündungsreiz reduziert wird. Es wird beschrieben, dass der entzündungshemmende Effekt ebenso stark ist wie der von Diclofenac.

Ödemreduzierende Wirkung

Durch Bestrahlung mit dem Laser kommt es zu einer Verbesserung der Mikrozirkulation sowohl der Venen als auch der Lymphbahnen. Das ist sowohl bei Lasern mit einer leichten Wärmeentwicklung als auch bei Kaltlasern so. Die entzündungsreduzierende Wirkung führt zudem zu einem Abklingen der Ödeme. Patienten berichten oft schon nach der ersten Behandlung, dass die Spannung im Gewebe nachlässt. Die Kombination der Lasertherapie mit manueller Lymphdrainage wird auch von vielen Therapeuten empfohlen.

Analgetische Wirkung

Die analgetische Wirkung ist über verschiedene Wirkwege zu erklären. Zum einen kommt es durch den entzündungshemmenden Effekt mit dem Abklingen der Entzündung auch zu einem Abklingen der Schmerzen, zum anderen durch die Steigerung des ATPs zu einer Steigerung der Ionenpumpenaktivität. Dies führt zu einer Stabilisierung des Ruhepotenzials in den Nervenzellen. Die Schmerzübertragung in höhere Zentren der Schmerzwahrnehmung wird blockiert. Auch die Gate-Control-Theorie wird für die analgetische Wirkung verantwortlich gemacht.

13.6.5 Applikation und Dosierung der Lasertherapie

Applikation

Die Anwendung der Lasertherapie ist relativ einfach. Bei der Applikation ist darauf zu achten, dass der Laser immer senkrecht über dem zu bearbeitenden Areal steht. Es sind in jedem Fall die Anweisungen der Gerätehersteller zu beachten. Unter Einhaltung der Sicherheitsbestimmungen (Schutzbrille etc.) wird der Laser in den verschiedensten Formen eingesetzt. Es werden unterschieden:

- Eindiodenlaser
- Mehrdiodenlaser
- Laserscanner

Eindiodenlaser

Der Eindiodenlaser besteht aus einem Handstück und einer Laserdiode. Diese wird möglichst nah an den Behandlungspunkt gebracht. Der Laser wird nicht bewegt. Mit diesem Lasertyp können gezielt Punkte ausgesucht werden, z. B. Reflex- oder Akupunkturpunkte.

Mehrdiodenlaser

Etwas größer sind die Mehrdiodenlaser oder auch Laserdusche genannt. Dabei sind mehrere Dioden in einem Kopf oder einer Sonde vereint. Durch diese Bauart wird das Therapiefeld vergrößert.

Laserscanner

Beim Laserscanner wird ein Mehrdiodenlaser mithilfe von Spiegeln in mehrere Richtungen bewegt, sodass eine bestimmte Fläche abgetastet werden kann. Dieses Verfahren wird bei relativ großen Flächen eingesetzt. Dabei hat man einen bewegten Laser. Ist dieser unsichtbar, z. B. der Infrarot-Laser, wird zur besseren Markierung noch ein sichtbar Lichtstrahl dazugegeben.

Dosierung

Um effektiv zu behandeln, muss die Emissionsleistung ausreichend sein, um den therapeutischen Prozess in Gang zu bringen. Jeder Laser produziert je nach seiner Emissionsleistung eine gewisse Menge Photonen (Lichtteilchen). Je mehr Photonen abgegeben werden, umso größer ist die Leistung des Lasers. Die **Leistung** wird nach folgender Formel berechnet und in **Watt** (= 1 Joule/Sekunde) angegeben:

$$\text{Leistung} = \text{Energie} \div \text{Zeit}$$

Die Dosierung richtet sich nach der Leistung, der Zeit und letztendlich nach der Behandlungsfläche. Um analgetische Effekte zu erzielen, werden z. B. 2–8 Joule/cm^2 empfohlen und zur Verbesserung der Trophik 3–6 Joule/cm^2.

Es gibt eine Vielzahl von Empfehlungen für die Dosierungen je nach Leistung der Geräte. Daher sind die von den Herstellern vorgegebenen Therapieempfehlungen zu beachten. Weitere Dosierempfehlungen gibt es von der World Association of Laser Therapy (WALT). Hier werden verschiedene Erkrankungen mit der jeweiligen Joule-Angabe sowie Zeiten beschrieben.

Es ist zu beachten, dass auch bei der Lasertherapie von vielen Herstellern die Möglichkeit angeboten wird, eine kontinuierliche oder gepulste Emission anzuwenden. Das ist bei der Dosierung mit zu berücksichtigen.

13.6.6 Indikationen und Kontraindikationen

Indikationen

Die Indikationen für die Lasertherapie sind sehr umfangreich, daher sind sie hier in Gruppen zusammen gefasst:

- **Dermatologie:** Akne, Herpes, Narben, Ulcus cruris, Dekubitus, Ekzeme, Erytheme, Dermatosen, Psoriasis, Wunden (speziell Brandwunden)
- **Chirurgie, Orthopädie:** Wunden, Quetschungen, Prellungen, Zerrungen, Hämatome, Ödeme, Entzündungungen, rheumatische Erkrankungen, Neuralgien, Tendopathien, Myogelosen
- **Hals-Nasen-Ohren-Erkrankungen:** Tonsillitis, Laryngitis, Otitis media, Sinusitis, Rhinitis, Tinnitus
- **Allgemeine Indikationen:** Schmerzlinderung, Entzündungshemmung, Ödemreduktion

Kontraindikationen

Als **absolute** Kontraindikationen gelten die Bestrahlung von/bei

- Augen
- Schilddrüsen
- Endokrinen Drüsen
- Hoden
- Epiphysen bei Kindern
- Kopf
- Muttermalen, Melanomen
- Tumoren
- Epilepsie, auch Neigung zur Epilepsie
- Herzschrittmacherpatienten

Als **relative** Kontraindikationen gelten:

- Behandlungen der unteren Rückenpartie und des Bauches während der Mensturation oder Schwangerschaft
- Schwere Herzerkrankungen, Herzrhythmusstörungen
- Großflächige Entzündungen
- Großflächige Hämatome

Nebenwirkungen

Patienten klagen nach der Lasertherapie oft über **Müdigkeit** oder Schläfrigkeit. Der Patient ist darauf hinzuweisen; eine Nachruhe ist anzuraten und vor der Teilnahme am Straßenverkehr oder dem Bedienen von Maschinen abzuraten.

13.6.7 Hintergrundinformationen

Die Lasertherapie stellt in der Physiotherapie eine IGe-Leistung dar. Vielfach bieten Hersteller Lasergeräte in Kombination mit Reizstromgeräten an. Wie so oft wird auch der Laser als ein Universalheilmittel angepriesen. Vielleicht ist das auch der Grund, weshalb in der Literatur der Laser überwiegend kritisch gesehen wird. Es gibt eine bestimmte Anzahl meist lokaler Anwendungen, bei denen der Laser seine Therapiestärken hat. Die Studienlage ist recht unterschiedlich. Einigkeit herrscht darüber, dass die LLLT nebenwirkungsfrei und schmerzlos ist. Es gibt u. a. Studien zur Behandlung von muskuloskelettalen Beschwerden, eine Übersichtsarbeit zur Behandlung von Nackenschmerzen und mehrere randomisierte, kontrollierte Studien zur Behandlung von Tinnitus. Bei letzteren zeigen ältere Studien keine Wirksamkeit, neuere jedoch belegen das Gegenteil. Um abschließend ein Urteil über die Lasertherapie geben zu können, sind entweder weitere Studien abzuwarten oder eigene Erfahrungen zu machen.

Übungsfragen

1. Nennen Sie drei Dosierungsfaktoren bei der Lichttherapie.
2. In welchem Bereich sind Strahlen sichtbar?
3. Welche UV-Strahlen sind am aggressivsten?
4. Welche Wirkungen entwickeln UV-Strahlen?
5. Welche Schutzmaßnahme ist bei allen UV-Bestrahlungen Pflicht?
6. Was sind die Wirkungen der Lasertherapie?

14 Spezielle Indikationen

Hinweis

Im nachfolgenden Kapitel werden Hinweise für die praktische Umsetzung anhand ausgewählter Krankheitsbilder der verschiedenen medizinischen Fachdisziplinen gegeben.

14.1 Chirurgie

14.1.1 Arterielle Verschlusskrankheiten (AVK)

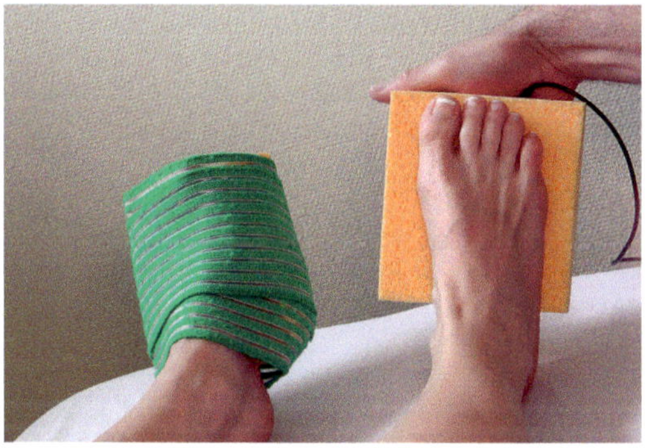

Abb. 14.1 Elektrodenanlage bei AVK der unteren Extremitäten [K334]

Therapieziel:	Regulierung der Durchblutung
Maßnahme:	Galvanischer Strom
Parameter	
Frequenz:	0 Hz
Intensität:	Sensibel schwellig
Applikationstechnik:	Längsdurchflutung der betroffenen Extremitäten (Kathode in der Peripherie, Anode im Bereich des Gefäßstamms)
Behandlungsdauer:	20–25 Min.
Häufigkeit:	• Stadium I: 2–3× wöchentlich • Stadium II: täglich
Kombinationen:	Laufbandtherapie, Hydrotherapie (Wechselgüsse)
Alternativen:	Stangerbad, Vierzellenbad
Besonderheiten:	Bei funktioneller AVK kann eine Beeinflussung über das vegetative Nervensystem durch eine vorgeschaltete Ganglionblocke erreicht werden.

14.1.2 Phantomschmerzen

Therapieziel:	Schmerzreduktion
Maßnahme:	Hochvolt-Ströme
Parameter	
Frequenz:	100 Hz
Intensität:	Sensibel schwellig bis überschwellig
Applikationstechnik:	Bipolare Elektrodenanlage (eine größere Elektrode im Wurzelgebiet, eine kleinere Elektrode um die Narbe im Stumpfbereich)
Behandlungsdauer:	25–30 Min.
Häufigkeit:	• Bei akuten Beschwerden täglich • Bei chronischen Beschwerden im Sinne der Schmerzmedikation bei Bedarf
Kombinationen:	Stumpfabhärtung
Alternativen:	TENS (zur Heimbehandlung), Interferenzströme

14.1.3 Stuhlinkontinenz (▸Abb. 14.2)

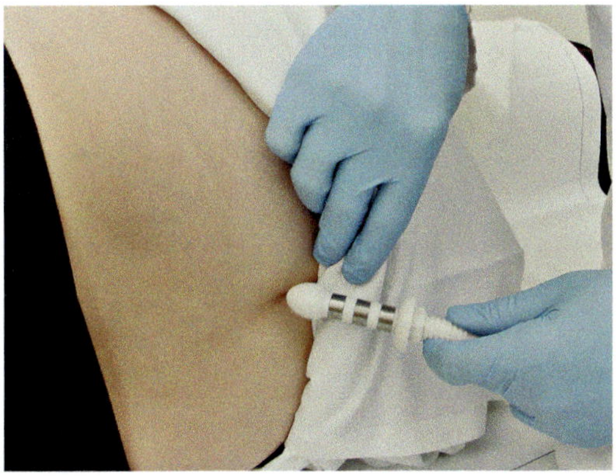

Abb. 14.2 Einführen der Rektalelektrode [K334]

Therapieziel:	Verbesserung der Sphinkterfunktion
Maßnahme:	TENS, biphasische Impulse
Parameter	
Frequenz:	3–250 Hz
Impulsdauer:	50–500 µs
Intensität:	Motorisch schwellig
Applikationstechnik:	Spezialelektrode zur rektalen Applikation, beide Pole sind in der Elektrode vereint. Rektale Einführung mittels Kontaktgel. Patient in linker Seitlage.
Behandlungsdauer:	10–15 Min.
Häufigkeit:	• Je nach Ausprägung mehrmals täglich (Heimbehandlung) • Kontrollbehandlung 1× wöchentlich
Kombinationen:	EMG-getriggerte Elektrostimulation, Biofeedback, Beckenbodentraining
Alternativen:	Stimulation der Beckenbodenmuskulatur mit mittelfrequenten Strömen, Interferenz (0–10 Hz, tetrapolare Elektrodenanlage, zwei Elektroden oberhalb der Symphyse und zwei Elektroden an den Spinae posteriores superiores) Transkorporale Elektrostimulation mit Exponentialströmen (Impulsdauer 200 ms, Pausendauer 2 000 ms, Anode über Kreuzbein, Kathode oberhalb der Symphyse)
Besonderheiten:	Wichtig ist die klare Indikationsstellung. Empfehlenswert sind vom Patienten zu führende Stuhltagebücher.

14.1.4 Sympathische Reflexdystrophie (Morbus Sudeck Stadium II) (►Abb. 14.3, ►Abb. 14.4)

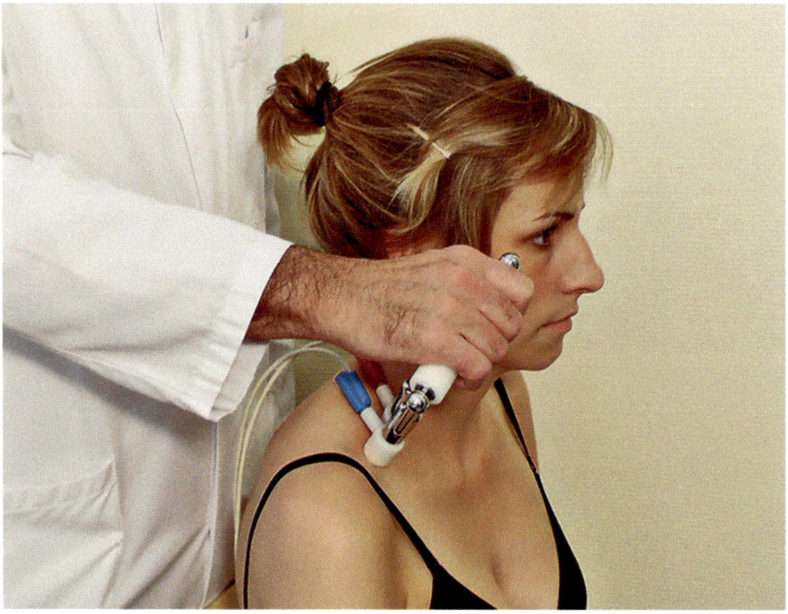

Abb. 14.3 1. Behandlungsphase bei Morbus Sudeck: Stellatumblockade [K334]

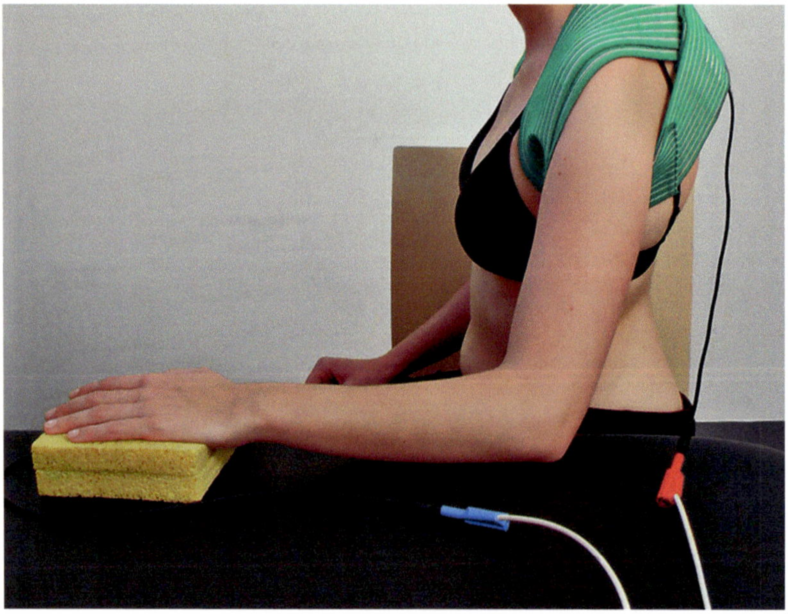

Abb. 14.4 2. Behandlungsphase bei Morbus Sudeck: Längsdurchflutung des Arms [K334]

Therapieziele:	Regulation der Durchblutung, Schmerzreduktion
Maßnahme:	Diadynamischer Strom (Diphasé fixe)
Parameter	
Frequenz:	100 Hz
Impulsdauer:	10 ms
Pausendauer:	0 ms
Intensität:	Sensibel schwellig bis überschwellig
Applikationstechnik:	• 1. Behandlungsphase: gangliotrope Applikation (Stellatumblockade). Das Ganglion stellatum findet man im Kreuzungspunkt von 2 gedachten Linien. Eine Linie verläuft 2 Querfinger breit über der Klavikula, die andere einen Querfinger hinter dem M. sternocleidomastoideus. Um diesen meist etwas empfindlichen Punkt die Elektroden platzieren. • 2. Behandlungsphase: transregionale Applikation, d. h. Längsdurchflutung ganzer Arm (Kathode an der palmaren Seite der Hand, Anode zwischen den Schulterblättern)
Behandlungsdauer:	• 1. Phase: 3–5 Min. • 2. Phase: 5–10 Min.
Häufigkeit:	Jeden 2. Tag
Kombinationen:	Reflexzonenmassage (BGM), manuelle Lymphdrainage, kontralaterale physiotherapeutische Übungsbehandlung, CO_2-Bäder
Alternativen:	Interferenzströme
Besonderheiten:	Die Reaktion ist bei der Erstbehandlung am intensivsten, eine kritische Beobachtung des Behandlungsverlaufs ist notwendig. Die Reizung motorischer Nervenfasern kann ggf. eine Abduktion des Arms hervorrufen.

14.2 Orthopädie

14.2.1 Achillodynie (►Abb. 14.5)

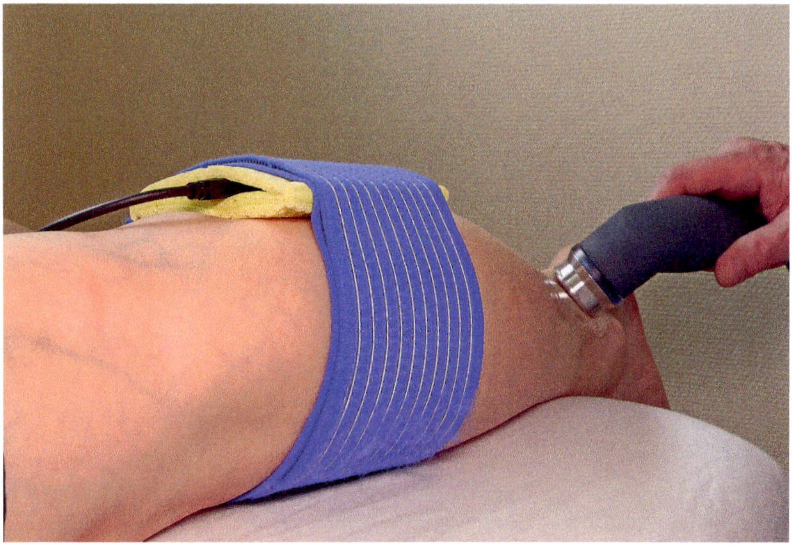

Abb. 14.5 Simultane Ultraschallbehandlung bei Achillodynie, die Anode liegt proximal. [K334]

Therapieziele:	Schmerzreduktion, Regulierung der Durchblutung	
Maßnahme:	Simultanverfahren, Ultraschall mit diadynamischem Strom (Modulé en courtes périodes)	
Parameter	**Ultraschall**	**Diadynamik**
Frequenz:	3 MHz	50 bzw. 100 Hz im rhythmischen Wechsel
Betriebsart:	Kontinuierlich	
Impulsdauer:		10 ms
Pausendauer:		50 Hz: 10 ms, 100 Hz: 0 ms
Intensität:	0,7 W/cm^2	Sensibel schwellig
Applikationstechnik:	Anode liegt proximal, z. B. im Bereich des M. gastrocnemius, Kathode (= Ultraschallkopf) kreisende Bewegung über Prädilektionsstelle	
Behandlungsdauer:	10–12 Min.	
Häufigkeit:	• Akut täglich • Subakut 3× wöchentlich	
Kombinationen:	Phonophorese, Querfriktionen, Dehnungen	
Alternativen:	Subaquale Ultraschalltherapie, Ultra-Reiz-Strom, Impulsgalvanisation (Frequenzmodulation), stochastischer Strom, Hochvoltstrom, Mikrowelle	

14.2.2 Epikondylitis (►Abb. 14.6)

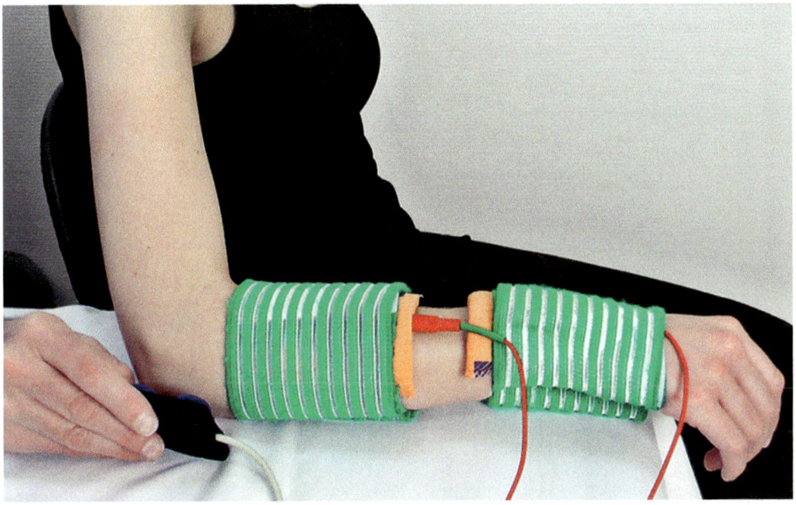

Abb. 14.6 Zweikanal-Technik zur Behandlung einer Epikondylitis [K334]

Therapieziele:	Schmerzreduktion, Regulierung der Durchblutung, Regulation des Muskeltonus
Maßnahme:	Zweikanal-Technik: • Kanal 1: AMS • Kanal 2: AMS
Parameter	
Frequenz:	Kanal 1: 200 Hz, Kanal 2: 100 Hz
Intensität:	Deutlich sensibel überschwellig
Applikationstechnik:	• Kanal 1: Zwei kleine Plattenelektroden auf die Epikondylen • Kanal 2: Längsdurchströmung der hypertonen Muskulatur
Behandlungsdauer:	20–30 Min.
Häufigkeit:	• Akut täglich • Subakut 2–3× wöchentlich
Kombinationen:	Querfriktionen, Dehnungen, Haltungskorrektur
Alternativen:	Ultraschall simultan, Iontophorese, diadynamische Ströme, Ultra-Reiz-Strom (segmentale Applikation)

14.2.3 Endoprothesen (►Abb. 14.7)

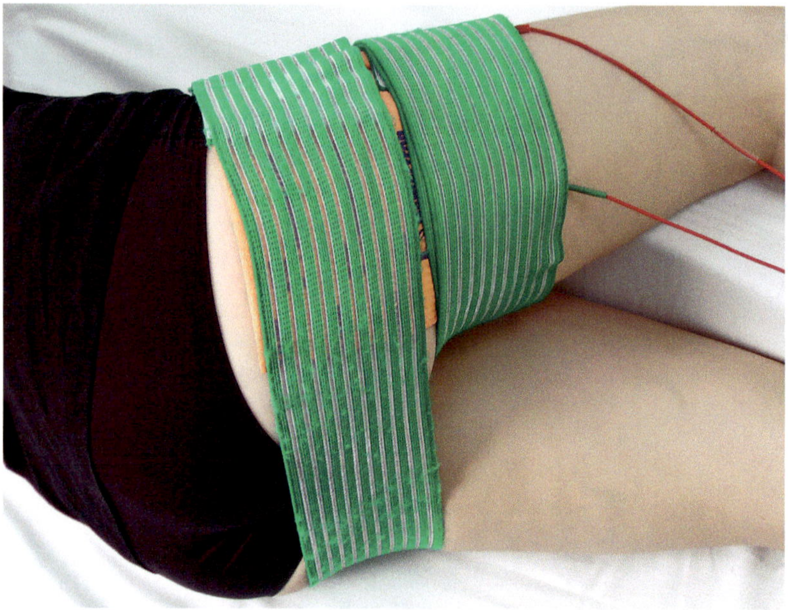

Abb. 14.7 Elektrodenanlage bei Hüftendoprothese [K334]

Therapieziele:	Schmerzreduktion, Reduktion von Schwellung und Reizung, Besserung der gestörten Beweglichkeit, Regulation des Muskeltonus
Maßnahme:	Amplitudenmodulierter Strom, unmodulierter mittelfrequenter Strom
Parameter	
Frequenz:	AMS 100 Hz, unmodulierter MF 4 000 Hz
Intensität:	Deutlich sensibel überschwellig
Applikationstechnik:	Querdurchflutung mit flächenmäßig großen Elektroden
Behandlungsdauer:	20 Min.
Häufigkeit:	• Stationäre Phase: täglich • Stationäre oder ambulante Rehabilitation: 4–5× wöchentlich
Kombinationen:	Physiotherapeutische Übungsbehandlung, manuelle Lymphdrainage, Kältetherapie
Alternativen:	Hochvolt-Ströme, biphasische TENS-Ströme, MENS
Besonderheiten:	AMS bewirkt überwiegend eine Besserung der gestörten Beweglichkeit und eine Regulation des Muskeltonus, mittelfrequenter Strom v. a. eine Reduktion der Schmerzen, der Schwellung und der Reizung.

Merke

Bei Endoprothesen keine Elektrotherapie mit galvanischer Komponente durchführen.

14.2.4 Adduktorentendopathie (▸Abb. 14.8)

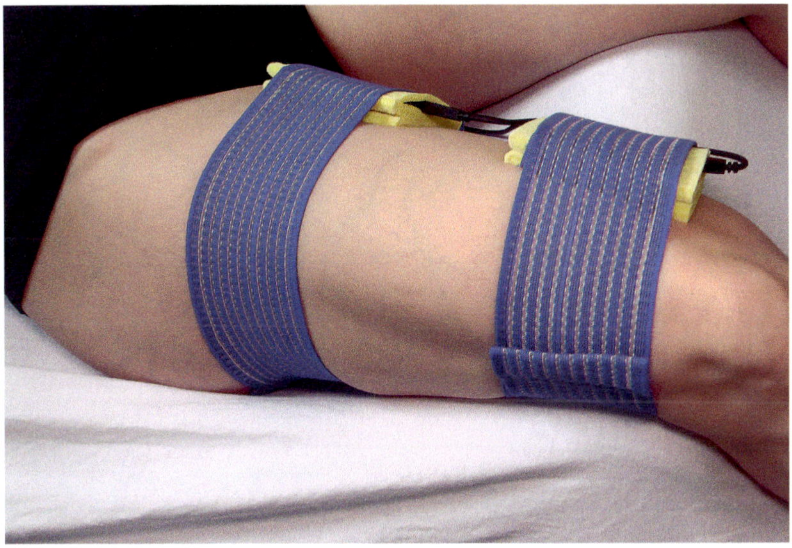

Abb. 14.8 Behandlung einer Adduktorentendopathie des M. adductor longus mit frequenzmoduliertem Strom (FM) und Elektrodenanlage am Übergang Sehne/Muskelbauch [K334]

Therapieziel:	Schmerzreduktion, Regulierung der Durchblutung
Maßnahme:	Frequenzmodulierter Strom (FM)
Parameter	
Frequenz:	5 – 50 Hz
Intensität:	Deutlich sensibel überschwellig
Applikationstechnik:	Längsdurchflutung, Kathode am Übergang Sehne/Muskelbauch oder Insertion Sehne/Knochen
Behandlungsdauer:	15–20 Min.
Häufigkeit:	• Akut täglich • Subakut 3× wöchentlich
Kombinationen:	Simultanverfahren mit Ultraschall, Querfriktionen, Funktionsmassagen
Alternativen:	IG 50
Besonderheiten:	Bei extrem lang anhaltendem Krankheitsverlauf ist gleichzeitig eine Iontophorese mit Lokalanästhetikum möglich.

14.3 Innere Medizin

14.3.1 Asthma bronchiale (►Abb. 14.9)

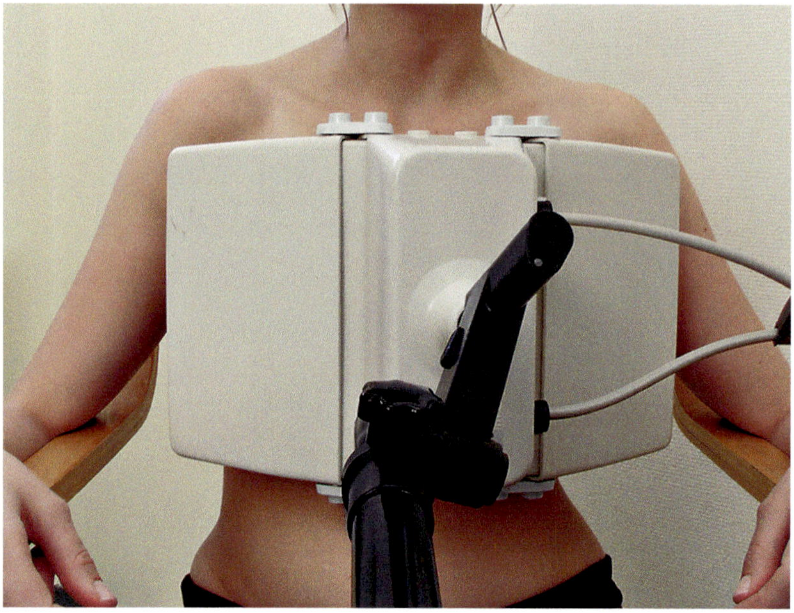

Abb. 14.9 Kurzwellen-Bestrahlung mit der Diplode bei Asthma bronchiale [K334]

Therapieziel:	Sekretmobilisation, Entzündungshemmung, Spasmolyse der Atemhilfsmuskulatur
Maßnahme:	Kurzwellentherapie
Parameter	
Frequenz:	27 MHz
Dosis:	2–3 nach Schliephake
Applikationstechnik:	Diplode, ventral im Thoraxbereich
Behandlungsdauer:	20 Min.
Häufigkeit:	2× wöchentlich
Kombinationen:	Atemtherapie, Bindegewebsmassage
Besonderheiten:	Auch eine Bestrahlung von dorsal und ventral mit Schliephake-Elektroden ist möglich. Auf gleichmäßigen Elektrodenhautabstand ist zu achten.

14.3.2 Obstipation (▸Abb. 14.10)

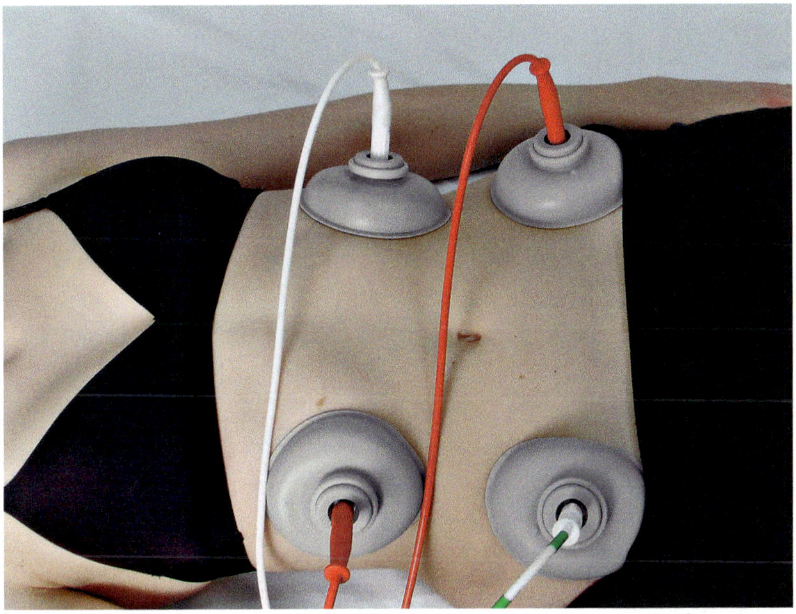

Abb. 14.10 Elektrodenanlage zur Behandlung einer atonischen Obstipation mit Interferenzstrom [K334]

Therapieziel:	Tonusregulation
Maßnahme:	Mittelfrequenter Interferenzstrom
Parameter	
Frequenz:	1–10 Hz
Intensität:	Motorisch schwellig
Applikationstechnik:	Vakuumelektroden
Behandlungsdauer:	20–30 Min.
Häufigkeit:	Täglich
Kombinationen:	Kolonmassage, Heiße Rolle, Heublumensack
Alternativen:	Niederfrequenz, Exponentialstrom (Impulsdauer 200 ms, Pausendauer 2000 ms, flächenmäßig große Elektroden, die rechts und links der Linea alba die Voglerpunkte überdecken)
Besonderheiten:	Bei spastischer Obstipation Detonisierung mit Frequenzen von 100 Hz und Plattenelektroden, ebenfalls Interferenzverfahren.

14.3.3 Thromboseprophylaxe (►Abb. 14.11)

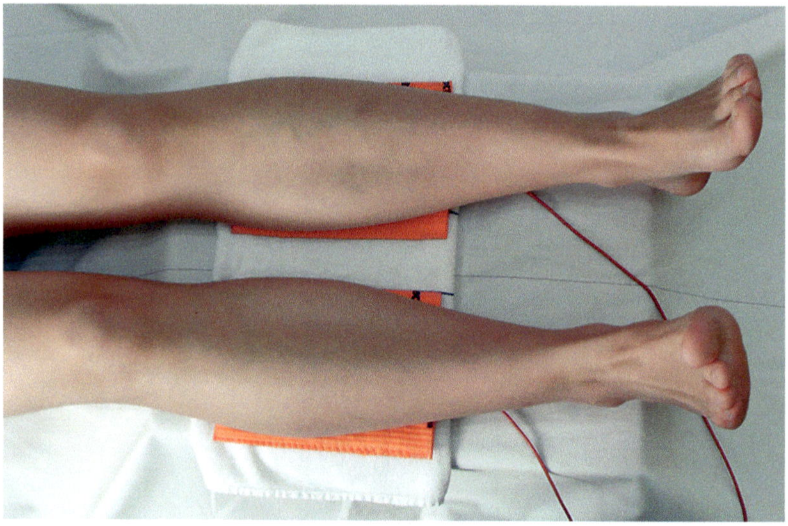

Abb. 14.11 Elektrodenanlage zur Thromboseprophylaxe mit Plattenelektroden und AMS [K334]

Therapieziel:	Aktivierung der Muskelpumpe
Maßnahme:	Mittelfrequenter amplitudenmodulierter Strom
Parameter	
Frequenz:	3,5–4,5 Hz
Intensität:	Deutlich motorisch überschwellig
Applikationstechnik:	2 flächenmäßig große Plattenelektroden unter der Wadenmuskulatur oder den Füßen
Behandlungsdauer:	30 Min.
Häufigkeit:	Mehrmals täglich
Kombinationen:	Aktive Physiotherapie
Besonderheiten:	Auch geeignet bei komatösen Patienten. Die entsprechende Lagerung ist zu beachten.

14.3.4 Schlafstörungen (▸Abb. 14.12)

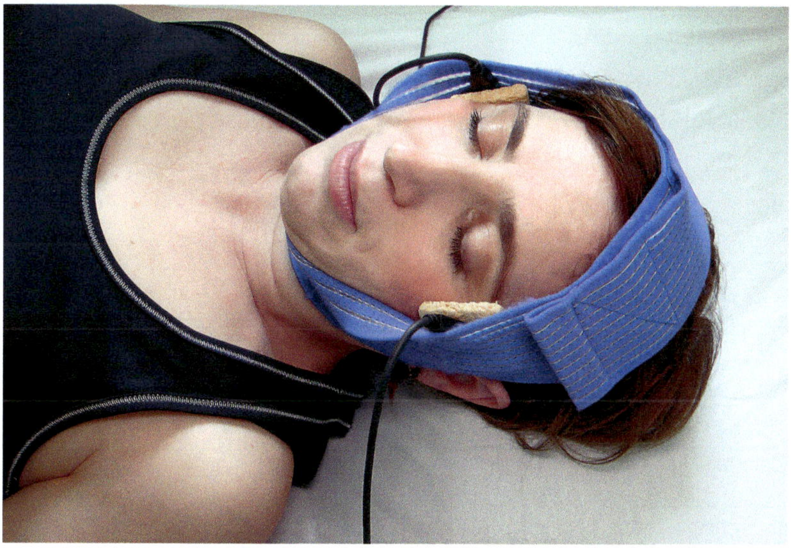

Abb. 14.12 Elektrodenanlage bei Schlafstörungen mit amplitudenmoduliertem Strom [K334]

Therapieziel:	Reduktion von Schlafstörungen durch Elektrorelaxation
Maßnahme:	Amplitudenmodulierter Strom
Parameter	
Trägerfrequenz:	4 000 Hz
Wirkfrequenz:	200 Hz
Intensität:	Sensibel schwellig
Applikationstechnik:	2 Elektroden im Bereich der Schläfen, mit Klettband befestigt
Behandlungsdauer:	Bis zu 45 Min.
Häufigkeit:	20× tägliche Behandlung
Kombinationen:	Entspannungstechniken, sedierende Bäder
Alternativen:	Stangerbad, absteigende Polung
Besonderheiten:	Behandlung muss in einem reizarmen Umfeld erfolgen.

14.4 Neurologie

14.4.1 Hemiplegie

Therapieziel:	Kräftigung der Antagonisten
Maßnahme:	EMG-getriggerte Elektrostimulation
Parameter	
Frequenz:	30 Hz
Impulsdauer:	40–400 µs
Schwellimpulsdauer:	1–9 s
Impuls/Pause:	1 : 3
Applikationstechnik:	Zwei flächenmäßig der betroffenen Muskulatur entsprechend große Klebeelektroden auf den Antagonisten
Behandlungsdauer:	Bis zur Ermüdbarkeitsgrenze
Häufigkeit:	• Im Sinne einer Heimbehandlung mehrmals täglich • Ca. alle 4 Wochen Kontrolle durch den Therapeuten
Kombinationen:	Physiotherapie
Alternativen:	Mehrkanal-Stimulation mit mittelfrequentem amplitudenmoduliertem Strom (1-Kanal zur Stimulation der Antagonisten, 2-Kanal zur Tonusreduktion des Agonisten), Stangerbad mit Querdurchflutung (Anode auf der spastischen Seite)
Besonderheiten:	Die Reaktionen der Muskulatur ständig beobachten. Bei lebhaft werdender Spastizität die Elektrodenanlage kontrollieren, ggf. die Behandlung abbrechen.

14.4.2 Radialisparese (►Abb. 14.13)

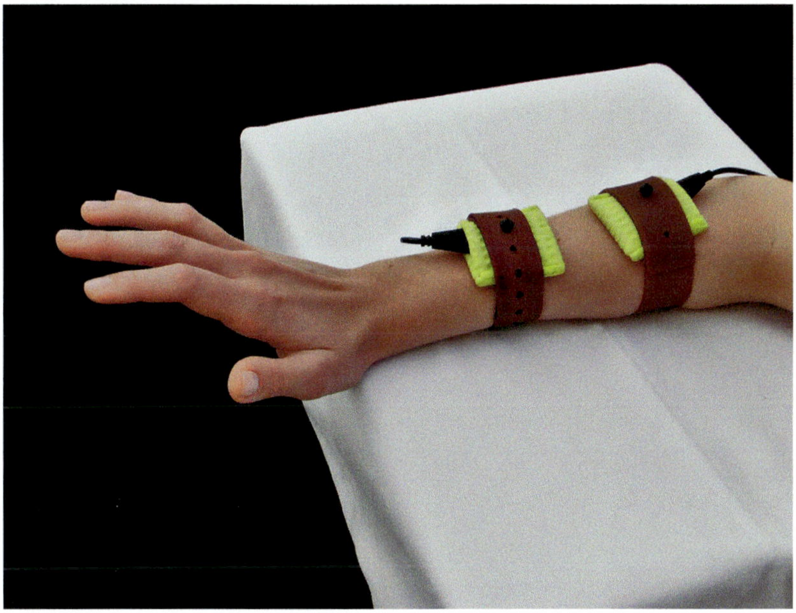

Abb. 14.13 Myostimulation bei Radialisparese [K334]

Therapieziel:	Atrophieprophylaxe, funktionelle Stimulation
Maßnahme:	Je nach Erregbarkeit faradische Serien- oder Exponentialströme
Parameter	Je nach gewählter Stromform (► Kap. 7.4)
Intensität:	Motorisch überschwellig
Applikationstechnik:	Monopolare oder bipolare Elektrodenanlage auf der betroffenen Extensorengruppe
Behandlungsdauer:	Bis zur Ermüdbarkeitsgrenze
Häufigkeit:	Täglich
Kombinationen:	Aktive Physiotherapie

14.4.3 Ischialgie (►Abb. 14.14)

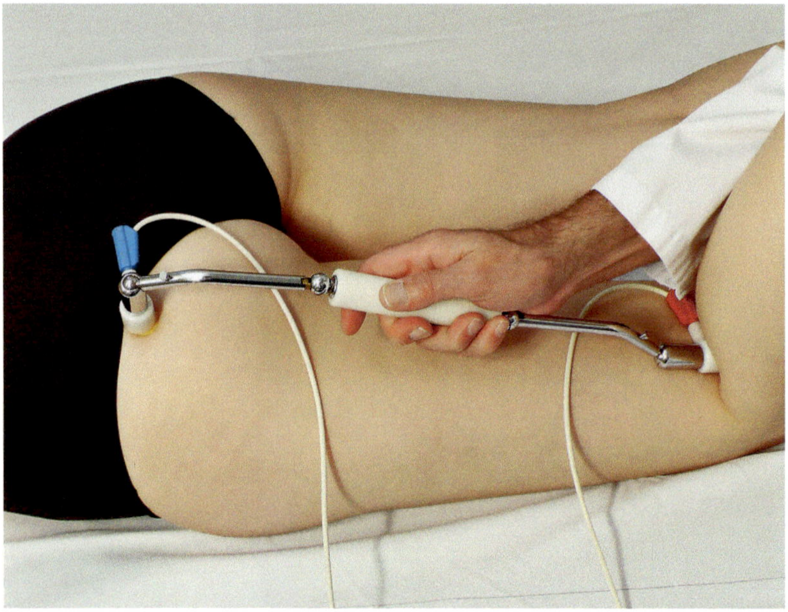

Abb. 14.14 Nervenstammapplikation mit diadynamischen Strömen bei Ischialgie [K334]

Therapieziel:	Schmerzreduktion
Maßnahme:	Diadynamische Ströme (Diphasé fixe, Modulé en courtes périodes, Modulé en longues périodes)
Parameter	
Frequenz:	DF 100 Hz, CP/LP 50/100 Hz
Impulsdauer:	10 ms
Intensität:	Sensibel schwellig bis überschwellig
Applikationstechnik:	Initialbehandlung transregional, anschließend paravertebrale Applikation, Nervenstamm- und Schmerzpunkt-Applikation
Behandlungsdauer:	Jede Applikation 4–5 Min.
Häufigkeit:	• Akut täglich • Subakut 2× wöchentlich
Kombinationen:	Beckenbeinaufhängung im Schlingentisch, Stufenlagerung, Brüggertherapie
Alternativen:	Ultra-Reiz-Strom, Interferenzströme, Stangerbad
Besonderheiten:	Ein präzises Aufsuchen der Valleix-Punkte ist unabdingbar für den Therapieerfolg.

14.4.4 Fazialisparese (►Abb. 14.15)

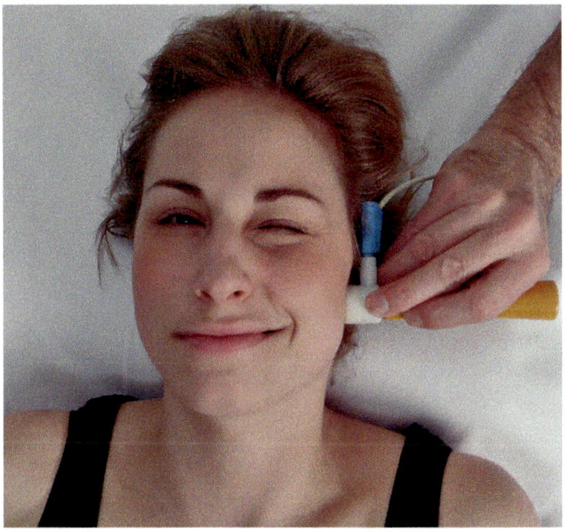

Abb. 14.15 Monopolare Reizung am Nervenstamm des N. facialis bei Fazialisparese [K334]

Therapieziel:	Atrophieprophylaxe, funktionelle Stimulation
Maßnahme:	Je nach Erregbarkeit faradische Serienimpuls- oder Exponentialströme
Parameter:	Je nach gewählter Stromform (► Kap. 7.4). Wegen der hohen Empfindlichkeit stets mit der kürzesten Impulsdauer reizen.
Applikationstechnik:	Monopolare oder bipolare Elektrodenanlage auf den betroffenen Muskeln. Bei zu hoher sensibler Belästigung ist eine Reizung mit der Anode empfehlenswert.
Behandlungsdauer:	Bis zur Ermüdbarkeitsgrenze
Häufigkeit:	Täglich
Kombinationen:	Propriozeptive neuromuskuläre Fazilitation, Gesichtsmassage
Alternativen:	Biofeedback, TENS
Besonderheiten:	Die Behandlung bedarf einer gewissen elektrotherapeutischen Erfahrung. Tritt Eigenaktivität der betroffenen Muskeln ein, ist die aktive Physiotherapie vorrangig.

14.4.5 Trigeminusneuralgie (►Abb. 14.16)

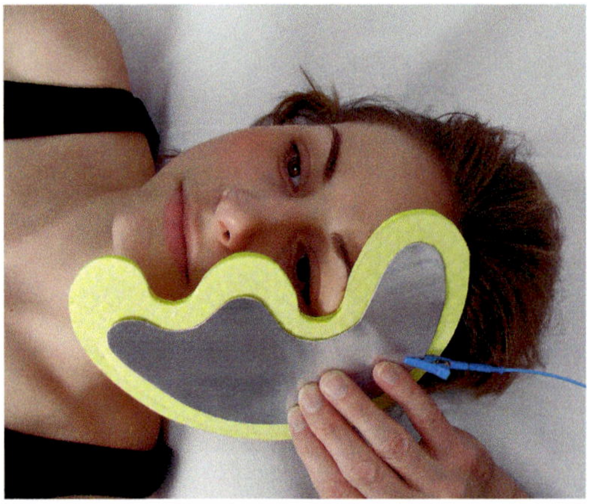

Abb. 14.16 Behandlung der Trigeminusneuralgie mit Bergonie-Maske [K334]

Therapieziel:	Schmerzreduktion
Maßnahme:	Galvanischer Strom, diadynamischer Strom (Modulé en courtes périodes)
Parameter	
Wirkfrequenz:	0 Hz/50–100 Hz
Intensität:	Sensibel schwellig
Applikationstechnik:	Einsatz der Bergonie-Maske
Behandlungsdauer:	7–10 Min.
Häufigkeit:	• Akut täglich • Chronisch 2–3× wöchentlich
Besonderheiten:	Vor der Elektrotherapie feinste Tupfungen mit der Elektrodenschwammtasche zur Desensibilisierung

14.5 Gynäkologie und Urologie

14.5.1 Plazentainsuffizienz (▸Abb. 14.17)

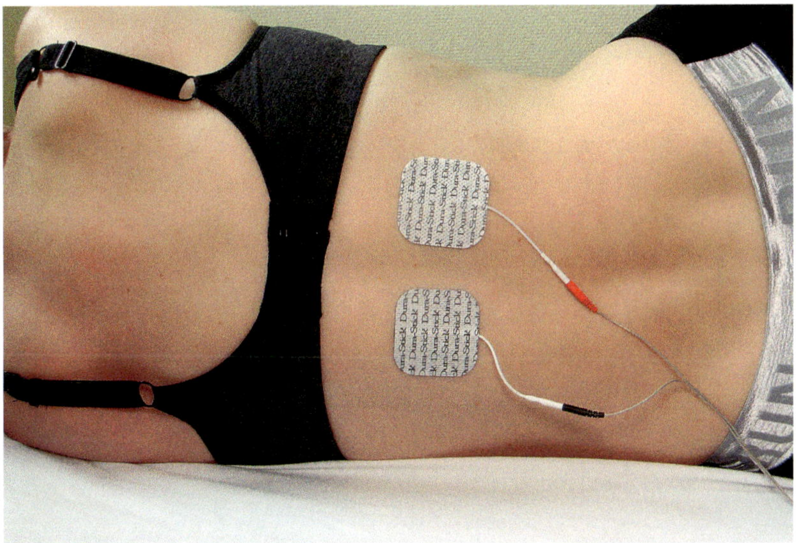

Abb. 14.17 Elektrodenanlage zur Behandlung einer Plazentainsuffizienz mit biphasischen rechteckigen Impulsströmen [K334]

Therapieziel:	Anregung der Durchblutung der Plazenta (ausreichende Plazenta-Minuten-Volumina)
Maßnahme:	Biphasische rechteckige Impulsströme
Parameter	
Frequenz:	50 Hz
Impulsdauer:	0,3 ms
Intensität:	Deutlich sensibel überschwellig
Applikationstechnik:	2-paarige selbstklebende Elektroden am Rücken zwischen den Segmenten Th10 und L2 paravertebral, linke Halbseitlage
Behandlungsdauer:	30 Min.
Häufigkeit:	Täglich, durchschnittlich 2 Wochen lang
Kombinationen:	Entspannungstherapie

14.5.2 Harninkontinenz

Therapieziel:	Verbesserung der Sphinkterfunktion
Maßnahme:	Biphasische Rechteck-Ströme
Parameter	
Frequenz:	3–250 Hz
Impulsdauer:	50–500 µs
Intensität:	1–60 mA deutlich motorisch schwellig
Applikationstechnik:	Intravaginale Elektrode (beide Pole sind in der Elektrode vereint), Einführung mittels Kontaktgel
Behandlungsdauer:	10–15 Min.
Häufigkeit:	• Je nach Ausprägung mehrmals täglich (eine Heimbehandlung ist dringlich zu empfehlen) • Kontrollbehandlung 1× wöchentlich
Kombinationen:	EMG-getriggerte Elektrostimulation, Beckenbodentraining
Alternativen:	Transkorporale Elektrostimulation, mittelfrequente Ströme, Interferenzströme
Besonderheiten:	Genaue Dokumentation zur Beurteilung des Grades der Harninkontinenz

14.5.3 Harnverhalt (z. B. nach vorderer Kolporrhaphie)

Therapieziel:	Ödemresorption, Funktionsverbesserung des Detrusors
Maßnahme:	Stangerbad
Parameter	
Frequenz:	0 Hz
Intensität:	Sensibel schwellig
Applikationstechnik:	Längsdurchflutung aufsteigend
Behandlungsdauer:	20–25 Min.
Häufigkeit:	Täglich
Kombinationen:	Entspannungstechniken, Bindegewebsmassage
Alternativen:	Amplitudenmodulierter Strom zur Detrusorstimulation 3,5 Hz, zur Detonisierung des Sphinkters 100 Hz
Besonderheiten:	Bei der vorderen Kolporrhaphie kann es zu einer relativen Überkorrektur des urethrovesikalen Winkels kommen, die zumeist ödembedingt einen Harnverhalt durch einen erhöhten Urethraverschlussdruck hervorruft. Die Blase wird nur unzureichend entleert, da die Urethra zu früh wieder verschließt. Bereits nach wenigen Tagen kommt es zu einer erheblichen Detrusorschwäche.

14.5.4 Dysmenorrhö (►Abb. 14.18)

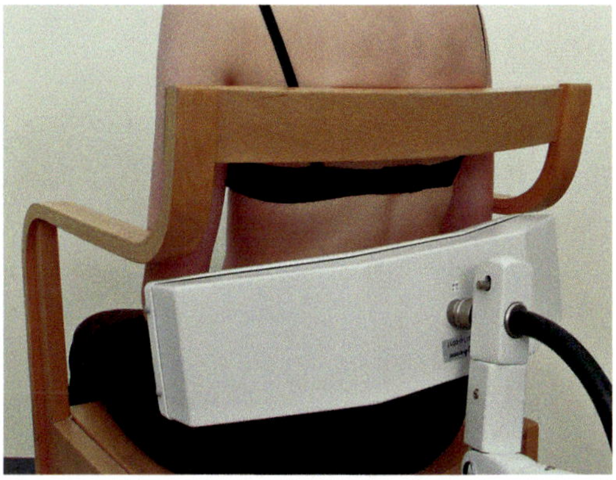

Abb. 14.18 Mikrowelle bei Dysmenorrhö (dorsale Applikation) [K334]

Therapieziel:	Schmerzreduktion
Maßnahme:	Hochfrequenztherapie, Mikrowelle
Parameter	
Frequenz:	2 400 MHz
Dosis:	Stufe 2 (► Kap. 10.3)
Applikationstechnik:	Muldenstrahler segmental über der Michaelis-Raute (L1–L5)
Behandlungsdauer:	15 Min.
Häufigkeit:	3× wöchentlich
Kombinationen:	Bindegewebsmassage, Entspannungstechniken
Alternativen:	Kurzwellentherapie (Kondensatorfeldmethode)
Besonderheiten:	Vorsicht: Im Behandlungsgebiet dürfen sich keine Implantate oder Metallgegenstände befinden.

14.5.5 Zustand nach Mastektomie und Implantationsrekonstruktion (►Abb. 14.19)

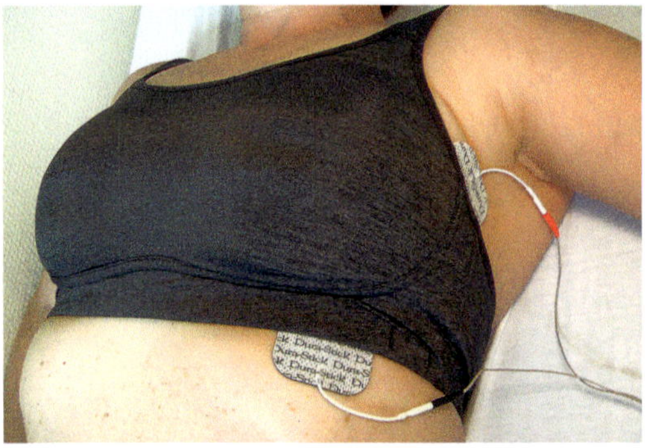

Abb. 14.19 TENS bei Zustand nach Mastektomie und Implantationsrekonstruktion

Therapieziel:	Schmerzreduktion, Verbesserung der Sensibilität
Maßnahme:	TENS-Ströme
Parameter	
Frequenz:	100 Hz
Dosis:	Sensibel schwellig bis überschwellig
Applikationstechnik:	2 großflächige Selbstklebeelektroden: 1 entlang der Narbe (lateral), 1 unterhalb der rekonstruierten Brust (untere Brustfalte)
Behandlungsdauer:	20 Min.
Häufigkeit:	3× wöchentlich
Kombinationsmöglichkeiten:	Aktive Physiotherapie

14.6 Dermatologie

14.6.1 Hyperhidrosis (►Abb. 14.20)

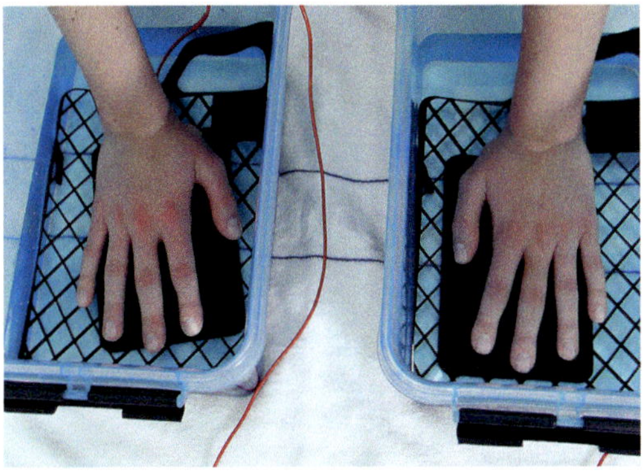

Abb. 14.20 Hyperhidrosisbehandlung mit Leitungswasser-Iontophorese in Handwannen [K334]

Therapieziel:	Reduktion der Schweißdrüsenaktivität
Maßnahme:	Leitungswasser-Iontophorese
Parameter	
Frequenz:	0 Hz
Intensität:	Sensibel überschwellig
Applikationstechnik:	Durchflutung der zu behandelnden Extremitäten in Kunststoffwannen mit indifferenter Wassertemperatur und geschützten Elektroden mit galvanischem Strom
Behandlungsdauer:	20–30 Min.
Häufigkeit:	3–5× wöchentlich
Kombinationen:	Adstringierende Bäder
Alternativen:	2- oder 4-Zellenbäder
Besonderheiten:	Von Zeit zu Zeit kann eine Auffrischung des Behandlungsergebnisses erforderlich werden.

14.6.2 Psoriasis

Therapieziel:	Verbesserung des Hautstoffwechsels
Maßnahme:	Interferenzstrom
Parameter	
Trägerfrequenz:	4 000 Hz
Wirkfrequenz:	100 Hz
Intensität:	Deutlich sensibel überschwellig
Applikationstechnik:	Großflächige Elektrodenanlage, evtl. zur Ganzkörperbehandlung
Behandlungsdauer:	15 Min.
Häufigkeit:	15 Sitzungen, 1× täglich
Kombinationen:	UV-Bestrahlung, Solebäder
Alternativen:	Hochtontherapie

14.6.3 Ulcus cruris

Therapieziel:	Unterstützung der Wundheilung
Maßnahme:	Wundgalvanisation
Parameter	
Frequenz:	0 Hz
Intensität:	Sensibel unterschwellig bis schwellig
Applikationstechnik:	Kompresse mit physiologischer Kochsalzlösung getränkt in die vorher gereinigte Wunde legen, Gegenelektrode – meist Anode – in unmittelbarer Nähe platzieren
Behandlungsdauer:	30–60 Min.
Häufigkeit:	Mehrmals täglich
Kombinationen:	Bindegewebsmassage, Lymphdrainage
Alternativen:	Gepulste elektrische Wundstimulation, TENS zur Heimbehandlung
Besonderheiten:	Auf einwandfreies hygienisches Arbeiten und eine behutsame Dosierung achten. Einige Hersteller liefern Spezialelektroden zur Wundbehandlung.

14.7 Hals-Nasen-Ohren-Heilkunde

14.7.1 Tinnitus (►Abb. 14.21)

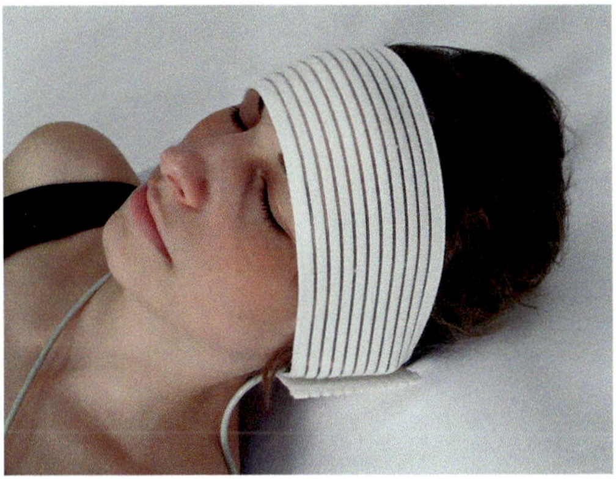

Abb. 14.21 Elektrodenanlage bei Tinnitus [K334]

Therapieziel:	Reduktion des Tinnitus
Maßnahme:	Interferenzstrom
Parameter	
Trägerfrequenz:	4000 Hz
Wirkfrequenz:	100 Hz
Intensität:	Sensibel schwellig bis leicht überschwellig
Applikationstechnik:	Vier kleine Elektroden jeweils zwei an den Procc. mastoidei platzieren und mit Klettband fixieren.
Behandlungsdauer:	30 Min.
Häufigkeit:	Die ersten 6–10 Behandlungen täglich
Kombinationen:	Fußreflexzonenmassage, bei gleichzeitiger Elektrotherapie
Alternativen:	Ohr-Iontophorese mit Lidocain-Lösung 2 %
Besonderheiten:	Nach ca. 6 Behandlungen treten erste Veränderungen in Bezug auf Tonhöhe oder Lautstärke auf. Nach einigen Behandlungen kann es nochmals zu einer Verstärkung der Symptomatik kommen, die sich aber nach weiteren Behandlungen wieder abschwächt.

14.7.2 Otitis media (►Abb. 14.22)

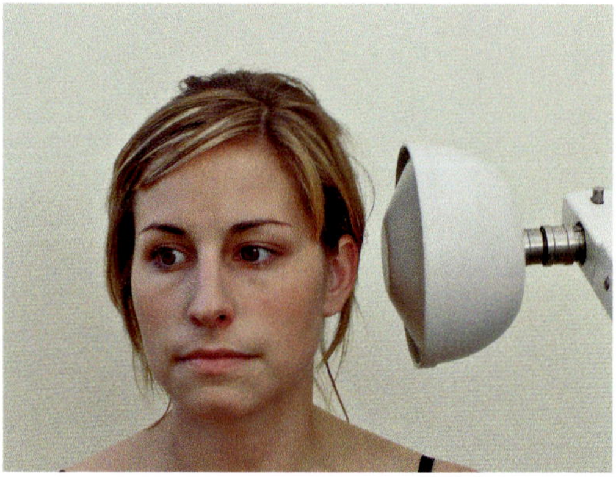

Abb. 14.22 Mikrowelle mit Rundfeldstrahler bei Otitis media [K334]

Therapieziel:	Beseitigung des Ohrendrucks bei Ohrenkatarrh, Entzündungsreduktion
Maßnahme:	Hochfrequenztherapie, Mikrowelle
Parameter	
Frequenz:	2400 MHz
Dosis:	1–2 nach Schliephake
Applikationstechnik:	Rundfeldstrahler oder Fokusstrahler
Behandlungsdauer:	5–10 Min.
Häufigkeit:	• Akut täglich • Subakut 3× wöchentlich
Kombinationen:	Lymphdrainage
Alternativen:	Kurzwelle/Spulenfeldelektrode (Minode)
Besonderheiten:	In akuten Fällen mehrmals täglich 2–3 Min. behandeln.

Anhang

Antworten auf die Übungsfragen

Kapitel 1

Kapitel 1.2

1. Geladene Atome oder Moleküle
2. Protonen und Neutronen
3. Nullwertig
4. Bei einer chemischen Verbindung haben die Stoffe miteinander reagiert, beim Gemenge nicht.
5. Elektrolyse ist die Aufspaltung gelöster, dissoziierter Substanzen-(Ionen) unter Einsatz von Gleichstrom.
6. Es besteht Verätzungsgefahr unter beiden Polen.

Kapitel 1.3

1. a) Volt.
   b) Watt.
   c) Ampere.
2. a) AC: Alternating Current, Wechselstrom.
   b) DC: Direct Current, Gleichstrom.
3. Längsdurchflutung
4. Sensible Reizschwelle
5. Der Übergangswiderstand ist der Widerstand zwischen der Elektrode und dem Körper.
6. Wattstunden (Wh) oder Kilowattstunden (kWh)
7. Leiter 2 Klasse
8. 50 Hz
9. Die CC-Schaltung soll die eingeregelte Intensität konstant halten, auch wenn sich der Widerstand verändert.

Kapitel 1.4

1. Sicherheit für den Helfer, Bergung des Verunglückten, Prüfung der Vitalfunktionen, Atemspende, Herzdruckmassage, Verständigung des Arztes.
2. Stromstärke, Dauer des Kontakts, Stromart, Stromweg durch den Körper.

Kapitel 1.8

1. Der Anwender ist die Person, die das Gerät nutzt.
2. Ja.
3. Einweisung und Funktionsüberprüfung.
4. Bezeichnung, Beleg über Einweisung und Funktionsüberprüfung, Name des Gerätebeauftragten, Name der eingewiesenen Personen, sicherheitstechnische Kontrolle, Funktionsstörungen, Unfälle etc.
5. 5 Jahre.

Kapitel 2

Kapitel 2.1

1. Dendriten dienen zur Reizaufnahme, das Soma zur Reizverarbeitung, der Neurit zur Reizweiterleitung.
2. Saltatorische und kontinuierliche Erregungsleitung.
3. −60 bis −80 mV.
4. Ionenpumpe, Natrium-Kalium-Pumpe.
5. a) Synapse
   b) Motorische Endplatte
6. Isometrische, isotonische und auxotonische Kontraktion.
7. Am Myosin wird das ATP in ADP und Phosphat gespalten, wobei beide Produkte am Myosin gebunden bleiben. Durch diesen Vorgang werden die Köpfchen energiereich, sie sind wie eine Feder in einem 45°-Winkel gespannt. Gelangt nun ein elektrischer Impuls zur Muskelzelle, werden aus der Muskelfaser Ca^{2+}-Ionen freigesetzt und die Tropomyosinfäden geben die Bindungsstellen für das Aktin frei. Es kommt zur Bildung von Querbrücken zwischen den Aktin- und Myosinfilamenten. Hierbei werden ADP und Phosphat freigesetzt und gleichzeitig klappen die Myosinköpfchen um. Dadurch werden die Aktinfilamente ca. 10 mm in Richtung der H-Zone gezogen und das Sarkomer verkürzt sich.

Kapitel 2.2

1. a) Schmerz ist die physiologische Antwort des Körpers auf einen pathologischen Reiz.
   b) Schmerz ist ein physiopsychisches Erlebnis.
   c) Schmerz ist eine unangenehme, sensorische und gefühlsmäßige Erfahrung.
2. Periphere, zentrale und psychogene Ursachen.
3. Substanzen, die im Gewebe freigesetzt werden und einen Reiz auf die Nervenendigungen ausüben.
4. Die informelle Wirkung.
5. Es entsteht ein Ionenstau, wodurch sich die Spannung zwischen dem Zellinneren und dem Außenraum erhöht. Die Anode stabilisiert erregbare Membranen.
6. Künstliche Verlängerung der Refraktärzeit durch z. B. einen mittelfrequenten Strom.
7. Hohe Intensitäten an der Toleranzgrenze sind zur Schmerzverdeckung erforderlich.

Kapitel 2.3

1. Lokal begrenzte Hyperämie, bedingt durch eine Weitstellung der Gefäße unter der Elektrode.
2. Histaminausschüttung, Quaddelbildung.
3. Vasokonstriktion, dann Vasodilation.
4. Die Ganglien des sympathischen Grenzstrangs.

Kapitel 2.4

1. a) Reizung gesunder Muskulatur
   b) Behandlung peripherer Paresen
   c) Behandlung zentraler Paresen
2. Unterschwellige Reize verändern die Reizschwellen, ohne dass dabei eine Kontraktion erfolgt.
3. KSZ < ASZ < AÖZ < KÖZ.
4. Bei hypersensiblen Patienten kann die Reizung mit der Anode weniger sensibel belästigend sein. Ein klassisches Krankheitsbild ist die Fazialisparese.
5. Summe von Einzelkontraktionen; sie führt zu einer Kontraktion.
6. Die Kontraktion wird durch Pausen unterbrochen.
7. Typen der Nervenfaserschädigung nach Seddon:
   - Neurapraxie
   - Axonotmesis
   - Neurotmesis
8. Bei einer kompletten Durchtrennung des peripheren Nervens muss zur Funktionswiederherstellung eine neurochirurgische Nervennaht vorgenommen werden. In diese Leitschiene muss der Nerv einsprossen (Sprouting).
9. Vergleichen Sie bitte mit ▶ Kap. 2.4.2.
10. Behandlungsmöglichkeiten zentraler Paresen durch die
    - „Klassiker“ (galvanischer Strom, Spasmotron®)
    - „Gängigen“ (Myofeedback, mittelfrequente Ströme)
    - „Neuen“ (TENS-Verfahren, EMG-getriggerte Elektrostimulation)
11. a) Tonusregulation bzw. Kontrolle der Spastik.
    b) Funktionelle Elektrostimulation im Sinne einer Bahnungstherapie
    c) Verbesserte Mobilität
    d) Kontraktur- und Dekubitusprophylaxe

Kapitel 3

1. Einstellung gegenüber Verfahren der Elektrotherapie, Stromempfindlichkeit, Stromerfahrungen, gezieltes Befragen nach Kontraindikationen.
2. Visuelle Analogskala zur Bestimmung des subjektiven Schmerzempfindens.
3. Ein spezielles Testverfahren zum Aufspüren irritierter Hautareale (veränderte Gewebszonen), i. d. R. mittels eines galvanischen Stromes.

Kapitel 4

Kapitel 4.1

1. Hyperämisierende Wirkung, analgetische Wirkung, Erregbarkeit beeinflussende Wirkung, Trophik verbessernde Wirkung, elektrolytische Wirkung, iontophoretische Wirkung.
2. Durch Säure- und Laugenbildung unter den Elektroden.
3. Elektrische Energie, thermische Energie, mechanische Energie, chemische Energie.
4. Zwei Drittel des Stroms fließen durch das Badewasser, weil es einen geringeren Widerstand als der Körpers hat.
5. Iontophorese ist das Einbringen eines Medikaments durch die intakte Haut unter Einsatz eines elektrischen Stroms.
6. Antirheumatika, gefäßerweiternde Medikamente, Lokalanästhetika, Protrolytika, gerinnungshemmende Medikamente, Vitamin-B-Komplex, gerinnungshemmende Medikamente, Kortikosteroide.
7. Transcranial Direct Cortical Stimulation (Transkranielle Gleichstromstimulation).

Kapitel 4.2.1

1. 50 Hz.
2. MF 50 Hz, DF 100 Hz, CP 50 Hz + 100 Hz im rhythmischen Wechsel, LP 50 Hz + 50 Hz in der Pause geschwellt.
3. Transregionale Applikation, paravertebrale Applikation, Schmerzpunkt-Applikation, gangliotrope Applikation, Nervenstamm-Applikation.
4. DF.
5. Nervenstammapplikation, Längsdurchströmung.

Kapitel 4.2.2

1. Impulsdauer 2 ms, Pausendauer 5 ms, Frequenz 143 Hz.
2. Analgetische Wirkung, hyperämisierende Wirkung, detonisierende Wirkung.
3. 1. Phase: 1–2 Min. sensibel überschwellig.
   2. Phase: 7–8 Min. mehrmals an die Toleranzgrenze heranführen.
   3. Phase: 7–10 Min. den zuletzt eingestellten Wert einwirken lassen.
4. Bei monophasischem Strom besteht Verätzungsgefahr (galvanischer Charakter).
5. Durch die detonisierende Wirkung kann der Patient in die sternosymphysale Belastungshaltung zurückfallen.

Kapitel 4.2.3

1. Analgetische Wirkung, hyperämisierende Wirkung, detonisierende Wirkung.
2. Tetanisierende Kontraktionen, Einzelkontraktionen, Detonisierung.

Kapitel 4.2.4

1. Zufällig gesteuert.
2. Analgesie mit möglichst geringer Akkommodation.

Kapitel 4.2.5 und 4.2.6

1. MENS-Ströme liegen im Mikroampèrebereich und sind biphasische Ströme.
2. Schmerzpunkte, Triggerpunkte, Reflexpunkte, Akupunkturpunkte, Hautdefekte.
3. Wegen der kurzen Impulsdauer.

Kapitel 4.2.7

1. Durch die hyperämisierende Wirkung der Ströme könnte sich die Blutung verstärken.
2. MENS und HV.
3. DF, gangliotrope Applikation.
4. Das durch den Strom erzeugte Druckgefühl kann zur Verstärkung der Symptomatik führen.
5. Irritationen des Reizleitungssystems sind bei einer transkardialen Durchströmung möglich.
6. Es kann zu einer Beeinträchtigung der Nidation kommen und es können vorzeitige Wehen ausgelöst werden.

Kapitel 5

Kapitel 5.1 und 5.2

1. 1 000 Hz bis 300 000 Hz.
2. Widerstand in Abhängigkeit von der Frequenz.
3. Die Summation vieler kurzer Perioden bildet einen Reiz.
4. Frequenz der mittelfrequenten Ströme von z. B. 4 000 Hz, die eine niederfrequente Wirkung ermöglichen.
5. 3,5 Hz.
6. Wegen der geringen sensiblen Belästigung und des Einsatzes hoher Stromstärken.
7. 30 Min. bis 60 Min.
8. 20–60 Hz.

Kapitel 5.3 bis 5.6

1. Analgesie, antiphlogistische Wirkung, Ödemreduktion, hyperämisierende Wirkung, Stoffwechselanregung.
2. Das Interferenzfeld entsteht um die Schnittstelle zweier mittelfrequenter, frequenzdifferenter Ströme.
3. Durch das Gegenüberstehen von Wellenberg und Wellental kommt es zum Erlöschen der Intensität.
4. Aus einem statischen Interferenzfeld soll ein dynamisches werden.
5. Beeinflussung der dreidimensionalen Ionenbewegung durch 3 mittelfrequente Ströme mit 3 Stromkreisen.
6. Aufbauend auf die von SimulFAM®i bekannten Frequenzen von 4 096 bis 32 768 Hz werden beim SimulFAM®X niederfrequente Reizwirkungen erzeugt.

Kapitel 6

Kapitel 6.1

1. Behandlung von Hyperhidrosis, chronischen Wunden und Psoriasis.
2. Mit der Kathode.
3. Unterschwellig bis schwellig (sensibel).
4. cAMP und Interleukin.

Kapitel 6.2

1. Segmental oder lokal im Schmerzgebiet.
2. Verschiedene Elektrodenpositionierungen, Wechsel von mindestens 2 Stromfrequenzbereichen.
3. Bei subakuten und chronischen Schmerzen des Bewegungsapparats.

Kapitel 6.3

1. Scheinbare Paresen durch eine Schmerzhemmung.
2. Das Beschichtungsmaterial der Elektroden muss stets intakt sein.
3. Funktionelle Elektrostimulation.
4. Durch die externe Stimulation wird eine Verbesserung der Motorik als Behinderungsausgleich angestrebt.

Kapitel 6.4

1. Klare Indikationsstellung, Langzeitbehandlung.
2. Über an Elektroden befindliche Sensoren werden die willkürlichen, motorischen Aktivitäten abgeleitet und als optische oder akustische Signale wiedergegeben.
3. Eine Kombination aus Elektrostimulation und Biofeedback-Therapie.
4. Mono- und biphasische Stromformen in nieder- und mittelfrequenten Bereichen.

Kapitel 7

Kapitel 7.1

1. Schmerzen, erworbene Erkrankungen des ZNS nach Abschluss der Hirnreife, Durchblutungsstörungen, Entzündungen, Koordinationsstörungen, Lähmungen.
2. Galvanische Erregbarkeitsprüfung, Erstellen einer I/t-Kurve, Einsetzen eines Biofeedbackverfahrens. Therapie mit Einzelimpulsstömen.
3. Direkte, indirekte Erregbarkeitsprüfung, Erstellen einer I/t-Kurve, Einsetzen eines Biofeedbackverfahrens. Therapie mit geschwellten Serienimpulsen.
4. Zur Ausschlussdiagnostik bei unklaren Verhältnissen.
5. Mehrkanalsysteme und EMG-getriggerte Stimulation.

Kapitel 7.2

1. Auf die vorgedehnte Stellung.
2. Auf dem Nervenreizpunkt.
3. Zwei flächengleich große Elektroden im Bereich des geschädigten Muskels.
4. NaCl, Gel, Hautreinigung, Elektrodenandruck, Elektrodenunterlagerung.

Kapitel 7.3

1. Eine Reizung auf dem Nervenreizpunkt.
2. Die Reizelektrode liegt auf dem Muskelreizpunkt.
3. Mit einer spontanen blitzartigen Kontraktion.
4. Wegen des erhöhten Widerstands durch die dickere Gewebsschichten.

Kapitel 8

1. Die Reaktion eines Muskels auf den faradischen Impuls (Impulsdauer 1 ms, Pausendauer 20 ms).
2. Auf dem Nervenreizpunkt.
3. Der Nerv ist zumindest teilweise in seiner Kontinuität erhalten.
4. Die Rheobase ist die Schwellenstromstärke eines Impulses längerer Dauer, die gerade noch eine Zuckung auslöst (Minimalzuckung).
5. Normwerte 3–5.
6. Es handelt sich um eine partielle Schädigung.
7. Die Impulsdauer, die bei doppelter Rheobase noch eine Minimalzuckung auslöst.

Kapitel 9

1. Rückmeldung oder Rückkopplung biologischer Signale.
2. Entspannung, Anbahnung von Bewegungen, Aktivierung, Kräftigung.
3. Myofeedback, Elektrostimulation und die Kombination von beiden.
4. Um eine Übersteuerung auszuschließen.
5. Erhalt der faradischen Erregbarkeit.

Kapitel 10

Kapitel 10.6

1. Kurzwellen-, Mikrowellen-, Langwellenverfahren.
2. Thermische Wirkungen.
3. Kondensatorfeld- und Spulenfeldmethode.
4. Höhere Dosis und längere Behandlungsdauer.
5. Metallgegenstände bilden physikalisch gesehen einen Zwischenkondensator, wodurch sich das umliegende Gewebe erhitzen könnte (Verbrennungsgefahr).
6. Strahlenfeldmethode.
7. Die Metallnetzbrille leitet elektromagnetische Wellen ab und schützt so das Auge.
8. Auf die Proteinbiosynthese.

Kapitel 10.8

1. Es kommt bei der Tiefenoszillationstherapie durch die elektrostatische Aufladung zu einer Wirkung im Bindegewebe.
2. Therapie mit Spezialhandschuhen, Therapie mit dem Handapplikator, Therapie mit aufgelegter Folie.

Kapitel 11

1. Mit mechanischen Wellen.
2. Wird ein Quarzkristall mechanisch komprimiert, entsteht an der Oberfläche eine elektrische Ladung.
3. Der Schallwiderstand.
4. Statisch.
5. Im Bindegewebe.
6. Ankopplungsmittel sind notwendig, weil die Luft Ultraschallwellen fast vollständig absorbiert.
7. Wegen der Verätzungsgefahr.

Kapitel 12

1. Mechanische Energie.
2. Elektrohydraulische Verfahren, piezoelektrische Verfahren, elektromagnetische Verfahren.
3. Ein Projektil wird durch Druckluft auf den Applikator geschleudert und dieser gibt die Energie weiter.
4. 5–10 Minuten.
5. Es besteht die Gefahr von Einblutungen.

Kapitel 13

1. Reflexionsfaktoren, Behandlungsdauer, Alter der Strahlenquelle, Abstand zur Strahlenquelle.
2. 380–780 nm.
3. UVC-Strahlen.
4. Pigmentierung, Vitamin D-Bildung, Enzymbildung, Verbesserung des Eiweißstoffwechsels, Erythem-Bildung, allgemeine Wirkungen auf ZNS und vegetatives Nervensystem.
5. Tragen einer Schutzbrille.
6. Vermehrte Zellproliferation, antiphlogistische Wirkung, Ödem-reduzierende Wirkung, analgetische Wirkung.

LITERATURVERZEICHNIS

Aliyev R. Better Functional Results of Conservative Treatment in Fresh Lateral Ligament Injuries of the Ankle with Additional Deep Oscillation. In: Phys Med Rehab Kuror. 2012; 22: 9–15.

Aliyev RM. Ergebnisse der stationären Rehabilitation nach Knie-Endoprothetik mit und ohne zusätzliche Mikrostromtherapie. In: Phys Rehab Kur. 2010; 20 (4): 201–206.

Assmussen G. Physiologische Grundlagen von Haltung und Bewegung. Weinheim: Chemie, 1979.

Becker-Casademont R. Hochfrequenztherapie. In: Physikalische Medizin, Balneologie, med. Klimatologie. 1989; 18 (6): 341–346.

Bjordal JM, Johnson MI, Ljunggreen AE. Transcutaneous electrical nerve stimulation (TENS) can reduce postoperative analgesie consumption. A metaanalysis with assessment of optimal treatment parameters for postoperative pain. In: Europan Journal of Pain. 2003; 7 (2): 181–188

Bochdansky T, Kern H, Engel A. The Rheobase – a criteria to establish the sports motoricability. In: Bachl N, Prokop L, Suckert R. Current Topics in Sports Medicine. Wien: Urban & Schwarzenberg, 1984: 682–688.

Bock D. Johnson-Rahbeck-Effekt. In: Ardenne M von, Musiol G, Klemradt U. Effekte der Physik und ihre Anwendungen. 3. A. Frankfurt/Main: Harri Deutsch, 2005.

Boisnic S, Branchet M-C. Anti-inflammatory and draining effect of the Deep Oscillation® device tested clinically and on a model of human skin maintained in survival condition.In: Eur J Dermatol 2013; 23 (1): 59–63.

Bossert F-P. Funktionelle Elektrostimulation bei Stuhlinkontinenz. In: Krankengymnastik – Zeitschrift für Physiotherapeuten. 1995; 47 (8): 1.114–1.116.

Bossert F-P, Musial F. Elektrostimulation als additive Maßnahme. In: Krankengymnastik – Zeitschrift für Physiotherapeuten. 1999: 51 (10): 1.712.

Bossert F-P, Musial F, Enck P. Ambulantes Biofeedback in einer krankengymnastischen Abteilung. In: Krankengymnastik – Zeitschrift für Physiotherapeuten. 1999; 51 (9): 1.543–1.546.

Brügger A. Die Erkrankungen des Bewegungsapparates und seines Nervensystems. Stuttgart: Fischer, 1986.

Brunel N, Rossum M v. Lapique's 1907 paper: from frogs to integrate and fire. Biol Cybern. 2007; 97 (5–6): 337–339.

Bumiller H, Burgmaier M. Fachkunde Elektrotechnik. 31. A. Haan-Gruiten: Europa-Lehrmittel, 2018.

Carbon R, Frankenberg von C. Elektromyostimulation (EMS) in der ärztlichen und physiotherapeutischen Praxis. In: Krankengymnastik – Zeitschrift für Physiotherapeuten. 1995; 47 (8): 1.088–1.099.

Carle W. Taschenatlas der Anatomie. Nervensystem und Sinnesorgane. Bd. 3. 11. A. Stuttgart: Thieme, 2013.

David E. Physiologische Grundlagen der Elektrotherapie. In: Krankengymnastik – Zeitschrift für Physiotherapeuten. 1996; 46 (7): 1.032–1.034.

Donna L, Frownfelter PT. Chest Physical Therapy and pulmonary Rehabilitation. 2nd ed. Chicago: Year Book Medicate Publisher, 1987.

Drexel H, Hildebrandt G, Schlegel K, Weimann F. Elektro- und Lichttherapie. Band 4. 3. A. Stuttgart: Hippokrates, 1998.

Edel H. Fibel der Elektrodiagnostik und Elektrotherapie. München: Müller & Steinecke, 1991.

Edel H. Geschichte der Elektrotherapie. In: Krankengymnastik – Zeitschrift für Physiotherapeuten. 1995; 47 (8): 1.075–1.081.

Edel H. Kombinationsbehandlung Elektrotherapie – Ultraschall. In: Krankengymnastik – Zeitschrift für Physiotherapeuten. 1995; 47 (8): 1.082–1.088.

Enck P, Musial F. Biofeedback – Behandlung bei Stuhlinkontinenz. In: Krankengymnastik – Zeitschrift für Physiotherapeuten. 1999; 51 (9): 1.535–1.546.

Erb W. Handbuch der Elektrotherapie. 2. A. Leipzig, 1886. Reprint. Norderstedt: Hansebooks, 2017.

Felder H. Elektrostimulation im (Hochleistungs-)Sport. In: Krankengymnastik – Zeitschrift für Physiotherapeuten. 1999; 51 (9): 1.495–1.498.

Forssmann WG, Heym C. Neuroanatomie. 4. A. Berlin: Springer, 1991.

Gasbarro V et al. Ruolo dell'oscillazione profonda (Hivamat® 200) nel trattamento fisico del linfedema degli arti. La medicina estetica. 2006; 4 (30): 373–478.

Geddes LA: Accuracy limitations of chronaxie values. IEEE transBiomed Eng. 2004; 51 (1): 176–181.

Gillert O, Rulffs W, Boegelein K. Elektrotherapie. 3. A. München: Pflaum, 1995.

Günther R, Jantsch H. Physikalische Medizin. 2. A. Berlin: Springer, 1986. Reprint. Berlin: Springer, 2012.

Gustavsen R, Streeck M. Trainingstherapie im Rahmen der manuellen Medizin. Stuttgart: Thieme, 1997.

Güttle J-P. Grundlagen zur Elektrotherapie – Stromwirkungen und Nebenwirkungen. In: Elektrostimulation & Elektrotherapie. 1999; 1 (1): 21–29.

Haag G. EMG-Biofeedback in der neuromuskulären Rehabilitation. In: Krankengymnastik – Zeitschrift für Physiotherapeuten. 1985; 37 (3): 164–168.

Hansjürgens A, May H-U. Elektrische Differentialtherapie. Karlsruhe: Nemectron, 1990.

Harten H-U. Physik für Mediziner. 15. A. Berlin: Springer, 2017.

Heckmann JG et al. Untersuchungen zur Effizienz der EMG-getriggerten Elektrostimulation in der Behandlung der spastischen Hemiparese nach zerebrovaskulärer Läsion. In: Krankengymnastik – Zeitschrift für Physiotherapeuten. 1996; 48 (7): 1.022–1.031.

Henneberg AE, Dimaki E, Duisberg P. Paravertebrale niederfrequente Muskelstimulation als Zusatztherapie beim Parkinson-Syndrom. In: Elektrostimulation & Elektrotherapie. 2000; 2 (1): 29–30.

Henning H-G, Jugelt W, Sauer G. Praktische Chemie für Mediziner und Naturwissenschaftler. 5. A. Thun: Harri Deutsch, 1991.

Herdlitschka M, Schupp W. EMG-Biofeedback in der neuromuskulären Rehabilitation. In: Krankengymnastik – Zeitschrift für Physiotherapeuten. 1991; 43 (1): 32–39.

Hernández Tápanes S et al. Valor de la terapia con oscilaciones profundas en la cicatrización de las quemaduras AB. Aus: http://bvs.sld.cu/revistas/mfr/vol_2_1_10/mrf02210.htm (letzter Zugriff 25. April 2018).

Hick C, Hick A. Kurzlehrbuch Physiologie. 8. A. München: Urban & Fischer, 2017.

Hollmann W, Hettinger T. Sportmedizin-, Arbeits- und Trainingsgrundlagen. 2. A. Stuttgart: Schattauer, 1980.

Ishikawa M et al. Strength-duration curve of conductive spinal cord evoked potentials in cats. Electroencephalogr Clin Neurophysiol. 1996; 100 (3): 261–268.

Jahr S, Schoppe B, Reisshauer A. Effect of treatment with low-intensity and extremely low-frequency electrostatic fields (Deep Oscillation) on breast tissue and pain in patients with secondary breast lymphoedema. J Rehabil Med. 2008; 40 (8): 645–650.

Jantsch H. Über die Akkommodabilität. Hinweise auf ihre Bedeutung für die Reizstromdiagnostik und -therapie. Sonderheft. Paracelsus-Beihefte. Wien: Brüder Hollinek, 1957.

Jantsch H, Schuhfried F. Niederfrequente Ströme zur Diagnostik und Therapie. 8. A. Wien: Maudrich, 1981.

Jenkner FL. Nervenblockaden auf pharmakologischem und auf elektrischem Weg. 4. A. Wien: Springer, 1983. Reprint. Wien: Springer 2011.

Jenrich W. Grundlagen der Elektrotherapie. München: Urban & Fischer, 2000.

Jenrich W. Vor- und Nachteile der verschiedenen Frequenzbereiche und Stromformen der Elektromyostimulation. In: Krankengymnastik – Zeitschrift für Physiotherapeuten. 1999; 51 (9): 1.491–1.494.

Jerusalem F, Zierz S. Muskelerkrankungen. 3. A. Stuttgart: Thieme, 2000.

Kerkour K. Elektromyostimulation (EMS) der Wirbelsäule und Lumbalgie. Teil 2. in: Fisio active. 2001; 37 (12): 16–30.

Kindler R, Menke S. Medizinproduktegesetz – MPG. 4. A. München: Hüthig Jehle Rehm, 2002.

Klimmek V, Mokrusch T. Die Behandlung spastischer Lähmungen mittels EMG-getriggerter Elektrostimulation. In: Krankengymnastik – Zeitschrift für Physiotherapeuten. 1996; 48 (7): 1.008–1.021.

Klinke R, Silbernagl S. Lehrbuch der Physiologie. 4. A. Stuttgart: Thieme, 2005.

Knauth K, Reiners B, Huhn R. Physiotherapeutisches Rezeptierbuch. 8. A. München: Urban & Fischer, 2002.

Knott M, Voss DE. Komplexbewegungen. München: Urban & Fischer, 1987.

Kool JP, Gamper UN, Meier C. Verbesserung der Armfunktion mit EMG-getriggerter Elektrostimulation mit CVI. Teil 1. in: Fisio active. 2001; 37 (11): 5–15.

Kowarschik J. Exponential currents. Brit J Phys Med. 1948; 15: 249.

Kröling P, Gottschild S. TENS hebt die Druckschmerzschwelle in Abhängigkeit von elektrischen und topischen Parametern. In: Phys Rehab Kur Med. 1999; 9: 48–55.

Lange A. Elektrotherapie im Mittelfrequenzbereich. In: Physiotherapie. 1993; 84 (2): 1–8.

Lange A. Elektrotherapie im Mittelfrequenzbereich. In: Physiotherapie. 1993; 84 (3): 5–8.

Low J, Reed A. Electrotherapy Explained. 3rd ed. Oxford: Butterworth Heinemann, 1999.

Makoschey D. Funktionelle Elektrostimulation und ihre Alternativen. Wetter/Ruhr: Evang. Stiftung Volmarstein, 1996.

Masuhr KF, Neumann M. Neurologie. 6. A. Stuttgart: Thieme, 2007.

Melchiorri G, Salsano ML, Boscarino S, Sorge R. Traditional electrodiagnostic testing in lumbar disc herniation. Funct-Neurol. 2006; 21 (2): 83–86.

Mikhalchik et al. Wound Healing Effects of Deep Oscillation. 1st International Conference on Skin and Environment, Moscow–St. Petersburg, 2005.

Mokrusch T et al. Effects of long-impulse electrical stimulation on atrophy and fibre type composition of chronically denervated fast rabbit muscle. In: Journal of Neurology. 1990; 237: 29–34.

Mokrusch T. Die Elektrotherapie des denervierten Muskels – Durchbruch zum Erfolg. In: Aktuelle Neurologie. 1990; 17: 164–166.

Mokrusch T. Elektrotherapie. In: Nervenheilkunde. 1996; 15: 261–266.

Mokrusch T. Langzeiterfahrungen mit der Elektrotherapie peripherer Nervenläsionen. In: Krankengymnastik – Zeitschrift für Physiotherapeuten. 1996: 48 (7): 996–1.006.

Mokrusch T. Elektrotherapie bei Myopathien und Neuropathien. In: Elektrostimulation & Elektrotherapie. 2000; 2 (1): 17–19.

Mokrusch T et al. Elektrotherapie schlaffer Lähmungen – ein neuer Ansatz. In: Biomedizinische Technik. Bd. 33. 1988; 10: 231–235.

Mokrusch T, Bossert F-P, David E, Lange A, Blum B. Die Wertigkeit der EMG-gesteuerten Elektrostimulation in der Therapie und Rehabilitation zentralnervöser Störungen. In: Elektrostimulation & Elektrotherapie. 1999; 1 (1): 30–35.

Mokrusch T, Neuendörfer B. Electrotherpy of Permanently Denervated Muscle – Long-Term Experience with a New Method. In: PMR. 1994; 4 (5): 166–173.

Mokrusch T, Nitsche M. Transkranielle Gleichstromstimulation in der motorischen Rehabilitation. Neue Methode, neue Behandlung? Physiotherapie med. 2011; 4: 26–28.

Mumenthaler M. Neurologie. 13. A. Stuttgart: Thieme, 2012.

Mumenthaler M, Schliak H. Läsionen peripherer Nerven. 8. A. Stuttgart: Thieme, 1998.

Mutschler E, Vaupel P. Anatomie Physiologie Pathophysiologie des Menschen. 7. A. Stuttgart: Wissenschaftliche Verlagsgesellschaft, 2015.

Neundörfer B. Myopathien und Neuropathien: Diagnose und Klinik. In: Elektrostimulation & Elektrotherapie. 2000; 2 (1): 7–16.

Nix WA. Nerv – Muskel – Schmerz. Heidelberg: E. Fischer, 1991.
Pages J-H. Die Behandlung der weiblichen Harninkontinenz durch Elektrostimulation. In: Krankengymnastik – Zeitschrift für Physiotherapeuten. 1999; 51 (9): 1.528–1.534.
Paternostro-Sluga T, Schuhfried O, Vacariu G, Lang T, Fialka-Moser V. Chronaxie and Accommodation Index in the Diagnosis of Muscle Denervation. American Journal of Physical Medicine & Rehabilitation. 2002; 81 (4): 253–260.
Pérez D, Rojas L, Hernández S, Bravo T, Hernández O. Actualización sobre lumbalgias mecánicas agudas. Aus: http://bvs.sld.cu/revistas/mfr/vol_3_2_11/mrf05311.htm (letzter Zugriff 25. April 2018).
Platzer W. Taschenatlas der Anatomie. Bewegungsapparat. 11. A. Stuttgart: Thieme, 2013.
Poeck K. Neurologie. 12. A. Berlin: Springer, 2006.
Pothmann R. TENS – transkutane elektrische Nervenstimulation in der Schmerztherapie. 4. A. Stuttgart: Haug, 2010.
Rautenberg W, Bossert F-P. Erfahrungsbericht der spastischen Hemiparese mit Elektrotherapie. In: Krankengymnastik – Zeitschrift für Physiotherapeuten. 1999; 51 (9): 1.508–1.510.
Reichstein L, Nickell S, Ziegler D, Scherbaum WA, Martin S. Effektive treatment of symptomatic diabetic polyneuropathy by high-frequency external muscle stimulation. J Diabetologia. 2005; 48 (5): 824–828.
Rock C-M. Funktionelles Beckenbodentraining in Kombination mit Elektrostimulation. In: Krankengymnastik – Zeitschrift für Physiotherapeuten 1999; 51 (89): 1.511–1.523.
Sachner W. Hochvolttherapie. In: Der deutsche Badebetrieb. 1986; 77 (1): 17–19.
Schliephake E. Kurzwellentherapie. 5. A. Stuttgart: Piscator, 1952.
Schmidt RF. Grundrisse der Neurophysiologie. 6. A. Berlin: Springer, 1987.
Schmitz B. Chemie für Mediziner. 2. A. Heidelberg: Jungjohann, 1987.
Schnizer W, Kröling P. Ist das anodische galvanische Erythem ph-abhängig? In: Phys Med Rehab Kuror. 2001; 11: 68–70.
Schnizer W, Kröling P, Claussen A, Muryarosy I. Die Abschwächung (Desensibilisierung) des galvanischen Erythems durch wiederholte Gleichstromreizung. In: Phys Med Rehab Kuror. 2003; 13: 145–148.
Schönfelder G, Berg D. Nebenwirkungen nach brusterhaltender Therapie des Mammakarzinoms. Erste Ergebnisse mit Hivamat®. Gynäkol Prax. 1991; 15: 109–122.
Schuhfried O, Vacariu G, Paternostro-Sluga T. Die Reliabilität der Chronaxie und des Akkommodationsindex in der Diagnose der Muskeldenervierung. In: Phys Med Rehab Kuror. 2005; 15 (3): 174–178.
Schumacher H, Welsink D, Zeller M. Integration der Elektromyostimulation in ein Rehabilitationskonzept des medizinischen Aufbautrainings. In: Krankengymnastik – Zeitschrift für Physiotherapeuten. 1999; 51 (9): 1.500–1.507.
Senn E. Die gezielte Wiedereinführung der Wechselstromtherapie. Basel: Eular, 1980.
Smolenski CU. Ultraschalltherapie: sicher – problematisch – fraglich. In: Elektrostimulation & Elektrotherapie. 2000; 2 (1): S. 20–23.
Steuernagel K. Elektrotherapie peripherer Lähmungen – Anwendung herkömmlicher und neuer Stromformen. In: Krankengymnastik – Zeitschrift für Physiotherapeuten. 1995; 47 (8): S. 1.108–1.112.
Steuernagel K. Iontophorese. In: Krankengymnastik – Zeitschrift für Physiotherapeuten. 1995; 47 (8): 1.124–1.128.
Steuernagel K. Stellenwert und Möglichkeiten der Reizstromdiagnostik bei peripheren Lähmungen. In: Krankengymnastik – Zeitschrift für Physiotherapeuten. 1995; 47 (8): 1.116–1.123.
Steuernagel O. Skripten zur Elektrotherapie. Band II. 14. A. Boppard: Elektrotherapie Steuernagel, 1998.
Steuernagel O. Skripten zur Elektrotherapie. Band III. 8. A. Boppard: Elektrotherapie Steuernagel, 1997.
Steuernagel O, Steuernagel K. Skripten zur Elektrotherapie. Band I. 14. A. Boppard: Elektrotherapie Steuernagel, 1998.
Sudhoff R, Schupp W. EMG-Biofeedback als Hilfe zur Beurteilung der muskulären Belastbarkeit für die krankengymnastische Behandlungsplanung bei neuromuskulären Erkrankungen. In: Krankengymnastik – Zeitschrift für Physiotherapeuten. 1995; 47 (7): 988–991.
Thom H. Grundlagen der Krankengymnastik. Bd. 3. Stuttgart: Thieme, 1986.
Thulcke E. Lehrbuch für Masseure. 3. A. Berlin: de Gruyter, 1967.
Trnavský G. Experimentelle Überprüfung der Rechteck-I/t-Kurve mit Hilfe der Hyperbelformel von Hoorweg und Weiß. In: Phys Rehab Kur Med. 1980; 32 (6): 369–372.
Utz KS, Korluss K, Schmidt L, Rosenthal A, Oppenländer K, Keller I, Kerkhoff G. Minor adverse effects of galvanic vestibular stimulation in persons with stroke and healthy individuals. In: Brain Injury. 2011; 25(11): 1058–1069.
Vicktor C, Schultz-Ehrenburg U. Anwendung von niederfrequentem gepulstem Gleichstrom bei therapierresistenten Ulcera cruris venosa. In: Phlebologie. 2000; 2 (1): 41–47.
Vogedes K. Elektrotherapie bei zentralen Lähmungen. In: Elektrostimulation &Elektrotherapie. 2000; 2 (1): 24–28.
Vogedes K. Elektrotherapie in der Schmerzbehandlung. In: Krankengymnastik – Zeitschrift für Physiotherapeuten. 1995; 47 (8): 1.100–1.108.
Wentzensen A, Schmelz A. Elektromyostimulation in der Traumatologie. Stuttgart: Thieme, 1992.
Wilkinson D, Zubko O, Sakel M, Coulton S, Higgins T, Pullicino P. Galvanic vestibular stimulation in hemi-spatial neglect. In: Integrative Neuroscience. 2014; 8: 1–10.
Zulley J, Wirz-Justice A. Lichttherapie. 3. A. Regensburg: Roderer, 1999.

Register